MINA TEICHERT

NEBEN DER SPUR, ABER AUF DEM WEG

Warum ADS und ADHS nicht das Ende der Welt sind

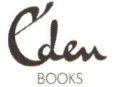

BOOKS

INHALT

VORBEMERKUNG

Dieses Buch ist eine Anlehnung an mein Leben mit ADS. Nicht zu verwechseln mit einer Autobiografie, die eine oft chronologische Beschreibung der eigenen Lebensgeschichte darstellt, in der die absolute Authentizität zählt.

Hier sind neunzig Prozent Mina drin, und die restlichen zehn Prozent wurden des Unterhaltungsfaktors zuliebe angepasst und fiktiv gestaltet.

Außerdem ist mein Gedächtnis keine verlässliche Quelle.

Bitte fragt euren Arzt und Apotheker nach möglichen Nebenwirkungen oder Unverträglichkeiten. Und lest aufmerksam den Klappentext.

Dann bleibt nur noch zu sagen: Hals- und Beinbruch und viel Vergnügen neben der Spur. Denn dort kann es auch ganz hübsch sein!

PROLOG

Mit angespannten Gliedern saß ich im Sprechzimmer meines Hausarztes Dr. Wendt und wartete. In Gedanken ging ich wieder und wieder die letzten Stunden durch und grübelte. Was war passiert?

Ich war einkaufen gewesen: rein in den Laden, leicht angespannt. Raus aus dem Laden, vollkommen aufgelöst. Wie konnte es sein, dass mich etwas so Simples wie die Nahrungsmittelbeschaffung in solch eine Lage gebracht hatte? Schwitzen, erhöhter Puls und Gereiztheit waren ja eine Sache. Aber das, was mir eben geschehen war, eine ganz andere.

Mein Mund wurde trocken, und ich schluckte gegen Tränen der Scham an. Ich hatte mich tatsächlich vollgepinkelt, vollgepisst. Wie bei einem Kleinkind oder Mamas Pudel, wenn er sich freut, war es nass und warm an meinen Beinen heruntergelaufen. Himmelherrgottnocheins!

Der Auslöser? Der genervte Blick einer hageren Kassiererin an der Kasse, nachdem ich ihr aus Versehen meine Krankenkassenkarte und anschließend den Personalausweis anstelle der EC-Karte gegeben hatte. Oder redete ich mir das nur ein, und es gab eigentlich gar keinen Auslöser? Hatte ich vielleicht einfach nur vergessen, wie man es rechtzeitig auf die Toilette schafft?

Endlich schwang die Tür in meinem Rücken auf, und der Arzt, den ich seit einigen Jahren wegen andauernder Kopfimplosionen konsultierte, betrat den Behandlungsraum. Er sah besorgt aus oder eher angespannt, und ich spürte sofort, wie meine Hände wieder feucht wurden. Mist.

»So, Wilhelmina. Ich hatte mir ja bereits Ihre Akte von meinem Vorgänger, Ihrem Kinderarzt Dr. Eckhard, zukommen lassen«, sagte er zur Begrüßung und schob seine Brille höher auf die Nasenwurzel. Einen Moment lang wirkte er so unschlüssig, wie ich mich fühlte.

Ich konnte mich nämlich gerade nicht entscheiden, ob ich wütend oder verängstigt war oder einfach Schmerzen hatte. Es kam oft vor, dass ich meine hübschen Missempfindungen nicht auseinanderhalten konnte, denn Schmerzen hatte ich mittlerweile oft. Etwa 24 Stunden am Tag.

»Ja und?«, fragte ich also den Arzt und ergriff seine Hand, die er mir entgegenhielt, ohne mich wirklich anzusehen. »Bin ich jetzt neuerdings inkontinent? Mit 24?«

Er setzte sich mir gegenüber, breitete Papiere auf dem wuchtigen Tisch zwischen uns aus und faltete anschließend seine Hände wie zum Gebet. »Nein«, sagte er gedehnt. Seine dunkelblonden Haare fielen ihm leicht in die Stirn, während er mich eindringlich musterte, und ich wurde rot. Ich hasste es, wenn man mich so anschaute. »Mit Ihrer Blase ist alles in Ordnung, da bin ich mir sicher«, unterstrich er.

Na toll.

»Und was ist mir dann gerade eben passiert?«, wollte ich eine Erklärung für das Unfassbare haben.

»Das Problem ist nicht physischer Natur«, antwortete er und begann, mich mit seiner Ruhe wahnsinnig zu machen. Verdammt, konnte er nicht einfach ausspucken, was er dachte? Hinter dem Arzt prasselte Regen an die Fensterscheibe. Die ersten Tropfen malten ein eigenwilliges Muster auf das vom Pollenflug verschmutzte Glas, und ich musste gegen den Drang ankämpfen, aufzustehen und es mit dem Finger nachzuzeichnen.

»Das sagten Sie auch zu meinen Kopfschmerzen«, antwortete ich irgendwann mit piepsiger Stimme.

»Ja eben.«

Mein rechtes Bein, das ich über das andere geschlagen hatte, begann zu zappeln.

»Ich habe Ihre Unterlagen lange studiert. Ihre Kopfschmerzen sind Spannungskopfschmerzen ...«, begann er, und ich unterbrach ihn hitzig.

»Das sagten Sie ja bereits mehrmals bei den letzten Terminen. Und dass ich keinen Gehirntumor habe, auch.« Das glaubte ich ihm allerdings immer noch nicht. Man kann unmöglich so oft solche Kopfschmerzen haben, ohne dass die Ursache im eigenen Schädel liegt.

»Und Ihre anderen Symptome deuten alle auf dasselbe hin«, sprach Dr. Wendt ungerührt weiter.

»Ich bin nicht bescheuert«, warnte ich meinen Arzt und hob vorsichtshalber mahnend den Zeigefinger.

»Um Gottes willen, nein«, beeilte er sich.

»Ich simuliere auch nicht, und ich habe *keine* Borderline-Störung. Das habe ich Ihnen bereits erklärt. Das war eine Fehldiagnose des Jugendpsychiaters damals.« Die unschöne Erinnerung aus meiner Teenagerzeit drängte sich hervor. »Und wenn Sie mir nicht glauben, dann sind Sie wirklich der schlechteste Arzt der Welt.«

Jetzt lehnte Dr. Wendt sich zurück und verschränkte die Arme vor der Brust. Seine Augenbrauen hoben sich leicht, was ihm etwas Linkisches verlieh. »Ich kenne Ihre kleinen Ausbrüche ja langsam, aber wäre es möglich, das Ganze ohne Anfeindungen zu besprechen?«, fragte er nett.

»Natürlich.«

»Super.«

»Also, warum ist mir dieser Scheiß passiert?«

»Weil Sie eine Panikattacke hatten, Wilhelmina«, diagnostizierte er.

Mein Mund verzog sich zu einem Strich.

»Deshalb auch der Schwindel und das Herzrasen.« Er machte eine Pause. Wartete auf meinen Protest. Doch mein Kopf war plötzlich mit Zuckerwatte gefüllt. Dicker klebriger Zuckerwatte, an der alle Gedanken hoffnungslos haften blieben, bevor sie mein Bewusstsein erreichen konnten.

»Aber der Ursprung Ihrer ganzen Probleme liegt woanders«, fuhr er fort.

»Aha. Doch ein Tumor«, schlug ich träge vor. Deshalb konnte ich also so oft nicht denken. Das musste es sein. Ich fühlte mich nämlich regelmäßig dumm wie ein Toastbrot.

»Erinnern Sie sich noch an den Test, den Sie für mich ausgefüllt haben?«, fragte Dr. Wendt nach, und für einen Moment konnte ich ihm wirklich nicht mehr folgen.

»Hähm«, kam es aus mir heraus.

»Es war ein Test zur Indikation von ADS. Sie wissen doch, das Aufmerksamkeitsdefizitsyndrom.« Oh, ja, da klingelte was. Mein Bruder leidet seit frühester Kindheit unter ADHS. »Der Test ist durch und durch positiv«, meinte Dr. Wendt ernst und beugte sich etwas weiter nach vorn.

»Positiv? Positiv für mich, also habe ich kein AD-Dings, oder was?« Ich sah ihn fragend an.

»Leider doch. Meiner Meinung nach leiden Sie seit Ihrer Kindheit an einer ausgeprägten Reizfilterschwäche, deshalb auch die Probleme während Ihrer Ausbildungszeit. Daraus haben sich Begleiterkrankungen entwickelt. Ihr Untergewicht, die Essstörungen, die Spannungsschmerzen und jetzt eine Angsterkrankung. Sie brauchen dringend psychologischen Beistand und eine Verhaltenstherapie.«

»Bullshit!?«, stieß ich aus und bemühte mich, die Panik aus meiner Stimme herauszufiltern. Ich hatte keine besonders gute Erinnerung an den psychologischen Beistand in meiner Jugend, der mir ungeniert eine Meise attestiert hatte.

Dr. Wendt hingegen sah zufrieden aus. »Wie kann ich es am besten erklären, Wilhelmina? Sie leben ja schon manchmal in Ihrer eigenen Welt und ...«

Ich protestierte. »Das macht aber nichts, man kennt mich da.«

Er lächelte milde. »Medikamente könnten helfen. Es gibt viele positive Beispiele, in denen Menschen wie Sie endlich den Nebel um sich herum lüften und ihre Fähigkeiten neu entfalten konnten. Dadurch ist ein ganz normales Leben möglich.«

»Normal ist relativ«, antwortete ich vorsichtig und suchte in meinem jetzt übervollen Kopf nach einem brauchbaren Gedanken.

»ADS ist keine Krankheit im eigentlichen Sinne, Wilhelmina. Es ist eher ein Gendefekt.«

»Das wird ja immer schöner.«

In Dr. Wendts Mundwinkel zuckte es, und ich versuchte, mein Gehirn davon abzuhalten, sich endgültig abzuschalten. »Mein kleiner Bruder hatte ADHS ...«, stammelte ich, und der Arzt fiel mir ins Wort.

»Sehen Sie, es vererbt sich in vielen Fällen. Womöglich sind Ihre Eltern ebenfalls betroffen.«

»Nee, wohl kaum. Aus denen ist was geworden.« Mein Vater ist Kriminalbeamter und meine Mutter Erzieherin. Keine Blitzbirnenkarrieren, aber immerhin.

»Aus Ihnen wird auch etwas werden«, versuchte es der Arzt und tätschelte über seine Unterlagen hinweg meine Hand, mit der ich mich krampfhaft an der Tischplatte festhielt. »Wenn Sie sich helfen lassen, versteht sich.«

Hieß das im Klartext, dass ich mir, wenn ich mir nicht helfen ließ, den Strick nehmen konnte, wie ich es schon so oft geplant hatte?

Ich verengte die Augen. »Mein Bruder hatte als Kind eine Duracell im Arsch. Wenn man ihm eine Tüte Gummibärchen gab, schwirrte der wie ein Zisselmännchen eine Stunde lang im Kreis umher, ohne auch nur eine Sekunde innezuhalten. So bin ich nicht.«

»Ich weiß, dass Sie anders sind. Bei Ihnen fehlt die Hyperaktivität. Aus dem Grund hat es wahrscheinlich keiner festgestellt. In den Achtzigerjahren standen die Behandlung und die Früherkennung noch ganz am Anfang. Und Kinder, bei denen die Auffälligkeit durch die Hyperaktivität fehlt, rutschen leicht durch das Raster. Aber die Reizüberflutung, der Sie ausgeliefert sind, ist die gleiche. Und das, gepaart mit dem Unverständnis der Umwelt, hat Sie krank gemacht.« In seinem Gesicht stand ein seltsames »Hurra« geschrieben.

Ich sagte: »Mmpf.«

»Sie sind eher das Gegenteil von einem Zappelphilipp. Sie sind ruhig und verträumt. Ein Hans Guck-in-die-Luft. Wenn ich die ganzen kleinen Unfälle Revue passieren lasse, bei denen Sie sich eine Gehirnerschütterung nach der anderen zugezogen haben ... Erst die Sache mit dem Fahrrad, das Sie übersehen haben. Dann der Auffahrunfall. Und der Treppensturz. Und das ist bei Weitem nicht alles. Menschen mit ADS haben ein erhöhtes Unfallrisiko, müssen Sie wissen.«

Das hörte sich ganz an nach: »Herzlichen Glückwunsch. Der Kandidat hat hundert Punkte.«

»Super«, hauchte ich. »Und jetzt?«

»Jetzt gehen wir es an und räumen auf«, erklärte er fröhlich.

Na fein, dachte ich und sagte nichts mehr.

Teil 1

IM HIER UND JETZT MIT ADS

Wie diese Diagnose mir vermutlich das Leben rettete? Ich schätze, es war das Wissen, dass ich nicht einfach tiefbegabt bin. Also doof. Mittlerweile sind mehr als zehn Jahre vergangen, und ich habe nicht den Arzt gewechselt. Zuerst dachte ich, ich würde es tun. Und ganz ehrlich? Ich hätte Dr. Wendt am liebsten zur Hauptverkehrszeit mit Malkreide auf die A1 gesetzt.

Nach einer kurzen Wutphase ließ ich mich dann aber doch auf ihn ein und muss im Nachhinein sagen: Ich hatte Glück. Denn er kniete sich richtig rein in meinen Fall und gab mir vor jedem Schritt, den ich ab diesem Zeitpunkt zu gehen hatte, einen beherzten Schubs. Und nachdem ich endlich wusste, was mit mir nicht stimmte, konnten wir mit dem Aufräumen beginnen und mein Leben in eine halbwegs normale Bahn lenken. Ich hatte Hilfe. Seltsamerweise nicht unbedingt immer aus den eigenen Reihen, wie Familie und Freunde, denn da gab es seit Anbeginn meiner Zeit immer wieder Menschen, die mit meinen Macken nichts anfangen konnten und auch kein Verständnis dafür hatten – traurig, aber wahr. Gleichzeitig jedoch irgendwie auch saukomisch, wenn man bedenkt, dass die Evolution dem Menschen als Basisausstattung einen Blinddarm mitgibt und dann an solchen wichtigen Features wie Empathie spart.

Neben einer wundervollen Therapeutin, die mir das Fliegen auf einem Hexenbesen beibrachte (dazu später mehr, yeah!), gab es Leute mit den gleichen Problemen wie meinen eigenen, die mir einen neuen Blick auf mich selbst ermöglichten.

Heute bin ich glücklich verheiratet – na gut, das zweite Mal, aber damit stehe ich nun wirklich nicht allein da – und habe eine tolle, zuckersüße Teenager-Tochter, die ich recht gut groß bekommen habe. Trotz (oder gerade mithilfe) kreativer Problemlösungen und Tagesplanungen. Aber auch dazu kommen wir später. Denn wir beginnen im »Hier und Jetzt«.

Mittlerweile lebe ich als Frau eines Landwirtes und Autorin ein Leben inmitten der Natur. Idyllisch und fast ein wenig abgelegen. Wir haben viele glückliche Milchkühe, zwei Ponys namens Amy und Lotta, fröhliche Hühner und einen frei laufenden Schwiegervater, der meinen Mann regelmäßig aus der Reserve lockt. Es muss ja Herausforderungen im Leben geben. Klingt alles völlig normal? Na dann passt auf, wie mein Alltag aussieht!

Willkommen in meinem Leben!

Reizfilterschwäche

Reizfilterschwäche ist ein Wort, das allein beim Aussprechen Kopfschmerzen verursacht, womit es hervorragend das veranschaulicht, was es bedeutet. Nämlich, dass alles, was um mich herum geschieht – lärmt, klingt, riecht oder auch nur aussieht –, meine Aufmerksamkeit erregt und von mir beachtet werden will. Alltag mit Reizfilterschwäche fühlt sich also so ähnlich an, als wenn man am Morgen von Heiligabend in die Stadt rennt, um schnell noch Geschenke einzukaufen. Und das an sieben Tagen pro Woche, zwölf Monate im Jahr. Glaubt mir, da hat man ständig dringend Urlaub nötig.

Sofern man ihn denn genießen kann.

Ich bin noch dabei, es mir anzuerziehen. Denn in ungewohnter Umgebung stoße ich grundsätzlich an meine vom ADS gesteckten Grenzen. Und an die Grenzen der Geduld meines lieben Mannes, der zu solchen Gelegenheiten dauerhaft damit beschäftigt ist, kleine und mittlere Katastrophen von mir abzuwenden. Tja, was soll ich sagen? Er wusste, worauf er sich einließ, als er mich heiratete. Und ich liebe ihn dafür, dass er mich so nimmt, wie ich bin.

Ein Beispiel gefällig? Na dann, auf geht's:

Ich mache einen Ausfallschritt und hake mich bei meinem Schatz ein. Mein Magen fühlt sich noch ein wenig flau an, nach den vielen engen Kurven, die wir fahren mussten, um Funchal zu erreichen. Urlaub auf der Blumeninsel Madeira, das war schon immer mein Traum, und endlich bin ich hier. Ab jetzt heißt es: Vorsicht, Portugal, hier kommt Wilhelmina!

»Alles klar?«, fragt mich Jonas und schmunzelt über meine Aufregung, die ich nur mühsam verbergen kann. Eigentlich meide ich Städte und große Menschenansammlungen. Doch wie heißt es so schön: Solange man nicht tot ist, darf man sich dem Leben nicht entziehen. Oder so ähnlich.

»Natürlich«, antworte ich also cool und blinzle gegen die Sonne an, die mir die Sicht verblendet, als wir aus der Tiefgarage ins Freie treten. Jonas bleibt stehen und versucht, sich zu orientieren. Mein Blick saugt sich derweil an dem gegenüberliegenden Hauseingang fest, der mit Meeresmotiven bemalt ist. Türkis trifft Gold. Meerjungfrauen wiegen sich im Wasser. Ein Gedanke stößt den anderen an. Erinnerungen werden wach und rufen allesamt durcheinander. Verrückt nach Aufmerksamkeit.

»Moment. Wo willst du hin?«, fragt Jonas plötzlich und hält mich am Arm zurück, als ich schon im Begriff bin, einfach loszuwatscheln. Ich schaue irritiert zu ihm auf und wieder nach vorn.

»Mina?«, fragt Jonas ernst. »Du guckst schon, wo du hinläufst, oder?« Er hebt eine Augenbraue.

»Natürlich«, antworte ich leichthin und schiebe mich in seinen Arm. Seine Hände streichen über meinen Rücken, und ich hauche ihm einen Kuss auf die Wange. Erst jetzt erkenne ich die Absperrung, die mich von dem hübschen Meerjungfrauenbild trennt. Hätte bestimmt komisch ausgesehen, wenn ich sie umgerannt hätte und, verheddert in gelb-schwarze Bänder, zu Boden gegangen wäre.

»Komm, wir gehen vom Zentrum aus in die Altstadt«, schlägt Jonas vor und reißt mich aus meinen Gedanken. Ein albernes Glucksen steckt in meiner Kehle, und ich löse mich aus der Umarmung, die mir so viel Sicherheit gibt. Jonas ist mein Puffer zwischen mir und der Welt – kein Wunder, dass ich ihn gern als Schutzschild missbrauche.

»Hey, Minchen? Bereit?«, fragt mein Puffer noch einmal und küsst meine Nasenspitze. Ich lege meinen Arm um seine Hüfte und schmiege mich einen Moment an ihn.

»Bereit, wenn du es bist«, antworte ich und spähe in Richtung Stadtkern. Wie Ameisen tummeln sich die Leute dort und huschen emsig umher. Der Wind weht ein Raunen und Brummen zu uns herüber, und ich denke an die Ruhe, die wir heute Morgen am Meer genossen haben. Bis auf das kräftige Schlagen der Wellen, die gegen den rauen Fels der Küste rollten, war dort nichts zu hören. Nur Gedanken, die mit dem Wind um die Wette flüsterten. Hier würde es anders sein.

»Also los«, ermuntert mich Jonas und lässt den Stadtplan in seiner Hosentasche verschwinden. Er greift meine Hand und führt mich auf die Straße.

Ich bin damit beschäftigt, nicht über einen Bordstein zu stolpern, weil meine Aufmerksamkeit temporär bei einer Gruppe einheimischer Mädchen weilt, die sich zu streiten scheinen. Ihre Kleider sind alle weiß oder cremefarben, ihre Haare von dem typisch portugiesischen Dunkelbraun, das in der Sonne einen seidigen Glanz entwickelt. Zwei von ihnen gestikulieren wild. Es erinnert mich an ein Theaterstück, das ich einmal gesehen habe. Die Bilder spielen sich vor meinem inneren Auge ab, und die Dialoge hallen laut in mir wider.

»Kommst du bitte?« Jonas sieht mich auffordernd an, weil ich wieder stehen geblieben bin. Jetzt beeile ich mich, mit ihm in die Gasse zu treten, die sich zwischen verlebten Gebäuden windet und als Tor zum wahren Leben von Funchal fungiert. Ich nehme die Einzelheiten der Umgebung in mich auf. Die Farbe der Häuser, die an einigen Ecken Blasen schlägt. Form und Abweichungen von dem, was ich aus Deutschland kenne. Gerüche: Salz und gebrannte Kastanien. Wenige Schritte und wir erreichen das Zentrum, und plötzlich sind wir mitten in einem Strom von Menschen. Wie ein Fischschwarm zieht er uns mit sich mit, und ich fasse Jonas' Hand fester. Auf einem Platz rechts von uns steht ein Pulk aus Touristen, die sich deutlich von den Einheimischen abheben. Oder ist es links von uns? Ich konnte rechts noch nie von links unterscheiden. Irgendwo spielt Musicalmusik. Sie verwirrt mich. Ich starre den bärtigen jungen Mann an, der *Memory* aus *Cats* schmettert. Immer wieder huschen Menschen durch mein Sichtfeld. Als die Bläser eines kleinen Orchesters einsetzen, übersehe ich einen Hund vor meinen Füßen. Ich verliere den Halt und rudere mit den Armen, der Griff von Jonas' Hand löst sich. Ein Bus donnert viel zu laut und viel zu nah vorbei. Ein Fahrzeug hupt. Eine Frau verkauft Maronen und ruft es in die Welt. Zwei Männer, die uns entgegenkommen, ein Portugiese mit Lederhaut und einer mit tiefen Furchen im Gesicht, trennen mich endgültig von Jonas. Der Terrier-Mischling mit dem roten Halsband schaut mich immer noch vorwurfsvoll an, weil ich ihn aus Versehen getreten habe.

»Sorry«, hauche ich, und endlich löst er seinen durchdringenden Hundeblick von mir.

Jemand schiebt mich weiter. Meine Augen folgen dem Hund, der seinen Weg fortsetzt. Er bleibt an einer Ampel stehen, wartet darauf, dass die Fahrzeuge für ihn halten. Ein Ford wird langsamer, der Hund setzt eine Pfote auf die Straße, beobachtet den Wagen, der für ihn stoppt. *Verrückt*, schießt es mir durch den Kopf. Er geht ganz allein hier in diesem Trubel spazieren. Weicht geschickt Leuten aus, hat alles im Griff und ein Ziel. Weiter entfernt kann ich das Meer erkennen. Im Hafen liegen die Aida und die Queen Elizabeth. Der blaue Himmel spannt sein Zelt über diese Kulisse. Ob er dorthin möchte? Der Hund? Wind frischt auf, trägt den Geruch von Fisch und Blumen zu mir herüber. Ein Markt auf der anderen Straßenseite. Die Bläser hinter mir erreichen ihren Gipfel. Das Finale eines Weihnachtsliedes rückt näher, und die Musik wird zu Lärm. Furchtbarer Lärm! Neben mir sagt jemand etwas auf Englisch. Die Stimme klingt wie die meines Lehrers in der neunten Klasse. Ob der noch lebt? Er wurde krank, damals. Sterben. Sterben ist bestimmt nicht leicht. Ich schaue mich hektisch um. Wo ist Jonas? Ich sehe nur noch Farben, die um mich herum huschen. Gesichter, die immer mehr an Bedeutung verlieren. Der Krach lässt mein Herz schneller schlagen, und ich beginne zu schwitzen.

»Scheiße«, jammere ich und mahne mich zeitgleich zur Ruhe. Wie ich es hasse, wenn meine Stimme ins Weinerliche kippt. Endlich entdecke ich Jonas nicht weit von mir, und ich steuere nach links (oder rechts?). Seine Augen weiten sich vor Schreck.

Oh, oh! Ich kann meinen Lauf gerade noch stoppen und renne nicht in das entgegenkommende Fahrrad. Puh! Gefahr erkannt, Gefahr gebannt. Ein irres Lächeln zuckt um meinen Mundwinkel. Mein Blick findet den Hund wieder, der bereits auf der Strandpromenade entlangläuft. Er trifft einen guten Bekannten. Einen Schäferhund. Sie begrüßen sich mit wedelnden Schwänzen. Ich muss darüber lachen. Keine Ahnung, warum. Am Rande erkenne ich das Hindernis, als ich eine alte Frau mit schweren Tüten umrunden will. Es knallt. Mein Kopf, allem voran meine Nase, tuschiert einen Laternenmast, und ich sinke augenblicklich in die Knie. Autsch! Das darf doch wohl nicht wahr sein!?

»Minchen!« Vage bekomme ich mit, wie Jonas hilflos die Arme hebt. Die Frau mit den Tüten versucht, mir aufzuhelfen. Wirklich nett. Sie hat zwei verschiedene Augenfarben. Das eine Auge ist fast schwarz, das andere von einem schmutzigen Grün. Sie lächelt.

»Obrigada«, sage ich. Danke. Das einzige Wort auf Portugiesisch, das ich kenne.

»Was machst du denn?«, höre ich Jonas sagen. Er verkneift sich ein Lachen. Muss komisch ausgesehen haben der Unfall. Zwischen meinen Fingern, die ich mir auf den Mund und die Nase presse, quillt dunkles Rot hervor.

»Oh, nein!«, quieke ich wie ein Ferkel, das man über eine grüne Wiese hetzt.

»Kein Problem. Das wird wieder«, sagt Jonas routiniert und hilft mir auf. Die Frau reicht mir ein Taschentuch. Und mir reicht der Ausflug.

Tja, wie gesagt: Urlaub ist eine feine Sache, wenn man weiß, ihn zu genießen. So denke ich, als wir im Behandlungszimmer des Krankenhauses ankommen. Es geht doch nichts über neue

Sinneseindrücke. Und dem Leben kann man sich ja schließlich nicht entziehen. Oder so ähnlich.

Vorsichtig schaue ich meinen Mann an, der sich lässig auf einem Stuhl neben mir niederlässt. Dafür liebe ich ihn: dass er den Abbruch unseres kurzen Stadtbummels hinnimmt ohne zu murren und, viel wichtiger, ohne mir einen Vorwurf zu machen. Es gab Menschen in meinem Leben, die hätten mir was erzählt. Jonas nicht. Und dabei ist es ja genauso auch sein Urlaub. Ich werfe meinem Mann einen schmachtenden Blick zu.

Der Arzt kommt herein, grüßt nur knapp und zeigt uns eine Röntgenaufnahme. »Ihre Nase ist nicht gebrochen«, erklärt er und mustert mich lange. Dabei lässt er seine Fingerknöchel knacken. Wie unangenehm.

»Juhu!«, versuche ich, die Stimmung zu heben, und starre zurück. Er ist für einen Portugiesen hochgewachsen und trägt eine Brille. Für einen Moment bleibt er unschlüssig stehen, dann setzt er sich auf einen Hocker mit Rollen und schiebt sich näher an mich heran.

»Das ist doch gut, oder nicht?«, hake ich nach, als er immer noch nichts sagt. Im nächsten Augenblick rührt er sich, zückt eine Taschenlampe und leuchtet mir in die Augen. Ich blinzle.

»Trotzdem siehst du aus, als hättest du einen Zusammenstoß mit einem Omnibus gehabt«, scherzt Jonas.

Der Arzt unterbricht sein Tun und schaut meinen Mann skeptisch an. Er hat wohl nicht viel Sinn für Humor.

»Das kannst du nicht wissen«, antworte ich. »So eine Begegnung blieb mir bis jetzt erspart.« Ich versuche zu grinsen. Meine aufgeplatzte Lippe schmerzt dabei.

»Bitte die Augen geöffnet lassen«, fordert mich der Arzt auf, und ich denke an zu Hause. Wie schön wäre es jetzt daheim.

»Zuletzt sah ich vor etwa einem Jahr so aus, nachdem wir renoviert hatten«, berichte ich dem Arzt in Plauderlaune. »Als wir die alten Tondachpfannen unseres Hauses abnahmen, hat mich eine davon genau hier getroffen.« Ich zeige auf den Knochen oberhalb meines Auges. »Ich war wohl zu lange damit beschäftigt, mich darüber zu wundern, dass sie ins Rutschen kommen können, um zu reagieren.«

Jetzt ziehen sich die Augenbrauen des Arztes zusammen. Grüblerisch. Oder genervt.

»Und davor war ich auf eine Harke getreten. Ganz slapstickmäßig, wie im Bilderbuch. Und davor, ach, ich könnte ewig so weitermachen. Kurzum, eine Unfallversicherung lohnt sich bei mir«, zwitschere ich weiter.

Stille tritt ein. Eine unangenehme Stille. Der Arzt hebt mein Kinn leicht an und tastet anschließend meinen Dickschädel ab.

»Haben Sie Schmerzen?«, will er wissen. Ich lese sein Namensschild: *M. Cortez*. Das kommt mir spanisch vor.

»Nein, eigentlich nicht sehr stark.«

Dr. M. Cortez brummt. »Möchten Sie mir noch einmal erklären, wie Sie sich diese Verletzung zugezogen haben?«, fragt er, und Jonas wirft mir einen warnenden Blick zu.

Verdammt. Denk nach, Wilhelmina! Wo läuft der Hase gerade hin?

»Ich möchte Sie bitten, draußen auf Ihre Frau zu warten«, fordert der Doktor plötzlich Jonas auf zu gehen. Mein Magen zieht sich alarmiert zusammen.

»Ähm, nein. Mein Mann bleibt hier«, sage ich schnell. Mein Kopf beginnt, Domino zu spielen. Das tut er immer, wenn ich mich krampfhaft versuche zu konzentrieren. Es ist in etwa so, als würden sich Hunderte Gedanken laut in meinem Schädel bemerkbar machen. Natürlich nur die, die fallen. Und es erfordert Fingerspitzengefühl, gezielt einen Gedanken nach dem anderen zu greifen, ohne eine Kettenreaktion auszulösen.

»Ich möchte Sie noch einmal untersuchen. Währenddessen kann sich Ihr Mann schon einmal um die Formalitäten kümmern«, schlägt Dr. M. Cortez in einem seltsamen Tonfall vor. Ich blinzle erneut.

»Aber ...«

Jonas erhebt sich umständlich und flüstert mir zu: »Ich bin mir nicht sicher, ob der Arzt dir die Story mit dem Laternenmast abgekauft hat.«

Mir wird schlagartig klar, dass der Vorwurf häuslicher Gewalt die Luft schwängert.

»Oh, nein. Ich glaube, hier entsteht gerade ein Missverständnis«, versuche ich, den Arzt, der sich ausgiebig Notizen macht, aufzuklären. Er sitzt immer noch auf seinem Hocker und entfernt sich rollenderweise von mir. »Mein Mann hat nichts mit meinem Veilchen zu tun.«

»Was meinen Sie?«, fragt Dr. Cortez und runzelt jetzt noch ein wenig mehr die Stirn. Und das, ohne aufzusehen.

»Bei mir handelt es sich um eine neurologische Besonderheit«, beginne ich und schlage mir innerlich vor den Kopf. »Nicht bei mir, bei meinem Gehirn. Ich habe ADS.« Ich straffe mich und versuche, selbstbewusst zu wirken. Guckt der mich jetzt bitte schön einmal an? »Ich leide unter einer ausgeprägten Reizfilterschwäche. Und aus diesem Grund passieren mir manchmal Unfälle«, versuche ich es weiter. Domino! Ich kann es fühlen. Zehn, neun, acht ... »Ich weiß es erst, seitdem ich 24 bin, wissen Sie?« Ich räuspere mich. »Früher hatte ich den Verdacht, unter einer besonderen Art der Geisteskrankheit zu leiden. Kein Scherz.« Ich kichere blöd. »Vorsichtshalber hab ich niemandem verraten, dass ich oft das Gefühl hatte, verrückt zu sein, wenn mich alles so überrannt hat. Aber jetzt ...« Ich hole Luft. »Bei ADS, kurz für Aufmerksamkeitsdefizitsyndrom oder Aufmerksamkeitsdefizitstörung – wobei Störung so ein unschönes Wort ist –, handelt es sich um eine neurochemische und neurobiologische Besonderheit, die das Zusammenspiel von Aufmerksamkeit und Motivationssystem beeinträchtigt und falsche Signale sendet«, bete ich herunter. Dr. Cortez schaut mich an. Nachdenklich. »Sie kennen vielleicht den englischen Begriff? Attention Deficit Disorder? ADD?« Ich glaube, bei dem klingelt immer noch nichts, und ich werde ernsthaft unruhig. »Wissen Sie, es gibt ADS oder auch ADHS schon sehr lange. Bekannt ist es seit dem 19. Jahrhundert. Nur nicht unter dem Namen ADS. Sagt Ihnen der Zappelphilipp etwas, von Heinrich Hoffmann? Aus dem *Struwwelpeter*? Nein?«

Nein? Natürlich nicht. Nur weil der Arzt ein bisschen deutsch spricht, hat er bestimmt nicht unsere Literatur oder Geschichte studiert. Sein Mund kräuselt sich leicht. Was soll das jetzt wieder bedeuten?

»Ich bin mehr der Hans Guck-in-die-Luft. Der wäre beinahe ertrunken, weil er sich allzu oft ablenken ließ und schließlich ins Hafenbecken fiel. Heinrich Hoffmann schrieb die Geschichten 1845 für seine eigenen Kinder. Als Warnung. Ich schätze, er hat versucht, durch Angst ein normales Verhalten seiner Sprösslinge zu erzwingen, die vielleicht ähnlich aus der Art schlugen wie ich zum Beispiel. Keine gute Idee, wenn Sie mich fragen.« Ich stehe auf. »Es besteht in jedem Fall ein erkennbarer Zusammenhang zum Verhalten mit ADS.«

Jonas macht das Zeichen für Sprechdurchfall, das er mir immer gibt, wenn ich nicht aufhöre zu reden. Ich stelle mich neben ihn und versuche, meine Gedanken zu ordnen. Und den Mund zu halten.

»Ich schätze, das hier ist nicht der beste Moment, meine neuro-logische Besonderheit zur Sprache zu bringen, oder?«, frage ich vorsichtig in die lustige Runde. Jonas schweigt. Der Arzt kritzelt etwas auf einen Zettel.

»Ich überweise Sie«, sagt er plötzlich ernst. Scheiße. Echt jetzt? Ich reiße die Augen auf.

»Mann, Sie verstehen aber auch gar keinen Spaß, oder?«, höre ich mich plappern, weil ich plötzlich Angst habe, dass er mich in eine Nervenklinik einweisen will. Gibt es eine auf Madeira?

»Kein Spaß«, antwortet der Arzt stoisch. Ob er mich überhaupt verstanden hat? »Ihren Schneidezahn sollte sich ein Kollege der Zahnmedizin ansehen.«

Puh! Ich lächle. War mir gar nicht bewusst, dass der Zahn ebenfalls was abbekommen hat.

»Oh, ja. Gut«, sage ich erleichtert.

Dr. M. Cortez gibt mir die Hand, drückt sie leicht, während er uns dezent zur Tür geleitet. Ich habe das Gefühl, er kann uns gar nicht schnell genug wieder loswerden.

»Ich wünsche Ihnen alles Gute«, sagt er knapp. Jonas bedenkt er mit einem Kopfnicken und schon schließt sich die Tür hinter uns.

»Ihnen auch. Vielen Dank«, antworte ich noch. Draußen angekommen atme ich auf.

»Für einen Moment dachte ich, der will mich in die Klapse einweisen«, sage ich lahm und suche mit den Augen unseren kleinen

Mietwagen. »Dann hieße es: Au revoir, Meeresrauschen, Palmen und Pizzeria. Hallo, Zwangsjacke.« Ich bekreuzige mich innerlich. Was für eine Horrorvorstellung!

Tatsächlich weiß ich aus meiner Jugend, wie so eine Einrichtung aussieht. Nicht so schlimm, wie man es sich vorstellt. Doch wie es sich in Portugal verhält, will ich lieber nicht herausfinden. Zumal ich in solch einer Einrichtung wirklich fehl am Platz bin. Damals wie heute.

»Lustig. Könnte entspannt für mich werden«, scherzt Jonas, und ich knuffe ihn in die Seite. »Da kann dir zumindest nichts passieren, und ich könnte dich wieder abholen, wenn unser Rückflug geht, Schatz«, plaudert er weiter, und ich mache einen Schmollmund. »Guck nicht so«, fordert er und drückt mich an sich. »Du weißt doch, dass ich ohne dich nicht kann.«

»Ich liebe dich auch«, flüstere ich und gebe ihm einen Kuss. Autsch! Meine Lippe! Die hatte ich vergessen.

Verdammt, jetzt habe ich Heimweh. Zu Hause ist es doch am schönsten. Es ist sicherer als im Dschungel der unbekannten Sinneseindrücke. Mir reichen die Reize, die in der normalen Welt – also daheim – auf mich einwirken ja schon aus, um wahnsinnig zu werden. Und dort kenne ich jede Gefahrenquelle. Und meine Unfallärzte.

Mit Leichtigkeit planlos

Zurück zu Hause muss ich nur schnell Weihnachten überstehen, dann kann ich mich in aller ADS-Herrgotts-Hektik dem Silvesterchaos widmen ...

»Mama, hast du es bald mal?«, fragt meine dreizehnjährige Tochter Louisa mich, während ich die vorsortierten Äpfel in der Obstabteilung anstarre. Zwanzig Cox, 24 Elstertal. Ich zähle weiter. Bis zum Jahreswechsel sind es nur noch ein paar Stunden, und der Countdown bis Mitternacht läuft bereits laut in mir ab. Mit einer hohen Wahrscheinlichkeit werde ich nicht bis zum Feuerwerk durchhalten, sondern vorher irgendwo im Haus einschlafen – wie fast jedes Jahr – und die nächsten Tage vor Erschöpfung durchschlummern. Weihnachten, das Fest der Liebe? Pah, Weihnachten mit meinem ADHS-Bruder Henry und mir ist das Fest der Supernovas ... Ich wundere mich jedes Mal, wenn wir es allesamt mehr oder weniger unbeschadet überstanden haben. Aber – es ist uns auch dieses Jahr wieder geglückt. Wir leben noch.

»Mama?«, höre ich Louisa maulen. Gleich wird sie mit dem Fuß aufstampfen.

»Ja, gleich«, antworte ich und höre auf, über Farbgebung und Geschmack zu sinnieren. Warum ist Golden Delicious nicht halb so deliziös wie Pink Lady? Und warum meinen die Leute, dass sich Boskop am besten zum Backen von Apfelkuchen eignet? Meine Hände kramen das kleine Diktiergerät aus meiner Jackentasche.

»Erna bitten, für meinen Geburtstag Apfeltarte zu backen. Nicht vergessen«, spreche ich mir auf das Band. Mein Geburtstag ist bereits in zwei Wochen, und wenn ich meine Mutter nicht rechtzeitig dafür einplane, wird sie es schlicht nicht für mich tun. Diesbezüglich ist sie stur. Eine unangenehme Eigenschaft unserer Familie, die man auch als Gendefekt bezeichnen könnte. Diese Sturheit vererbt sich eins zu eins auf jede weibliche Person in unserer Familie. Obwohl, meine Mutter bildet da vielleicht eine Ausnahme. Sie ist noch eine Spur sturer. Denn sie wollte bis zuletzt nicht wahrhaben, dass mit mir etwas nicht stimmt. Dass ich ADS haben könnte. Ich war doch so ein liebes Kind. Aber dazu kommen wir später.

»Mama, jetzt komm weiter. Ich möchte heute noch nach Hause«, murrt Louisa weiter und übernimmt den Einkaufswagen. Ich trotte ihr hinterher und stelle fest, dass ich den Einkaufszettel vergessen habe. Wie etwa jedes zweite Mal, wenn einer angefertigt wird, blieb er einsam auf dem Küchentisch zurück.

»Oh nein!«, stoße ich aus.

Louisa bleibt stehen, verengt ihre Augen. »Was geht, Mama?«

Ich lächle schief. »Weißt du noch, was wir aufgeschrieben haben?«

Louisa schüttelt den Kopf, und eine kleine Welle der Verzweiflung droht mich zu überrollen. Müde! Ich werde müde. Und das bedeutet, mein Gehirn schaltet früher oder später auf *out of order*. Oder es beschwert sich mit fiesen Kopfschmerzen. Glücklicherweise überspült die Verzweiflung nur meine Füße, denn Louisa beginnt nun doch, die Liste aus dem Kopf aufzuzählen. Gut, dass ich ihr alles diktiert habe! Denn wenn man es selbst schreibt, bleibt es im Gedächtnis.

»Du bist großartig, mein Frosch«, jubiliere ich und stoße mit einem älteren Herrn zusammen, der mich daraufhin komisch ansieht. Ich schaue zu Boden, entschuldige mich.

»Ich weiß«, antwortet meine kleine Retterin zwei Schritte vor mir und beginnt, die Dinge, die wir brauchen, in den Wagen zu räumen.

Es ist nicht so, dass ich nicht ohne Begleitung einkaufen kann. Meistens komme ich gut allein klar und bringe fast alles mit, was ich vorhatte zu kaufen. Und einige Dinge, die ich nicht vorhatte zu kaufen, natürlich auch. Allerdings sind diese Impulseinkäufe eine Gefahr für meinen Geldbeutel und für mein Zeitmanagement. Denn sie machen mir zusätzliche Arbeit, weil ich die gekauften Artikel später wieder zurückbringen muss.

»Habe ich dir schon einmal gesagt, wie sehr ich es schätze, dass du mit mir einkaufen gehst, Lou?«, frage ich meine Tochter und bücke mich nach einem Knopf, der auf dem Boden liegt. Blau mit Punkten.

»Ja, hast du«, antwortet sie und hebt eine ihrer Augenbrauen, während sie mich beobachtet. »Wir sollten mal über mein Taschengeld sprechen«, schlägt sie grinsend vor und biegt in den nächsten Gang.

»Du Teufelchen«, rufe ich ihr nach. Mein Blick bleibt an einem potenziellen Impulseinkauf hängen. Reduzierte Kuschelsocken. Lila und so fluffig. Oh, die mag ich. Mein Magen beginnt, freudig zu kribbeln, und meine Hände greifen sofort nach dem flauschigen Stoff.

»Hey, das stand nicht auf der Liste, Mama«, erinnert mich mein kleiner Wachhund, als er nachschaut, wo ich bleibe.

»Ich weiß. Aber wir brauchen welche. Du übrigens auch«, sage ich und suche nach dem Preis. 1,99 Euro. Das ist erschwinglich, würde ich meinen.

»Mein Sockenfach ist voll«, antwortet Louisa gedehnt.

»Du musst aber auch mal die Löcher mit Socken wegwerfen, Kind.«

»Was?« Louisa lacht.

»Die Socken, wenn sie kaputt sind«, erkläre ich. »Du sollst sie dann in den Müll schmeißen.«

»Ach so.«

Ich lege vier Paar in den Einkaufswagen.

»Hier, die zwei kaufe ich dir. Magst du sie?«, frage ich fröhlich. Endorphine werden ausgeschüttet.

»Klar. Schanke dön«, sagt sie. Ich blinzle verwirrt.

»Danke schön, meine ich, Mama. War 'ne Wertverwochslung.«

»Witzig«, antworte ich und schiebe Louisa samt Einkaufswagen weiter. Wortverwechslungen sind bei uns ein Highlight solcher Tage, an denen es mir zu stressig wird. Man muss seine Schwächen ja mit Humor nehmen, nicht wahr? Louisa und ich tun das jedenfalls schon immer. Sie hat von Anfang an gelernt, meine Unzulänglichkeiten mit Gelassenheit zu nehmen. So wie ich mittlerweile. Und das war weiß Gott nicht immer so. Das könnt ihr mir glauben!

Louisa hatte schon als Kleinkind ein Vokabular verinnerlicht, das alle dazugehörigen Wort- oder Silbenverdrehungen beinhaltete. Im Kindergarten sprach sie deshalb ein wahres Kauderwelsch, das oft nur wir beide verstanden. Wenn sie zum Beispiel ihre Kindergärtnerin bat, ihr zu helfen, die Hose in die Stummiegiefel zu stecken, weil es sonst basse Neine gebe, verstand diese mein Kind nicht immer auf Anhieb. Dass Louisa dazu auch noch sehr schnell sprach, machte die Sache nicht leichter. Lustig wurde es, wenn sie mit anderen Kindern redete, denn sie klärte die Mitzwerge darüber auf, dass sie nachmittags zum Kundertirnen ging. Wenn sie jedoch erzählte, dass sie nach dem Keksturnen noch Kinder backen wollte, wurde es brenzlig. Es gab tatsächlich ein Mädchen, das uns nach dieser Aussage aus Sicherheitsgründen erst einmal nicht mehr besuchen wollte. Schade eigentlich, denn die Kekse waren uns gut gelungen, nach dem Kinderturnen.

Bald ist der Einkaufswagen voll, und ich will ihn zur Kasse fahren, doch Louisa stoppt mich.

»Hast du nicht etwas vergessen?«, fragt sie und übt einen langen Augenaufschlag.

»Nein, ich glaube nicht«, antworte ich und bin auf der Hut. Immer wenn sie mich so ansieht, möchte sie etwas.

»Wir dürfen doch jetzt im Unterricht Musik hören«, versucht sie, mir auf die Sprünge zu helfen.

Ich runzle die Stirn.

»Das hab ich dir doch erzählt. Alle, die an ihrem Themenblock arbeiten, dürfen mit ihrem MP3-Player Musik hören, und ich möchte neue Songs dafür herunterladen. Dazu brauche ich ein neues Guthaben für iTunes.« Sie wedelt mit einer Gutscheinkarte vor meiner Nase herum. Ich durchwühle mein Hirn nach dem Gespräch, das wir darüber geführt haben müssen.

»In der Schule?«, höre ich mich unsicher fragen.

»Jahaa!«, antwortet sie gedehnt. »Glaubst du mir nicht, oder was?«, fragt sie und rollt gekonnt die Augen. »Zu dem Thema gab es sogar 'nen Elternbrief.«

»Natürlich glaube ich dir«, antworte ich schnell und nehme ihr die Geschenkkarte ab. »Weißt du, was mir noch einfällt? Du und Mieke, ihr wollt doch bestimmt alkoholfreien Sekt zum Anstoßen um zwölf Uhr haben, oder?«

Ihre Augen leuchten auf. »Klaro«, zwitschert sie.

»Holst du dann noch eine Flasche?«, bitte ich sie, und sie flitzt los. Ich zücke mein Diktiergerät. »Memo an mich: Checken, ob ein Elternbrief existiert, der die Mitnahme eines MP3-Players in die Schule thematisiert. Memo Ende.« Sicher ist sicher. Louisa ist ein Schatz. Aber sie ist nicht doof, und dann und wann nutzt sie meine Schwächen für sich.

Als wir aus dem Laden treten, beginnt es tatsächlich zu schneien, und ich fluche innerlich. Schnee auf Fahrbahnen macht mich nervös. Nervöser als ich ohnehin schon werde, wenn ich unterwegs bin.

Louisa schiebt den Wagen an den Kofferraum unseres Autos heran, und ich wühle in meiner Handtasche nach dem Schlüssel. Während ich das tue, beobachte ich, wie sich die weißen Flocken auf Louisas Mütze legen und sie zudecken. Meine Hände suchen die Jackentaschen ab. Ohne Erfolg. Und mir wird unangenehm warm in meiner Winterjacke.

»Nee, oder?«, fragt Louisa und pustet sich eine Locke aus dem Gesicht. Unter langen Wimpern schaut sie mich an. »Du hast den Schlüssel nicht im Laden gelassen, oder?«

Ich grüble. Fast bin ich mir sicher, dass ich ihn nicht in der Hand hatte. Zumindest nicht im Laden. Nicht wie damals im Möbelhaus, als wir ihn nach zweistündiger Suche bei den Ledergarnituren zwischen der Deko wiederfanden. Ich hatte ihn auf einem Bücherregal in eine Muschelschale gelegt, während ich die Preislisten studierte. Anschließend waren wir weitergeschlendert. Ohne Schlüssel.

»Nein, auf keinen Fall«, antworte ich, und Louisa filtert die Unsicherheit aus meiner Stimme.

»Wo hast du ihn denn das letzte Mal gesehen?«, fragt sie routiniert. Meine Gedanken beginnen zu fallen. Einer nach dem anderen, jeder stößt den nächsten an. Domino! Ich denke an den Schnee, der mein Kind einnimmt. An Schneemänner, um genau zu sein, und Karottennasen. An Karotten, die wir nicht gekauft haben, obwohl sich unsere beiden Ponys Lotta und Amy sicher gefreut hätten. Louisa umrundet den Einkaufswagen, murmelt etwas und zieht am Kofferraumdeckel.

»Und siehe da, er geht auf«, höre ich sie wie durch Watte sagen. Im nächsten Moment trifft mich ein Schneeball an der Schulter.

»Erde an Mama!«, ruft meine Tochter. »Guck mal. Der Wagen ist offen.«

Oh, Überraschung!

»Hast du den Schlüssel vielleicht stecken lassen?«

Ich reagiere und jubiliere innerlich, als ich mich in den Wagen beuge und ihn entdecke. »Hab ihn!«, rufe ich und ziehe ihn ab. Kühl liegt er in meiner Hand, und ich lasse ihn einmal klimpern, um zu verinnerlichen, dass er wieder da ist.

Neben uns befördert ein Mann mit Basecap scheppernd Bierkisten und Feuerwerkskörper in sein Auto und erinnert mich daran, dass Louisa und ich losmüssen. Das Mittagessen wartet. Und ich muss es erst noch kochen. Also verstauen wir in Windeseile die Einkäufe und sehen zu, dass wir Platz machen für andere Verrückte, die begriffen haben, dass dies die letzte Möglichkeit in diesem Jahr ist, um an Lebensmittel zu gelangen.

Während ich ausparke, suche ich nach einem Sender, auf dem etwas gespielt wird, mit dem ich Autofahren kann. Nicht jedes Lied eignet sich dazu. Es muss zu meinem Herzschlag passen. Das ist wichtig. Auf keinen Fall Helene Fischer. Das verträgt sich nicht mit meinem Puls, und ich werde nervös. Das gilt für jegliche Art von Schlager, wenn ich so darüber nachdenke. Und Heavy Metal kommt auf der Unmöglichen-Liste gleich danach, dicht gefolgt von Hip-Hop. Wobei man das nicht unbedingt verallgemeinern kann. Gar keine Musik ist jedoch auch keine Lösung, denn dann bekomme ich das Gefühl, keinen Puls zu haben, was sich genauso blöd anfühlt.

Also drücke ich weiter lustig auf den Knöpfen des Radios herum und suche. Hinter mir hupt jemand, weil es ihm zu lang dauert. Ich schaue mich um. Der Fahrer eines BMW gestikuliert wild.

»Vielleicht solltest du erst mal weiterfahren«, schlägt Louisa vor und tippt irgendwas in ihr Handy. Eine Nachricht über WhatsApp an ihre Freundin vermutlich.

Ich entschuldige mich per Handzeichen bei dem ungeduldigen Menschen und lege den ersten Gang ein. Langsam rolle ich vorwärts, und endlich finde ich etwas im Radio. *Mr. Brightside* von The Killers. Schneeflocken wirbeln durch die Luft, legen sich auf die Windschutzscheibe und werden von den Wischern vertrieben. Mein Blick folgt ihnen.

»Warum schneit es eigentlich immer zu spät? Ich hatte so gehofft, dass wir einmal weiße Weihnachten haben würden«, mault Louisa und starrt hypnotisiert auf ihr Handy. Ich verlasse die Seitenstraße und ordne mich vorschriftsmäßig in den Verkehr ein.

»Das kann ich dir auch nicht sagen, mein Schatz«, antworte ich nachdenklich und schaffe es nicht mehr über die Ampel. Das Rot leuchtet mir viel zu grell entgegen. »Aber Silvester in Weiß kann auch romantisch sein, das kannst du mir glauben.« Ich denke an mein erstes Silvester mit Jonas. Und an die heißen Küsse im kalten Schnee.

»Romantisch? Echt jetzt? Es geht mir nicht um Romantik, Mama. Weihnachten muss weiß sein, weil es so in den Geschichtsbüchern steht«, klugscheißt mein Teenager.

»Ach wirklich? Da steht drin, dass der Schlitten des Weihnachtsmannes nur durch Schnee fahren kann?« Jetzt ernte ich einen kurzen Blick, den ich nicht deuten kann.

»Mann, in der Bibel hat es geschneit, als Josef mit Maria nach Bethlehem gezogen ist«, erklärt sie.

Ich blinke rechts.

»Ja, aber Bethlehem ist nicht Ottersbach«, gebe ich zu bedenken und leide in Gedanken mit der armen Maria. Das muss echt mies gewesen sein, mit Wehen in der Kälte. Scheiße! Ich wollte noch zur Apotheke. Das war einer der Hauptgründe, warum ich mich heute hinters Steuer gesetzt habe. Es wird grün, und ich gebe Gas. Im Radio läuft inzwischen Fettes Brot. Das geht gar nicht. Ich hätte lieber einen MP3-Stick mitnehmen sollen. Dann könnte mich das Radio nicht nerven.

»Mama!«, ruft Louisa aus.

Meine Augen weiten sich, und ich biege vor einem sich viel zu schnell nähernden Fahrzeug, das jetzt scharf bremst, links ab. Links, nicht rechts.

»Holler the wood fairy«, stoße ich aus. »Der war aber flott unterwegs.«

Louisa klammert sich an das Armaturenbrett. »Du hast rechts geblinkt!«, stellt sie klar.

»Alles unter Kontrolle«, beruhige ich sie und wische unauffällig meine feuchten Hände eine nach der anderen an meiner Jeans ab.

»Der war aber echt zu schnell«, meint Louisa und schüttelt den Kopf über die Frechheit des Rasers. Ja, auf den letzten Drücker werden wohl alle ein wenig hektisch.

Die Apotheke kommt in Sicht, und ich fahre auf den Hof. Als der Motor verstummt, atme ich einmal tief durch. Runterkommen ist für mich nicht immer leicht, und ich greife automatisch auf eine meiner Übungen zurück. Ich spanne die Muskeln in den Beinen einige Sekunden lang an und atme dann langsam wieder aus. Anschließend wiederhole ich das Ganze mit meinen Armen und den Händen.

»Das gibt Ärger«, murmelt Louisa plötzlich und deutet nach hinten. Der Wagen, den ich eben geschnitten habe, ein Ford Kuga, ist mir gefolgt und hält unweit von uns. Ein Mann mit silbrigem Haar und einem Oberlippenbart steigt aus und hält in schnellen Schritten auf uns zu. Ich weiß nicht, warum, aber Männer mit Oberlippenbart sind mir grundsätzlich unsympathisch.

Ich beobachte ihn im Rückspiegel und zähle seine Schritte. Fünf, sechs, sieben ... bei vierzehn müsste er uns erreicht haben. Deshalb versuche ich, ihn erst einmal zu ignorieren, und tue so, als suchte ich etwas in der Handtasche. Leider klopft es dann doch an der Scheibe meiner Fahrertür.

»Mist«, stoße ich aus und lasse das Fenster runter. Louisa sieht amüsiert aus und hat sogar ihr Handy in ihre Tasche gesteckt. Dieses Szenario scheint interessanter zu sein als Facebook und Co.

»Ja, bitte?«, sage ich freundlich, und der Typ beugt sich zu mir herunter. Der kalte Wind weht sein scharfes Aftershave zu uns herein.

»Sind Sie noch ganz dicht?«, fragt er mich.

Nett. Ich lächle stur weiter. »Natürlich. Und Sie?«, frage ich zurück.

Seine Stimme wird gefährlich leise. »Sie haben mir die Vorfahrt genommen. Das hätte böse ins Auge gehen können.«

»Ist ja alles gut gegangen«, versuche ich einzulenken.

»Einen Führerschein haben Sie schon, oder?«

Ich starre auf seine schmalen Lippen, die eine bläuliche Färbung haben. Ob der Mann Durchblutungsprobleme hat?

»Wie war die Frage noch mal?« Meine Stimme hört sich dünn an, und das ärgert mich sofort.

»Ob Sie eine Fahrerlaubnis besitzen.« Er deutet ein Kopfschütteln an und schnalzt mit der Zunge. Gott, er erinnert mich an

meinen letzten ungnädigen Ausbilder im Autohaus Holke, als ich versucht habe, Bürokauffrau zu werden. Das hatte nicht sollen sein. Schon gar nicht mit so einem Vorgesetzten.

»Wer will das wissen? Sind Sie Polizist?«, höre ich mich fragen. Hoffentlich nicht.

»Wenn ich das wäre, hätten Sie die längste Zeit Ihren Lappen gehabt, das können Sie mir glauben.«

»Ist ja gut«, antworte ich lahm. Meine Hände spannen sich an und entspannen sich wieder. Mein Puls bleibt trotzdem hoch.

»Eine Entschuldigung wäre das Mindeste, meinen Sie nicht?«, bohrt er jetzt auf eine unangenehme Art weiter.

»Schade«, sage ich bedauernd. »Ich habe es mir vor langer Zeit abgewöhnt, mich bei Leuten wie Ihnen zu entschuldigen.«

Er steckt seinen Kopf noch ein bisschen mehr durch die offene Fensterscheibe. »Das wird ja immer frecher.«

Gut. Dann kann ich ja jetzt richtig loslegen.

»Wenn Sie nicht mit so viel Gas in Ihrer protzigen Karre unterwegs gewesen wären, hätten Sie nicht so scharf bremsen müssen«, sage ich und drücke mit Schwung meine Tür auf. Er beeilt sich zurückzutreten und stolpert beinahe.

»Sind Sie verrückt?«

»Ist das eine Fangfrage?« Ich spüre, wie mein Blut immer heftiger durch meinen Körper gepumpt wird. Ruhig bleiben ist die Devise! Ich zähle innerlich bis zehn. Die Worte, die aus dem wütenden, schmallippigen Mund des Mannes kommen, werden dumpf und verschwimmen in meinen Ohren zu einem Brei. Acht, neun, zehn. Atmen!

»Jetzt hören Sie mal zu, Fräulein. Sie ziehen mal ganz schnell Ihre Schrauben im Kopf an und ...«

Mir fällt auf, dass sein Wagen mit laufendem Motor auf einem Behindertenparkplatz steht.

»Übrigens, netter Parkplatz«, explodiere ich. So viel zur Impulskontrolle. »Sie sind zu doof, um sich an Geschwindigkeitsregeln zu halten, und zu blind, einen Behindertenparkplatz von anderen zu unterscheiden. Ich leide an einer Rechts-links-

Wahrnehmungsstörung. Welche Entschuldigung haben Sie?« Ich brülle aus voller Lunge. Mein ganzer Körper bebt, und meine Hände ballen sich an meiner Seite zu Fäusten. Der Mann macht einen Schritt rückwärts, verengt die Augen zu Schlitzen. »Ich habe Sie etwas gefragt«, schreie ich weiter. Ich spüre, wie mir die Hitze in den Kopf steigt.

»Sie sind ja total irre«, stellt er fest.

»Das macht nichts. Sie sind ja ein genauso komplett dämlicher Korinthenkacker mit Affinität zum unangebrachten Maßregeln.«

Er schnappt nach Luft und sagt nichts mehr. Seine Gesichtsfarbe wechselt von grau zu weiß.

Gut. Bevor es Verletzte gibt, sollte ich nach Hause fahren und Apotheke Apotheke sein lassen. Schade. Kopfschmerztabletten wären gut gewesen. Jetzt sofort.

Louisa hält sich die Hand vor den Mund und versucht, ihr Lachen zu verstecken, als ich wieder einsteige. Der Typ steht mit offenem Mund da und schaut zu, wie ich ihm davonfahre.

»Wir könnten die andere Apotheke nehmen, wenn du möchtest«, schlägt meine Kleine vor. Ich zucke die Achseln und biege auf die Straße ein.

»Kommt drauf an, welches Lied gespielt wird«, antworte ich und stelle das Radio wieder an.

Drei Tage später, am 3. Januar, sitze ich gerade an einer Kurzgeschichte und grüble über Grammatik nach, als es an der Haustür klingelt. Vergnügt springe ich auf und hüpfe aus dem Büro. Ich erwarte eine Büchersendung, die ich kaum erwarten kann. Jonas ist schneller als ich und nimmt ein Einschreiben vom Postboten entgegen.

»Kein Paket?«, murre ich und stelle fest, dass mir Jonas' Gesichtsausdruck nicht gefällt. Die Freude über das Erscheinen des Postboten verpufft gänzlich.

»Was ist los?«, frage ich nervös, und er hält mir das Schreiben entgegen.

»Unfall mit Fahrerflucht? Kannst du mir etwas dazu sagen?«
Seine Stimme ist rau. Und mir schießt sofort der Silvestertag durch den Kopf.

»So ein Mistkerl. Der hat mich angezeigt?« Ich stoße ein freudloses Lachen aus und versuche, die Einzelheiten des Zusammentreffens mit Mister Unsympathisch zu rekonstruieren. »Es gab keinen Unfall. Ich habe einem Typen an der Ampel aus Versehen die Vorfahrt genommen, aber es ist gar nichts passiert. Das schwöre ich«, ereifere ich mich und versuche, das Schreiben zu entziffern. Die dämlichen Buchstaben tanzen alle durcheinander und lassen sich nicht in eine sinnvolle Reihenfolge bringen.

»›Gar nichts passiert‹ kann ja nicht sein«, sagt Jonas gedehnt. »Hier ist von einem Auffahrunfall die Rede, am 2. Dezember des letzten Jahres.« Ich werde hellhörig. 2. Dezember ist nicht 31. Dezember.

»Wo steht das denn zum Teufel?«, quieke ich, und Jonas deutet auf eine Zeile.

»Hier steht, dass du den Unfallort einfach verlassen hast, ohne dem Unfallgegner deine Personalien mitzuteilen.«

Meine Beine werden weich, als eine Erinnerung emporsteigt. Es war nicht der Typ von Silvester. Der kleine Unfall, um den es im Brief geht, war eigentlich nicht der Rede wert. Ich stand im Stau und rutschte einmal von der Kupplung ab. Unser Kleinwagen ruckte ein kleines bisschen vorwärts ... direkt in die Stoßstange eines Audis. Außer einem kleinen Kratzer konnte ich keinen Schaden erkennen. Abgesehen von dem, den die Fahrerin des Audis offensichtlich hatte, denn die hochgewachsene Blondine in Tweed-Kleid und Mantel geriet völlig aus dem Häuschen und ging ab wie Schmidts Katze. Sie redete so heftig auf mich ein, dass ich nur noch ihren geschwätzigen Mund anstarrte und kein Wort verstand. Die Sirenen einer Feuerwehr und der Lärm der gegenüberliegenden Verkehrsseite füllten mich immer mehr aus. Bis mein Gehirn das Thema wechselte und mich nach Hause schickte. Also stieg ich ins Auto und wendete umständlich. Ein aufwendiges Unterfangen, bei dem ich meinem Auspuff einiges zugemutet habe.

Ich gebe ja zu, diese Aktion war etwas unüberlegt. Aber eben das ist ja mein Problem. Unüberlegtes Handeln. Trotzdem denke ich, es war immer noch genau das Richtige für mich in dieser Situation. Denn die Zicke vor mir begann, mich zu beschimpfen, und ich war kurz vorm Heulen. Und das kommt für mich nur schwer infrage. Vor anderen, am besten noch fremden Menschen, die mich für absolut tiefbegabt halten, anfangen zu flennen. Übrigens: Ich bin nicht dumm. Ich habe einen guten Durchschnitts-IQ von 115. Das wurde im Zusammenhang mit meinen neurologischen Besonderheiten mehrfach getestet. Wenn ich es schaffe, mich zu fokussieren, kann ich sogar Mathe.

Nichtsdestotrotz entzog ich mich an diesem Tag dieser für mich kaum erträglichen Situation, auch wenn es blöd war, und suchte das Weite. Dass das als Fahrerflucht gilt, war mir bis jetzt nicht bewusst. Schließlich war ja gar nichts passiert.

»Und jetzt?«, frage ich Jonas hilflos.

»Na, du musst dich bei der Polizei melden. Und dann kommt es drauf an. Wahrscheinlich musst du eine saftige Strafe zahlen.«

Ich gehe in die Küche und lasse mich auf einen der knarrenden Küchenstühle fallen. Jonas sieht mich bekümmert an.

»Und alles nur, weil ich mich nicht vernünftig organisiert hatte an diesem Tag«, erinnere ich mich. Wenn ich nicht so ein Schussel gewesen wäre und einen wichtigen Termin vergessen hätte, wäre der Tag ruhiger verlaufen. Und ich wäre so spät nicht mehr unterwegs gewesen. Und nicht so hoch gepowert von meinem andauernden Stresslevel.

Leider passiert es mir immer noch verdammt oft, dass ich Verabredungen oder dergleichen durcheinanderbringe oder total vergesse. Mit weitreichenden Folgen, wie dieser Brief beweist. Ich muss ein schmerzliches Bußgeld bezahlen und ernte drei Punkte in Flensburg wegen unerlaubten Entfernens von einem Unfallort.

Ein paar ganz persönliche Tipps und Strategien im Alltag, um die Fehlerquote zu senken, findet ihr auf Seite 264 in »To-do-Listen und Was-soll's-Listen«.

Gilt Fettnäpfchenlauf eigentlich als Sportart?

Silvester und seine Folgen sind kaum vergangen, da nimmt das neue Jahr an Fahrt auf und reißt mich gnadenlos mit sich – mein Mann und ich sind auf dem Weg zum Jahreshighlight eines jeden Landwirts in Town: dem Züchterball.

Ich liebe Partys – als ehemaliges Stadtkind vermisse ich jedoch Trockeneisnebel und wummernde Beats, die einen unter Einfluss illegaler Substanzen einfach davontragen. Auf dieser Art Party, der wir gerade entgegenlaufen, wird eindeutig zu viel geredet, was in Anbetracht der Lautstärke der Land- und Wiesenbands nicht immer leicht für mich ist. Aber egal, es wird getanzt. Heute wird gefeiert! Und wann hat man mit Mitte dreißig denn schon noch die Gelegenheit dazu?

»Minchen, denk dran, die Lose kaufe heute ich«, erinnert mich Jonas.

Ich zupfe mein elfenbeinfarbenes Spitzenkleid zurecht, während wir uns in die lange Schlange vor dem Einlass einreihen. »Wieso das?«, frage ich wenig interessiert, während mein Blick unruhig umherwandert und die umstehenden Leute analysiert. Zeig mir dein Make-up und deine Schuhe, und ich sage dir, wer du bist.

»Du ziehst nur Nieten, mein Chaoskeks«, meint Jonas und hebt seine Augenbrauen spöttisch.

»Oh, das meinst du nicht so«, antworte ich grinsend und bemühe mich, das immer wiederkehrende Geräusch der sich öffnenden und schließenden Eingangstür auszublenden. »Denk mal drüber nach. Was würde das für dich bedeuten? Immerhin wärst du dann die älteste Niete, die ich gezogen habe«, ärgere ich ihn, und er kneift mir tatsächlich in meinen Grübchen-Po.

»Nein, das bedeutet, dass du Glück hast in der Liebe und Pech im Spiel«, berichtigt er mich.

Etwas knackt unter meinem Schuh, ein Splitter oder Ähnliches, und ich schabe mit der Sohle so lange über den glatten Boden, bis der Widerstand weg ist.

»Ach, und du nicht?«, will ich wissen und ziehe einen Schmollmund. Eine Frau lacht schrill auf, und ich sehe mich nach ihr um.

»Na gut. Wir lassen Inga ziehen, falls sie da ist«, überlegt er, und wir sind endlich an der Reihe, sodass ich nicht weiter über Jonas' Cousine nachdenken muss.

Der Kassierer schaut gar nicht auf, während er unser Geld nimmt. Mit einem hübschen Bändchen ums Handgelenk gewährt man uns Einlass in den für meinen Geschmack viel zu stark ausgeleuchteten rustikalen Saal. Eine Welle von lautem Gemurmel und Musik trifft mich hart, und meine Hand angelt unwillkürlich nach den Gratisgläsern Sekt, die recht kunstvoll auf einem Tisch zur Pyramide gestapelt wurden.

»Wir sollten die anderen suchen gehen, oder?«, fragt Jonas.

Für einen Moment halte ich die Luft an, weil ich Mühe habe, ein Sektglas aus dem Aufbau herauszumanövrieren, ohne die anderen umzustoßen. Plötzlich tippt mir jemand auf die Schulter. Ich wirble herum.

»Hey, ihr auch hier«, ruft Hanna, die Frau eines Arbeitskollegen von Jonas. Ein Pfundsweib mit der Kraft von mindestens fünf meiner Sorte. Also, eine Brienne von Tarth – den *Game of Thrones*-Guckern ein Begriff – um genau zu sein. Sogar die Frisur stimmt. Sie und ihr Mann sind in der Schweinemast tätig. Ich weiß nicht, wieso, aber sie schüchtert mich jedes Mal ein wenig ein, obwohl sie eine der freundlichsten Personen ist, die ich kenne. Und da passiert es: Meine Hand hat es noch nicht geschafft, mein Glas aus der Gefahrenzone zu bringen, und es klirrt. Ich reiße ganze zehn Gläser in die Tiefe. Sekt spritzt in alle Richtungen. Zuerst auf Hannas Kleid, dann auf meines.

»Verdammt«, schimpft sie und springt erschrocken zurück. Ich tue es ihr gleich, aber nicht, weil es plötzlich nass wird, sondern weil ich Angst habe, sie könnte mir eine ballern. Wahrscheinlich ein alter Reflex aus meiner Kindheit, in der ich öfter mal verhauen wurde.

»Tschuldigung«, murmle ich und schnappe mir eine Serviette von einem der umliegenden Tische.

Hanna versucht zu lächeln, nimmt mir das Papiertuch ab und tupft damit auf dem wirklich großen Fleck auf ihrer Hummelhüfte herum. »Das verspricht doch ein feuchtfröhlicher Abend zu werden, oder?«, scherzt sie freundlich.

Ich atme gerade erleichtert auf, da fange ich von der Seite einen kühlen Blick von Inga, Jonas' Cousine, auf. »Gott, die ist wirklich auch da«, stöhne ich leise, als ich registriere, dass sie vorhat, zu uns herüberzukommen. Ich sehe schnell weg, schaue die liebenswerte Hanna an.

»Wer ist hier?«, will sie wissen und sieht sich um. Irgendwo lacht jemand schallend über einen Witz.

»Niemand«, antworte ich schnell, ziehe ihre Aufmerksamkeit wieder auf mich und stoße mit ihr an. »Prost!«

Jonas winkt Inga freundlich zu uns herüber, und ich möchte ihm am liebsten vors Schienbein treten.

»Hallo, ihr Lieben«, trällert sie schon von Weitem über eine Ansage des Sängers auf der Bühne hinweg und watschelt in ihrem biederen Kleid auf uns zu.

»Wir feiern heute den 23. Züchterball!«, klingt es aus den Lautsprechern, bevor die Worte in einem für mich ohrenbetäubenden Applaus untergehen.

»Na, wir sehen uns ja gleich noch, oder?«, meint Hanna, die ihre klatschnasse Serviette ablegt und meinen Gesichtsausdruck vielleicht falsch deutet. »Soll ich schon mal eine Runde Cola-Korn für euch mitbestellen?«, fragt sie und drückt meine Schultern einmal fest.

Korn! Bah!

»Klar, das wäre super. Wir werden, so schnell es geht, nachkommen«, sage ich tapfer lächelnd, als Inga auch schon meinen Mann umarmt. Sie hat ihren Freund im Schlepptau, einen unscheinbaren, hageren Typen mit Halbglatze, der zur Begrüßung meine Hand schüttelt. Viel zu fest.

Sehnsüchtig sehe ich Hanna nach, denn ich weiß, dass ich Inga ein Dorn im Auge bin. Peripher bekomme ich mit, wie sie mein Outfit mustert und die Nase kaum merklich rümpft. Ich weiß, was die Gutmensch-Katholikin über mich denkt und schon immer dachte. Seit dem Tag, an dem wir uns kennenlernten, hatte ich von ihr den Stempel aufgedrückt bekommen: zu geschieden, zu speziell, zu sehr Stadtkind, zu nuttig.

Mein Blick gleitet an mir hinab. Mein Spitzenkleid ist hochgeschlossen, gibt einen vagen Eindruck meines Dekolletés und endet etwa zwei Handbreit unter meinem Po. Zu gewagt?

»Hallo, Wilhelmina, wie geht es dir?«, fragt Inga freundlich und legt ihren Kopf mit der Angela–Merkel-Frisur schief.

Die Band spielt unheimlich schlecht *Just can't get enough* von Depeche Mode, doch ich für meinen Teil habe bereits jetzt genug. Ich setze mein Glas an die Lippen und trinke es auf ex, bevor ich antworte.

»Sehr gut«, sage ich. »Und dir?« Freund noch da?

»Wie immer. Und du sammelst wieder Fettnäpfe?«, stichelt sie und deutet auf die Scherben zu meinen Füßen. Kurz verlieren sich meine Gedanken in einer Welle von Geplapper, die über mich hinwegschwappt.

»Was soll ich sagen: Das Leben ist ein Minenfeld«, erkläre ich irgendwann und nehme mir noch ein Glas von der Pyramide. Diesmal ohne Unglück.

»Minchen, stell dir vor, es gibt ein Kutschgeschirr zu gewinnen«, meint Jonas plötzlich.

Wie bitte? Das ist ja mal etwas Ausgefallenes! Ich verenge misstrauisch die Augen.

»Ja. Eines für Shetlandponys. Du möchtest doch gern eines für Amy und Lotta haben, oder?«, fragt er nach.

Ingas Miene kriegt etwas Lauerndes. Sie ist also auch scharf darauf. Fast unvorstellbar, dass wir doch eine Gemeinsamkeit haben: die Liebe zu Ponys. Na gut, sie züchtet sie gewinnbringend. Ich halte zwei von ihnen einfach nur zum Spaß.

»Der Züchterverein hat es gesponsert«, berichtet Inga. Dann hebt sie eine ihrer dünnen Augenbrauen. »Sag mal, was ich dich noch fragen wollte, wo warst du eigentlich bei der Dorfhelferaktion?«

Ach du Scheiße.

Ich mag das Dorfleben, keine Frage. Die Menschen sind sehr aufmerksam und nett, und es lässt sich angenehm und friedvoll im Schoße einer solchen Gemeinschaft leben, wenn man mal davon absieht, dass ein Dorf auch etwas von einem Überwachungsstaat hat. Jeder bekommt alles von jedem mit. Das passiert einem in der Stadt nicht. Leider habe ich grundsätzlich keine Lust auf diese »Wir machen unser Dorf schöner«-Aktionen mit gemeinsamem Kaffeeklatsch. Besser gesagt, ich habe keine Kapazitäten frei. Denn es kommt immer der Zeitpunkt, an dem die Leute mehr von mir erwarten, als ich bieten kann. Pünktlichkeit und Zuverlässigkeit zum Beispiel. Außerdem bin ich ein gebranntes Kind, weil ich oft die Hierarchien unter Frauen nicht verstehe. Jedes Mal wird über irgendjemanden, der nicht anwesend ist, schlecht geredet. Was sie wohl über mich sagen, wenn ich nicht da bin?

»Ich hatte Abgabetermine«, verteidige ich mich.

»Was musstest du denn abgeben?«, fragt Inga.

»Ein Skript.«

»Oh, du veröffentlichst mal wieder was?« Ihr Zähnefletschen erinnert mich an die Grinsekatze aus *Alice im Wunderland*, und ich muss wider meine eigentlichen Gefühle lachen.

»Was ist so komisch?«, will sie wissen.

»Deine Frage.«

»Na ja, deine Schreiberei ist ja eher als Hobby anzusehen. Deshalb habe ich mich halt gewundert, dass du gar nicht mit angepackt hast«, meint sie mit einem Grinsen im Gesicht und trifft mich damit. Und zwar mitten ins Herz.

»Kein Hobby, Inga. Eine Berufung. Und ich hatte wirklich beim besten Willen keine Zeit«, lüge ich und schaue mich Hilfe suchend nach meinem Mann um, der gerade in ein Gespräch mit einem Nachbarn vertieft ist.

»Na, das hört sich ja gut an.« Inga macht eine Pause und angelt sich galant ein Sektglas. Um uns herum wird es voller, jemand drängt sich an meinem Rücken vorbei.

»Hast du eigentlich schon was verkauft, die letzte Zeit?«, fragt sie.

Ja, mein Auto, denke ich. »Natürlich. Ich habe mein Auskommen.«

»Ich dachte, das hätte Jonas«, meint sie spitz, und in meinem Mundwinkel zuckt es nervös. Holler the wood fairy, ist die fies. Jonas kommt wieder zu uns.

»Na, ihr beiden? Wann gibt es denn die Lose?«, fragt er und legt seinen Arm um meine Mitte. Ich schwitze. Mann, ist das warm hier!

»Ich habe den anderen auf jeden Fall gesagt, dass du das nächste Mal, wenn wir den Spielplatz neu gestalten, sicher wieder dabei bist. Nicht, dass die denken, du bist dir zu fein dafür«, plappert Inga unschuldig guckend.

»Ja, Schatz. Inga hat recht. Das Dorfleben ist ein bisschen anders als das im Großstadtdschungel«, mischt sich Jonas treudoof ein. »Ist doch nett, dass Inga dir da beispringt«, meint er.

»Ja, sehr«, antworte ich. Mein Lächeln friert ein.

»Na, ich gehe mich mal eben hübsch machen«, sagt Inga nach einem kurzen Blickduell mit mir und wendet sich zum Gehen. Jonas winkt irgendjemandem in der Menge und bekommt davon nichts mit.

»In welcher Klinik denn?«, rutscht es mir raus. Ich beiße mir auf die Lippe, und Inga bleibt stehen. Hab ich das wirklich gerade laut gesagt? Meine antrainierte Schlagfertigkeit, was doofe Sprüche angeht, ist nicht immer passend.

»Wie bitte?«, hakt sie nach. Ihr Ton ist schnippisch.

Ich bekomme wieder einen Stoß in den Rücken und werde nach vorne gedrückt. Näher an sie heran. Meine Härchen auf den Armen stellen sich auf.

»War nur ein Scherz«, entschuldige ich mich, als ich Jonas' säuerliche Miene sehe. Inga rauscht mit erhobenem Haupt davon, ich stelle mein leeres Glas auf einem der Stehtische ab und folge meinem Mann, der mich einfach stehen gelassen hat. Als ich mich bei ihm einhaken will, dreht er sich über die Schulter zu mir um.

»Musste das sein?«, fragt er leicht genervt.

»Ich weiß nicht, was du meinst.«

»Welche ›Klinik‹?«, erinnert er mich.

»Na und?« Ich umrunde gekonnt eine Kellnerin, die ein Tablett balanciert.

»Du weißt, dass sie einen Unfall hatte und deshalb eine schiefe Nase hat.«

Oh, verdammt. Das hatte ich wirklich nicht mehr auf dem Schirm. Vorsichtshalber sage ich nichts weiter dazu und lasse mein schlechtes Gewissen die Oberhand gewinnen. Beinahe. Schließlich habe ich in vielen Therapiesitzungen ja etwas gelernt: Nicht die Zielscheibe von empathielosen Menschen sein!

Nach ein paar Tänzen auf der voll ausgeleuchteten Tanzfläche fühle ich mich wieder besser. Nicht mehr ganz so frustriert und vorgeführt. Die Männer trinken am Tresen ihre Cola-Korn-Mischungen, und ich bestelle mir einen O-Saft. Nach einer einsamen Weile inmitten der ganzen Menschen und des Lärmes entdecke ich in der Menge eine alte Bekannte.

»Hey, Klara. Lange nicht mehr gesehen«, begrüße ich sie und umarme sie herzlich.

»Mensch, du auch hier?«, fragt sie und drückt mir einen Kuss auf die Wange. »Und, wie läuft es auf eurem Betrieb? Konntest du dich mit der Konkurrenz arrangieren?«

»Welche Konkurrenz?«, frage ich alarmiert und grüble automatisch über jüngere Frauen in Jonas' Umgebung nach. Manchmal fühle ich mich immer noch bedroht in Anbetracht der Tatsache, dass es auf dem Planeten andere, junge Frauen gibt, die Jonas toll finden könnten.

»Na, die Kühe. Du weißt schon, dein Mann als professioneller Brustmasseur«, scherzt sie und macht anzügliche Bewegungen.

»Jahahah«, sage ich dümmlich, weil ich das panische Gefühl der Eifersucht erst noch abschütteln muss.

»Ja, wir Frauen eines Melkers haben es nicht leicht, nicht wahr?«, meint sie und lacht schallend. Ihre unbekümmerte Art ist ansteckend wie eh und je, und ich fühle mich wohl in ihrer Gegenwart. Wir tauschen auf die Schnelle Neuigkeiten aus, und erst jetzt sehe ich die andere Frau, die Klara im Schlepptau hat.

»Erinnerst du dich noch an Paula?«, fragt Klara, und ich überlege. Gesichter und Namen kann ich mir beim besten Willen erst merken, wenn ich ein Erlebnis mit ihnen verknüpfe.

»Erntefest vor zwei Jahren«, hilft mir Klara auf die Sprünge. Jetzt klingelt da was. Sie war die einzig Nüchterne und ziemlich Schwangere auf einem Wagen voll grölender Weiber. Ach herrje.

»Natürlich. Wie geht es dir?«, frage ich nett. Wie alt mochte das Baby jetzt wohl sein? Anderthalb?

»Gut, danke«, antwortet sie und schiebt sich an Klara vorbei. Oha, was für ein Bauch.

»Mensch, toll. Wie weit bist du denn diesmal?«, frage ich und betrachte die Kugel, die sie vor sich herträgt. Mein Hirn ruft mir leise etwas zu, das sich nach »Vorsicht! Da passt was nicht ins Bild« anhört.

»Wie meinst du das?«, fragt sie irritiert und dreht das Weinglas in ihrer dicklichen Hand.

»Welcher Monat?«, plappere ich weiter. Klara räuspert sich neben mir.

»Mein Sohn ist bald zwei«, antwortet Paula und nimmt einen großen Schluck Wein. Unbehagen macht sich in mir breit.

»Ach so. Du bist gar nicht schwanger«, kommt es mir über die Lippen. Sie hat die Lehre aus der Geschichte *Die kleine Raupe Nimmersatt* wohl auch falsch verstanden, was?

»Nein«, antwortet Paula schmallippig und streicht sich ihre wirklich schönen Haare über die Schulter zurück.

»Na ja, macht ja nichts«, sage ich. Ich hatte auch einige Probleme, meine Pfunde nach der Schwangerschaft wieder loszuwerden. Und eine zarte Elfe bin ich auch jetzt nicht. Aber Paula ist noch so jung, höchstens 23, in dem Alter klappt es mit der Fettverbrennung doch eigentlich noch.

»Ich komme nicht dazu, Sport zu treiben«, errät sie meine Gedanken und schweigt. Der Drummer auf der Bühne legt ein Solo ein. Bambambabammbamm.

»Ach, das kenne ich. Ich stecke auch im falschen Körper. Meinen hat Gisele Bündchen«, versuche ich, die Stimmung zu heben. Paula versteht den Witz nicht. Oder hat seit unserem letzten Treffen einiges an Humor eingebüßt.

»Wenn doch nur alles so leicht wäre wie dick werden, oder?«, füge ich an und suche Klaras Blick, als Paula immer noch nichts sagt. Eine Weile starren wir drei uns an wie ungebildete Weidedamen. Fehlt nur noch, dass wir wiederkäuen. Mist. Damals, als ich jung war und in die Klubs zog, haben wir getanzt. Und nicht so viel geredet. Wo ist der verfluchte Trockeneisnebel, wenn man ihn braucht? »Tja, Mädels. Weinchen?«, fragt Klara irgendwann in die lustige Runde, und ich nicke dankbar.

Als es Zeit wird, die Lose zu ziehen, gehe ich in Startposition und halte Ausschau nach den jungen Damen mit den bunten Töpfen in der Hand. Irgendwann entdecke ich sie auf der anderen Seite der Tanzfläche, auf der einige tanzwütige Männer ihre Frauen über das Parkett wirbeln, als wären sie Brummkreisel. Wenn ich mich dort mitten hindurch wage, laufe ich Gefahr, von herumfliegenden Körperteilen erschlagen zu werden. Also klettere ich über eine Rampe zu dem Podest, das in die Bühne übergeht, und halte Ausschau nach meinem Jonas. Endlich erkenne ich ihn und einige andere Landwirte aus unserem Bezirk nicht weit von den Lostöpfen, die bereits spazieren geführt werden, und winke. Dabei steuere ich etwas nach links, Jonas reißt die Hand hoch, seine Lippen bewegen sich – schade, dass ich nicht von ihnen lesen kann –, und ich laufe quer über die Bühne. Genau zwischen die Musiker. Der Schlagzeuger kommt aus dem Takt. Der Sänger verhaut einen Ton, während er mich verblüfft anglotzt. Einige Leute gucken herauf und hören auf zu tanzen. Zögerlich hebe ich eine Hand zum Gruß.

Der Lostopf ist jetzt gar nicht mehr so weit entfernt. Meine Chance! Inga hat ihn allem Anschein nach auch entdeckt, denn sie kommt von links und drängt sich ebenfalls durch die Menge. Ich sprinte vorwärts, stolpere fast über ein Kabel. Gleich bin ich da! Ingas Blick trifft auf meinen. Ihre Miene verhärtet sich, und sie drückt sich energischer voran. Meine Finger angeln bereits nach meiner Minigeldbörse im Umhängetäschchen. Dabei verliere ich Münzen, weil sie nicht ganz geschlossen ist. Mist! Ich bleibe abrupt stehen und sammle das Geld wieder auf. Im nächsten Moment rutscht mein Kleid etwas zu hoch. Wie aufreizend. Ein Mann in der Menge hebt anerkennend seine Brauen und pfeift. Ich werde rot und senke den Blick. Als ich weitergehe, sehe ich, dass die ersten Leute bereits Lose kaufen. Jetzt aber schnell!

Ich hüpfe drei Stufen auf einmal vom Podest hinab und knicke schmerzlich um. Dann knallt es, weil ich mich an einer Trennwand abstütze und sie aus der Verankerung reiße. Sie kippt tatsächlich zur Seite. Nicht ganz, aber so viel, dass ein paar Männer von ihr umgehauen werden. Autsch!

Inga und ihr Freund, der sich das Lachen nur schwer verkneifen kann, stehen fassungslos daneben. Ich weiche zurück, stelle mich dumm, während die Männer die Trennwand wieder aufstellen. Das ist mir gerade echt peinlich.

»Geile Aktion, Minchen«, höre ich Jonas applaudieren, als er hinter Inga auftaucht, die mit den Augen rollt.

Meine Gedanken beginnen, mir wie glitschige Melonenkerne zwischen den Fingern zu entgleiten. Ich rette mich mit einer Entspannungsübung. Einatmen, ausatmen, bis zehn zählen. Puh.

»Lose, Schatz«, höre ich mich irgendwann sagen und stelle mich im nächsten Moment in die Reihe Glücksspielfreudiger.

Inga zieht vor mir. Eine ganze Hand voll.

Ich kaufe für fünfzig Euro Lose und öffne sie alle in Rekordzeit. Jonas steht hinter mir und fängt eine Niete nach der anderen auf.

»Mist. Beim nächsten Mal muss aber ein Treffer dabei sein«, murmle ich und ertappe mich dabei, wie ich prüfend zu Inga hinüberschaue. Sie hat einen Gewinn. Aber es ist nicht das Ponykutschgeschirr. Ha!

»Noch einmal für fünfzig, bitte«, sage ich zu der jungen Losverkäuferin mit Flechtfrisur. Sie lässt mich in ihren Topf greifen. Unschlüssig wühle ich und wühle.

»Sag mal, muss das sein?«, fragt Jonas hinter mir und runzelt die Stirn.

Ich suche weiter nach meinem Glück. Und brauche lange, um mich zu entscheiden, welcher der Schnipsel es sein könnte.

»Fuck«, fluche ich, als ich wieder nur Nieten auseinanderdrehe.

Inga sieht genauso angestrengt aus, wie ich mich fühle. Ihre farblosen Haare rollen sich an ihrer Schläfe zu verschwitzten Locken. Wenigstens hat sie auch noch nicht das richtige Los gezogen.

»Noch mal, bitte«, sage ich und durchforste mein Portemonnaie.

»Das kommt gar nicht infrage«, macht Jonas Gebrauch von seinem Vetorecht als Ehemann.

»Äh, doch«, sage ich und schnaufe leise auf, als er mich an der Schulter zu sich herumdreht.

»Kannst du mal nicht so anstrengend sein?«, fragt er. Sein Griff um meine Schulter verstärkt sich.

»Hey, Jonas. War das eben deine Frau auf der Bühne?«, lallt jemand laut. »Wollte sie eine Showeinlage bieten?«

»Na toll«, seufzt Jonas, und seine Reaktion reizt mich bis aufs Blut.

»Jedem Menschen stehen seine Momente Ruhm zu, Dieter. Hättest deine nicht schon alle im Kindergarten verschwenden sollen«, rufe ich dem torkelnden Mittvierziger zu.

»Hä? Wie meinst du das denn?«, fragt er und zieht die buschigen Augenbrauen bis zu seinem Haaransatz hinauf.

»So, wie ich es sage«, antworte ich. Im Grunde freue ich mich darüber, dass ich meinen Mund aufmache und nicht wie früher vor anderen kusche. Das war ein hartes Training, bis es mit der Schlagfertigkeit ansatzweise funktionierte. Doch Jonas scheint es nicht zu gefallen.

»Mina, mach keinen Stunk«, fordert er säuerlich.

»Juhu, ich habe den Hauptgewinn«, brüllt ein Schweinebauer nicht weit von uns.

»Na super. Danke auch«, motze ich.

»Was kann ich denn dafür?«, fragt Jonas.

»Hättest du mich nicht abgehalten, dann hätte ich das richtige Los schon noch gezogen«, erkläre ich ihm.

»Das ist mir zu blöd«, meint er und lässt mich einfach stehen.

Inga gefällt, was sie sieht. Ihr doofes Lächeln kann sie kaum verbergen.

Zwei Gläser Wein und eine Stunde später findet mich Jonas im Foyer sitzend und blaue Klamotten zählend wieder. Es ist einfach unfassbar, wie viele Frauen hier das gleiche Modell Ballkleid tragen.

»Da bist du ja. Wir wollen los«, verkündet er und geht vor mir in die Hocke.

»Was heißt denn ›wir‹?«, frage ich und bemerke Inga, die mit ihrem Freund zusammen die Jacken holt.

»Inga nimmt uns mit nach Hause«, erklärt er mir vorsichtig, aber bestimmt.

»Was?«, quieke ich. »Wir wollten uns doch ein Taxi nehmen«, erinnere ich ihn und blicke ihm hoffnungsvoll in die Augen.

»Du hast hundert Euro für Nieten ausgegeben«, gibt er zu bedenken und nimmt von Inga seine und meine Jacke entgegen. »Inga hat sich bereit erklärt, den kleinen Umweg für uns zu machen«, fügt er hinzu. Ich könnte kotzen vor Glück. Ingas Nächstenliebe kennt keine Grenzen. Ganz wohlerzogen bedanke ich mich für ihre Opferbereitschaft und stehe umständlich auf.

»Sag mal, kannst du mir eigentlich mal erklären, was heute Abend mit dir los war?«, fragt Jonas auf dem Weg zum Auto, während er mir in die Jacke hilft. Ich tappe mit meinen High Heels in eine Pfütze und bekomme ein erfrischendes Fußbad.

»Oh Mann«, hauche ich.

»Tu nicht so, als ginge mich das nichts an, okay?«, zischt Jonas, und ich sehe mich irritiert zu ihm um. Inga schließt bereits ihren Volvo auf. Geschmack, was ihr Fahrzeug angeht, hat sie ja.

»Tja, was soll ich sagen«, murmle ich und ziehe gerade noch mein Bein ins Wageninnere, bevor Ingas Freund mir mit Schmackes die Tür gegen das Schienbein wirft. »Das Zusammenspiel zwischen Aufmerksamkeit und Motivationssystem hat mal wieder nicht geklappt.« Umständlich schnalle ich mich an. Jonas hilft mir, und ich haue ihm auf die Finger. Inga startet den Wagen. »Ich hatte die Motivation, schnell an die Lose zu kommen. Und das vor dieser ...«

»Minchen«, tadelt Jonas, während Inga den Blinker setzt.

»Und darunter hat meine Aufmerksamkeit allem Anschein nach gelitten und mich gegen dieses ...«, ich suche nach dem richtigen Begriff, »... dieses Ding laufen lassen.«

»Du weißt genau, dass das nicht mit ›Störung des Zusammenspieles von Motivation und Aufmerksamkeit‹ gemeint ist, oder?«, fragt Jonas. Inga fährt ruckartig an.

»Klar weiß ich das.« Doch genau genommen habe ich die Zusammenhänge meiner Besonderheit noch nie ganz verstanden. Es hat etwas mit Neurotransmittern zu tun, die die Kommunikation der grauen Zellen steuern: Noradrenalin und vor allem Dopamin, das Glückshormon schlechthin. Was genau mit diesen Stoffen bei Leuten wie mir mit ADS oder ADHS falsch läuft, wird unter Wissenschaftlern immer noch heiß diskutiert. Fakt ist, dass Dopamin, das Glück, in meinem Oberstübchen zu schnell abtransportiert wird, sodass in der Folge ein chronischer Dopaminmangel herrscht. Tatsächlich konnten Tests in AD(H)S-Hirnen eine erhöhte Menge des »Dopamin-Transporters« und eine genetische Veränderung im »Dopamin-Transporter-Gen« nachweisen.

Das wiederum könnte eine Ursache für die sogenannten Verhaltensauffälligkeiten sein, die ich oder mein Bruder an den Tag legen. Warum wir zum Beispiel Probleme haben, am Ball zu bleiben, wenn Aufgaben nicht gerade belohnend sind, sondern langweilig und uninteressant.

Und ich habe gelesen, dass nicht nur die Belohnungs- und Motivationszentren von der Dopamin-Signalstörung betroffen sind, sondern auch Bereiche wie der Hypothalamus. Und da muss ich mich doch gerade mal fragen, was das wohl so alles durcheinanderbringt. Denn soweit ich weiß, ist dieses kleine Örtchen im Oberstübchen an so profanen Dingen wie der Regulierung von Körpertemperatur, Blutdruck, Schlafrhythmus und Wasser- und Nahrungsaufnahme und sogar an dem von meinen Eltern früher so gefürchteten Sexualtrieb beteiligt.

Das Aufmerksamkeitsdefizitmonster scheint echt viele Bereiche im Hirn zu betreffen. Um das wirklich zu verstehen, muss man sich damit erst mal anständig auskennen. Und das tut die Menschheit meiner bescheidenen Meinung nach noch lange nicht.

»Wie geht's dir?«, fragt Jonas mich irgendwann, als ich lange stumm aus dem Fenster starre.

»Gut«, antworte ich knapp.

»Weiß dein Gesicht davon?«, will er wissen.

Meine Hände verknoten sich auf meinem Schoß. Wenn ich nur wüsste, was mein Gesicht so alles verrät, von dem ich nichts weiß, wäre ich schlauer.

»Ich habe Kopfschmerzen«, antworte ich gedehnt. Vielleicht bin ich aber auch nur wütend oder traurig, weil der Abend so in die Hose gegangen ist. Negative Gefühle kann ich einfach nicht auseinanderhalten. Beim besten Willen nicht. Sie vermischen sich zu einem Brei. Ein schlechtes Gefühl überlagert das andere. Habe ich Hunger oder Durst? Bin ich Fisch oder Fleisch? Oder komme ich gerade um?

»Schon wieder«, stellt Jonas fest und legt den Arm um mich. Er weiß, was das bedeutet: Die nächsten Tage keinen Sex. Vielleicht eine Woche oder länger. Je nachdem, wie schnell ich meine Anspannung, die sich zu heftigen Schmerzen hochschaukeln kann, wieder ablege.

Teil 2

ÜBERLEBENSSTRATEGIEN IN DER KINDHEIT

Ich kann euch sagen, wenn man erstmal aus dem Ei geschlüpft und die Schale, in der man die ersten Jahre seiner Existenz verbracht hat, hinüber ist, dann bleibt sie auch kaputt. Egal wie sehr man versucht sie wieder zusammenzusetzen. Man hat keine Chance und muss über kurz oder lang in die Welt ziehen und sich den Reizen und Mitmenschen aussetzen. Es bleibt einem nichts Anderes übrig, als sich so gut es geht durchs Leben zu schlängeln und Hindernissen auszuweichen. Ist eigentlich schon Mal jemandem aufgefallen, dass das Verb »umfahren« im Sinne von »ausweichen« und »umfahren« im Sinne von »umreißen« gleich geschrieben wird, obwohl es jeweils genau das Gegenteil bedeutet? Lustig, wenn man bedenkt, dass ich bei fast jedem Ausweichmanöver eines Hindernisses mit dem nächsten Problem kollidiert bin. Und das schon im Kindergartenalter. Glücklicherweise entwickelt man irgendwann Strategien, die einem helfen, auch nach einem Crash wieder auf die Beine zu kommen. Und so eine Pause auf dem Pannenstreifen kann auch mal ganz schön sein, während man den anderen auf der Überholspur so zu winkt.

Sodom und Gomorrha sind ein Kindergarten

Sollten wir an der Stelle angelangt sein, an der einige von euch sagen: »Oh Gott. Und diese Wilhelmina hat eine Tochter? Das arme Kind«, dann kann ich euch beruhigen. Auch wenn die Existenz meiner Louisa höchstwahrscheinlich meiner angeborenen Schusseligkeit anzurechnen ist, da sie irgendwie trotz Pille völlig ungeplant entstand, hat mein Chaosverhalten bei ihr keinerlei Schäden verursacht. Ganz im Gegenteil. Sie ist ein sehr gesundes, selbstständiges Menschlein mit viel Empathie und Talent im Krisenmanagement. Sie ist mein größtes Geschenk. Und für sie habe ich viele Hürden gemeistert, Monster unter meinem Bett getötet und gelernt, Energiereserven zu mobilisieren, wo ich keine mehr vermutet hätte.

Was mich sehr erstaunt, ist, dass Louisa keinerlei Anzeichen von ADS oder ADHS zeigt. Ganz im Gegenteil. Sie kann sehr lange hoch konzentriert arbeiten und taucht regelrecht in ihre Aufgaben ein. Sofern sie das will. Ganz entgegen der Theorie, dass sich das Aufmerksamkeitsdefizitsyndrom gern vererbt – und ich vermute stark, dass Louisas Vater, der Mann vor meinem ersten Ehemann, ebenfalls an dem Phänomen leidet, wenn auch in schwächerer Form –, ist Louisa frei davon.

ADS (oder ADHS) hat man. Oder eben nicht. So wie einem die Augenfarbe in die Wiege gelegt wird, so bekommt man auch die Erbanlage für ADS vererbt oder eben nicht. An ADS sind verschiedene Gene beteiligt, und alle haben sie mit dem Dopamin- und Noradrenalin-Stoffwechsel im Gehirn zu tun.

Als Louisa drei wurde, war es an der Zeit, die Symbiose, die wir unweigerlich miteinander eingegangen waren, zu entschärfen und eine neue Ära einzuläuten. Und zwar die Kindergartenzeit.

Hurra! Louisa freute sich wie Bolle auf den ersten Tag. Ich dagegen ging diesem ersten Abschied mit sehr gemischten Gefühlen entgegen, denn ich selbst hatte überhaupt keine guten Erinnerungen an den Kindergarten.

Meine Mutter, selbst Erzieherin, hatte mir erzählt, dass ich nicht allein dortbleiben wollte und jedes Mal einen Aufstand probte, wenn sie sich zum Gehen wandte. Das war ungewöhnlich, da ich mich laut ihrer Aussage sonst unkompliziert und freundlich benahm. Ich konnte mich stundenlang mit den banalsten Dingen wie einem Deckenzipfel beschäftigen. Nur selten hatte ich das Bedürfnis nach Protest und nahm vieles so hin, wie es nun mal kam. Okay, als Kleinkind habe ich es gehasst, mit dem Buggy gefahren zu werden. Da motzte ich tatsächlich so lange, bis man mich in Richtung meiner Mutter positionierte und mich mit dem Verdeck von der Außenwelt abschirmte. Mir reichte offensichtlich ein kleines Fenster zur Welt. Nicht gleich die volle Dröhnung, im wahrsten Sinne.

An die Tage im Kindergarten kann ich mich noch gut erinnern, obwohl das Langzeitgedächtnis in diesem Alter noch wenig ausgeprägt ist. Das lässt mich vermuten, dass diese Tage einem andauernden Albtraum gleichgekommen sein müssen. Laut meiner Mutter und den Bruchstücken meiner eigenen Bilder im Kopf muss es sich in etwa so abgespielt haben:

»Hallo, Wilhelmina«, begrüßte mich eine brünette Erzieherin in braunem Cord-Overall, als ich neben meiner Mutter in den großen Raum der Hummelgruppe eintrat. Ich bekam den Mund gar nicht mehr zu und saugte alle Einzelheiten des Raumes in mich auf.

Links (oder rechts?) von mir befand sich eine Ecke mit riesigen gepolsterten Würfeln, die zu einem schiefen Gebilde bis an die Zimmerdecke aufgestapelt waren. Jeder der Würfel war von einem schmutzigen Grün wie vertrocknetes Moos. Kinder tobten auf ihnen herum, erklommen sie und hüpften von ganz oben auf blaue Sportmatten hinunter.

»Mina, sag ›Hallo‹«, forderte mich meine Mutter auf.

Mein Blick wanderte zu den Tischen, an denen gebastelt und gemalt wurde. Zwei Zeitvertreibe, die ich nicht allzu sehr schätzte, da meine Feinmotorik zu wünschen übrig ließ. Die Erzieherin nahm meine Hand, die sich automatisch zum Gruß gehoben hatte.

»Das freut mich aber, dass du uns einmal besuchen kommst«, hörte ich sie sagen und schluckte trocken. Die vielen Stimmen der spielenden Kinder nahmen mir den Atem, und ich drückte mich Schutz suchend an Mamas Bein, um nicht buchstäblich umgehauen zu werden.

»Wie alt bist du eigentlich?«, fragte die Frau und ging vor mir in die Hocke. Ich hielt ihr vier Finger entgegen. Der fünfte zuckte kurz, weil ich so ziemlich genau viereinhalb Jahre alt war.

»Dann bist du ja schon ein großes Mädchen. Toll!«, meinte die Fremde. Jetzt rannten zwei Mädels dicht an mir vorbei und verschwanden in einer Puppenecke. Ich verrenkte mir den Hals nach ihnen.

»Ja, Wilhelmina möchte jetzt gern in den Kindergarten und andere Kinder kennenlernen. Stimmt's, Minchen?«, fragte mich meine Mutter und löste meine verkrampften Finger von ihrer Hose.

»Ich hab einen Bruder bekommen«, erklärte ich der Frau plötzlich. Im Flüsterton natürlich. Meine Mutter hatte sofort ein schlechtes Gewissen, weil sie dachte, ich würde meine Abschiebung in den
Kindergarten unmittelbar mit Henrys Geburt in Zusammenhang
bringen.

»Das ist doch schön«, antwortete die Frau. Ich zuckte die
Achseln. So toll war das nämlich gar nicht. Zum einen hatte ich
mir eine ältere Schwester gewünscht – der Grund, warum das nicht
möglich sein sollte, entzog sich meiner Auffassungsgabe –, und zum
anderen war der kleine Bruder unheimlich laut. Meine Mutter hatte
kaum noch Zeit fürs Geschichtenvorlesen, und Papa ging immer
öfter arbeiten. Zumindest gefühlt.

»Wie heißt denn dein Brüderchen?«, wollte die Frau wissen.

»Nervensäge«, antwortete ich und lächelte schüchtern.

»Oh, du bist ja ganz schön gewitzt«, stellte die Erzieherin fest
und lächelte zurück.

Ich zuckte zusammen, als ein Junge einen Stuhl umstieß, der
krachend zu Boden ging.

»Wollen wir ein bisschen spielen gehen?«, fragte die Erzieherin.

Ich schüttelte den Kopf und antwortete: »Nein, danke.« Ich
war schon immer recht höflich gewesen und hatte die Dreiwortsätze
eigentlich längst hinter mir gelassen. Aber je länger ich in diesem
Raum war, umso mehr schien es, als würde meine Entwicklung
rückwärts laufen.

Meine Mutter zog mir die Jacke aus. Ich war wie eine Puppe
und ließ alles mit mir machen, während mein Blick hin und her
jagte und immer unruhiger wurde. Der Geruch von Pfefferminze
und etwas Säuerlichem drang mir in die Nase. Gleichzeitig nahm
ich wahr, dass die Luft in diesem Raum warm und trocken meine
Schleimhäute reizte.

Als ich meine Schildkröten-Hausschuhe an den Füßen hatte
und an den Basteltisch geführt wurde, war noch alles gerade so gut.
Ich wurde auf einen Stuhl gesetzt und mit Knete beruhigt. Knete
fand ich schon immer ziemlich toll, also klappte es eine ganze Weile,
während der sich meine Mutter mit der Erzieherin unterhielt.

»Wilhelmina ist ein schüchternes Kind. Es wäre schön, wenn Sie sie langsam an die anderen Kinder heranführen könnten. Sie zieht sich schnell in ihr Schneckenhaus zurück«, warnte meine Mutter.

»Machen Sie sich keine Sorgen, Frau Jensch. Sie ist hier gut aufgehoben. Sie werden sehen, wenn Sie zurück sind, wird Wilhelmina gar nicht mehr wegwollen. So ist es mit allen Kindern«, beruhigte die junge Erzieherin.

Da hatte sie nicht mit mir gerechnet.

Tatsächlich konzentrierte ich mich zunächst so intensiv auf meine Knete, dass ich kaum wahrnahm, wie meine Mama mich an diesem Ort einfach zurückließ. Ich manschte, knetete Blumen und Tiere. Währenddessen verhakte ich meine Beine mit den Stuhlbeinen, um die Unruhe, die der permanente Geräuschpegel in mir auslöste, zu ertragen. Plötzlich tauchte das Gesicht eines Jungen in meinem Sichtfeld auf. Viel zu schnell, meines Erachtens nach.

»Gib mal Rot«, forderte er barsch und spuckte beim Lispeln auf meine Hand.

Ich wischte sie angeekelt an meiner Hose ab und starrte den schwarzhaarigen Kerl mit Zahnlücke stumm an. Ich hatte nicht verstanden, was er von mir wollte. Mein Hirn weigerte sich aufgrund des Lärmes, die Worte in einen sinnvollen Zusammenhang zu setzen. Der Rüpel wurde ungeduldig und nahm mir die rote Knete einfach weg. Ungerührt quatschte er auf mich ein, doch ich war so geschockt, dass ich nur noch seine Lippenbewegungen wahrnahm. Und den Brei an Tönen, der über den anderen Krach hinweg zu mir durchdrang.

Ich stand auf. Mein Stuhl machte quietschende Geräusche auf dem Boden, als ich flüchtete. Hektisch sah ich mich nach meiner Mutter um, doch sie war nirgends zu entdecken. Die Erzieherin half gerade einem Kind, das vom Klo kam, die Hose zu schließen. Mein Herz begann, in meiner Brust zu poltern.

»Willst du mein Kind sein?«, fragte mich ein Mädchen mit braunen Locken, während es mich am Ärmel zupfte. Von wo war das denn plötzlich aufgetaucht? »Ich bin die Mutter und du das Kind. Und das Baby hab ich, ja?«, erklärte sie und schaukelte eine Babypuppe vor ihrem Bauch. Das Mädchen hatte sich eine viel zu große Schürze umgebunden und eine komische Mütze auf den Kopf gesetzt.

»Du musst machen, was ich dir sage. Eben weil du mein Kind bist«, forderte sie noch mal und manövrierte mich mit leichtem Druck auf meinen Oberarm in die Puppenküche. »Ich bin Maike. Und du?« Ich setzte mich in die Ecke neben ein Puppenbett.

»Argh, nicht dahin. Das ist die Wickelecke«, meckerte Maike und zog mich wieder auf die Beine. In diesem Moment kreischte ein anderes Mädchen in der Nähe der Kletterpyramide auf. Mit Entsetzen beobachtete ich, wie ein Junge dem Mädchen so kräftig an den Haaren riss, dass ihr Kopf in den Nacken ruckte und sie zu Boden stürzte. Mein Magen zog sich zusammen. Das Mädchen heulte laut auf. Und ich gleich mit. Eine andere Erzieherin, die ich bis dahin noch gar nicht bemerkt hatte, schaltete sich ein und tröstete das weinende Kind. Außerdem schimpfte sie mit dem Haare ziehenden Teufel, der daraufhin ebenfalls zu heulen begann.

Ich holte tief Luft und schrie, so laut es ging, als gelte es, alles andere hier im Kindergarten zu übertönen. Maike ließ ihre Puppe fallen und starrte mich entsetzt an.

»Wilhelmina, was hast du denn, du kleine Maus.« Es war die Frau, die mich hier begrüßt hatte.

»Mama!«, heulte ich. Maikes Augen wurden immer größer.

»Deine Mutter kommt bald wieder. Hast du dir wehgetan?«, fragte die Erzieherin erschrocken und sah mich prüfend an.

Und wie! Der ganze Ort verursachte mir körperliche Schmerzen. Maike deutete ein Schulterzucken an, als sie den Blick der Frau auffing.

Selbst als die Erzieherin mich auf ihren Arm nahm und mich lange wie ein Baby hin und her trug, konnte ich mich nicht beruhigen. Irgendwann gab sie auf, und ich verbrachte die nächste Stunde heulend unter dem Basteltisch. Als meine Mutter endlich, endlich eintraf, glaubte ich, der Hölle entronnen zu sein. Doch Pustekuchen, noch während sie mir in die Jacke half, vereinbarte sie mit der Erzieherin, dass ich am nächsten Tag wiederkommen sollte.

Für die nächsten Tage und Wochen blieb es dabei: Meine Mutter lieferte mich morgens im Kindergarten ab, nicht ohne mir das Versprechen abzuringen, mir heute ein wenig Mühe zu geben und zu versuchen, mit den anderen Kindern zu spielen. Denn: »Das macht doch Spaß, Minchen.« Jedes Mal winkte ich tapfer, wenn sie ging. Und jedes Mal holte sie mich schreiend und in Tränen aufgelöst wieder ab. Stunden, bevor der Kindergarten schloss. Der reinste Horror, sage ich euch.

Nachdem mein reflexartiger Widerstand mit allen Mitteln nicht gebrochen werden konnte, beurlaubte meine Mutter mich irgendwann völlig entnervt vom Kindergarten. Mit der Folge, dass ich nicht ausreichend sozialisiert – oder anders ausgedrückt, nicht ausreichend kampferprobt – für die erste Klasse war. Gar nicht gut!

All das ging mir durch den Kopf, als Louisa und ich an ihrem ersten Tag den Kindergarten betraten, und sofort regte sich leichte Panik in mir. Ich nahm meiner Tochter ihre rot getupfte Tasche ab und presste sie fest an meine Brust, als erwarte ich, dass jemand sie mir entreißen könnte. Irgendein wild gewordenes Kind vielleicht, das gerade Cowboy und Indianer spielt.

Manu, Louisas Erzieherin, war einfach toll. Sie spürte meine Anspannung und schaffte es, die Situation sofort zu entschärfen, indem sie Louisa in ein Frage-Antwort-Spiel verwickelte. Es dauerte nur wenige Minuten, bis meine Kleine sich ganz selbstbewusst von mir verabschiedete und Manu in den Gruppenraum folgte.

Ich machte, dass ich hinaus an die frische Luft kam. Beim Auto angekommen bemerkte ich, dass ich Louisas Tasche noch immer in der Hand hielt, und ich brachte sie zurück.

Zu Hause stellte ich mir drei Wecker, um Louisa bloß nicht zu spät abzuholen. Einen, der ankündigte, dass ich mich anziehen musste, einen, der mir sagte, dass ich losfahren sollte, und den letzten, falls mir in dieser Phase irgendwas dazwischenfunkte und mich von meinem Vorhaben abhielt.

Meine Gedanken waren an diesem Tag wie Federn im Wind. Immer wieder musste ich an meine Kindheit denken und daran, dass ich so anders war als andere. Oder eher, mich so anders fühlte.

Etwa ein Jahr nach dem Kindergartentrauma hatte ich die furchtbaren Tage halbwegs verdaut und bekam wieder Lust auf andere Artgenossen, die nicht mein zweijähriger nerviger Bruder Henry waren (zu diesem wundersamen Typen kommen wir später noch genauer).

»Minchen, nimmst du Henry mit in den Garten?«, fragte meine Mutter damals eines schönen Tages, als ich gerade nach draußen wollte. Leise zog ich die Tür hinter mir ins Schloss und tat so, als hätte ich sie nicht gehört. *Bloß schnell weg*, dachte ich mir, sonst würde ich den Garten für heute nicht mehr verlassen und dem unentwegten Gebrabbel des Zwerges ausgesetzt sein. Er bekam immer noch keine anständigen Dreiwortsätze hin und verschaffte sich durch Lautstärke und Beharrlichkeit Gehör. Ganz ehrlich, das überforderte mich ziemlich. So konnte ich meinen eigenen Gedanken ja kaum zuhören. Außerdem musste ich ständig übersetzen, wenn wir auf Leute trafen, die Henry mit seinem Kauderwelsch zutextete. Und ich hatte gerade erst ein sehr anstrengendes Zimmeraufräumen mit meiner Mutter hinter mir und wirklich keine Nerven für die Pflichten einer großen Schwester.

Ich schlich ums Haus, hinüber zur Zuwegung und wagte mich auf die Schotterstraße. Dort suchte ich zunächst, wie gewohnt den Blick nach unten gerichtet, nach schönen Steinen und gebrannten bunten Glasscherben, die ich sammelte wie andere Leute Briefmarken. Mein halbes Regal war bereits voll mit den hübschen Schätzen. Jahre später sollte sich herausstellen, dass der ganze Weg und der Schotter mit Toxinen und Schwermetallen nur so verseucht waren. Ein Wunder also, dass mir in der Zwischenzeit kein zweiter Kopf gewachsen ist.

»Ein blauer Stein, ich hab einen blauen gesehen. Du liebst doch Blau«, sagte meine imaginäre Freundin Kessy mit den roten Locken und der Schweinenase und stupste mich zaghaft an. Wir kannten uns schon eine Ewigkeit. Sie war irgendwann aufgetaucht, als ich mal wieder nicht einschlafen konnte, und freundete sich mit mir an. Ich mochte sie und ihre Ideen auf Anhieb. Und Kessy war nicht so laut wie die Kinder im Kindergarten.

»Wo?«, fragte ich und bückte mich weiter hinunter. Es hätte nur noch die Sherlock-Holmes-Lupe gefehlt, als ich da so hoch konzentriert auf dem Boden herumsuchte. Blau war wirklich meine absolute

Lieblingsfarbe. Der Himmel war blau und weit, das Meer war blau und tief genau wie meine Augen.

»Dort, du Blindfisch«, mischte sich Cesar Hasenohr ein, hoppelte voraus und versperrte mir mit voller Absicht den Weg. Er musste mich immer herausfordern, dieser Schuft. Cesar hatte eine verblüffende Ähnlichkeit mit Bugs Bunny von den *Looney Tunes*, die ich bei Oma immer gucken durfte, er war bloß dicker. Eigentlich wohnte er bei meiner Oma im Garten. Dort hatten wir uns zumindest das erste Mal getroffen und allerlei Unsinn ausgeheckt, wie zum Beispiel das Kürbis-Versenkspiel im alten Graben. Vor der Abreise wurde Cesar mitsamt dem Gepäck aus Versehen ins Auto verfrachtet, ohne dass es jemand merkte. Und dann war es zu spät. Der Wagen fuhr. Die Hälfte der Strecke beschwerte Cesar sich lauthals bei mir, doch meine Eltern weigerten sich schlicht, wegen eines unsichtbaren Hasen umzukehren. So musste er zwangsläufig bei mir einziehen.

»Mach keinen Quatsch«, mahnte ich ihn und umrundete den fetten Hasen. Kessy stand daneben und verschränkte die Arme vor der Brust.

»Ich sag's dir, mit dem im Schlepptau finden wir heute keine Schätze«, meinte sie abfällig und sah sich um. Sie war immer etwas eifersüchtig auf meinen frechen Hasenfreund, der ihr gern mit seiner lauten Art die Show stahl. »Und du weißt, was passiert, wenn er mit seinem Lärm die Schwarze Hand aus der Erde lockt«, warnte sie, und ich nickte beunruhigt.

Wir hatten uns diese Bedrohung ausgedacht, damit wir nicht zu viel Aufmerksamkeit auf uns zogen. Es war nicht immer lustig, die Streiche der beiden Unsichtbaren vor anderen erklären zu müssen.

In dem Augenblick fand ich einen roten Stein, der funkelte wie ein Rubin, und steckte ihn in meine Hosentasche.

»Da könntest du recht haben«, flüsterte ich Kessy zu, als ich sah, wie Cesar die besten Steine zu verstecken begann wie ein Osterhase und dabei aus voller Kehle *Frère Jacques* sang. Ich ging vor einem aufgehäuften Schotterberg vor Frau Neumanns Garten auf die Knie. Hier lagen tatsächlich viele dieser bunten Steine von zu Schutt recyceltem Glas inmitten des grauen Schotters. Kurz dachte ich, die Erde unter mir würde sich bewegen. Ein kleiner Stoß ging durch meinen Körper.

»Denk dran, nur in die Jackentaschen stecken, hat deine Mama gesagt. Sonst geht die Waschmaschine wieder kaputt«, erinnerte mich Kessy. Mama war wirklich verärgert gewesen, als einer meiner Schätze übersehen worden war und seinen Weg in die Trommel der Maschine gefunden hatte. Dagegen war die Schwarze Hand aus dem Erdreich, die alles greifen und mit sich zerren konnte, gar nichts.

»Guck mal, das ist ein Stein aus der Smaragdstadt von Oz, das wette ich«, jubilierte ich und hielt einen besonders schönen in die Sonne.

»Guten Morgen, Wilhelmina«, begrüßte mich plötzlich die alte Frau Neumann mit ihrer rauen Stimme. Ich fuhr vor Schreck zusammen und verlor den grünen Stein.

»Wie blöd«, grunzte Kessy. »Der hätte uns bestimmt noch mal gute Dienste erwiesen. Als Tausch, falls die Hand einen von uns erwischt und nicht wieder hergeben will.«

»Na, mit wem redest du denn da?«, wollte Frau Neumann wissen, während sie sich ihr Kopftuch neu um ihr graues Haar band. Es war rot und geblümt, und ich versuchte, den Schnörkeln der verzweigten Ranken der Blumen zu folgen, bis ich bemerkte, dass mich Frau Neumann stirnrunzelnd ansah.

»Mit meinen Freunden«, erklärte ich schnell. Plötzlich war ich mit Unruhe angefüllt.

»Aber du bist doch ganz allein hier«, meinte die alte Dame und sah dabei irgendwie erheitert aus.

»Sie ist nicht nur alt, sie braucht auch eine Brille«, warf Cesar ein und schüttelte seine langen Löffel. Danach lehnte er sich an Frau Neumanns Jägerzaun und biss ganz hasenmäßig in eine Möhre, die er aus seiner Jackentasche gezaubert hatte.

»Solltest du nicht lieber mit dem Nachbarsmädchen spielen? Mit der Nicole?«, fragte Frau Neumann und deutete auf ein Haus am Ende der Einliegerstraße.

Ja, das wäre eine tolle Sache. Nur müsste ich dafür an der Haustür klingeln und möglicherweise auch noch bei ihrer

Mutter nach der Siebenjährigen fragen. Und während der ganzen Mission das Bibbern und Zähneklappern mühevoll unterdrücken. Ich wusste nie genau, wovor ich mich mehr fürchtete, vor Nicoles Cocker Spaniel oder ihrer immer missgelaunten Mutter? Die Stimmungen anderer schwappten meist direkt auf mich über, und die Gefühlslagen von Nicoles Mutter waren mir sehr unangenehm.

»Ich warte einfach, bis sie rauskommt«, erklärte ich der Nachbarin und wühlte mit den Fingern weiter im Schotter. Irgendwo musste der Smaragd ja schließlich liegen.

»Ach, seid ihr schon verabredet?«, hakte Frau Neumann nach.

»Ja«, antwortete ich knapp und steckte eine gelbe Scherbe in meine Jackentasche, wie Kessy es verlangt hatte.

»Hey, du lügst ja«, stellte diese auch gleich fest und sah mich vorwurfsvoll von der Seite her an.

»Sei ruhig«, forderte ich leise, damit Kessy mich nicht verriet. Ein Beben erschütterte den Boden, und ich wankte leicht. Kessys Mund formte ein oh-oh.

»Was hast du gesagt?«, fragte mich Frau Neumann und zog ihre buschigen Augenbrauen ärgerlich zusammen.

»Ich muss noch ein paar Steine finden«, erklärte ich weiter und verkniff mir gerade noch den Hinweis, dass es womöglich gleich ein Unglück gab.

»Wieso soll ich denn dann ruhig sein, bitte?« Frau Neumann stemmte ihre Arme in ihre schlanke Taille. Meine Ohren begannen zu glühen. »Mädchen, du solltest nicht in dem Schotter wühlen. Du könntest dir wehtun.« Jetzt klang sie besorgt.

»Ich mach das immer so«, ließ ich die gute Frau ungerührt wissen, in der Hoffnung, dass sie mich endlich in Ruhe ließ.

»Ja, genau. Minchen macht das immer und hat sich erst zweimal geschnitten«, unterstützte mich Cesar und mümmelte weiter an seiner Möhre. Ich fand seine Einmischung kontraproduktiv, doch glücklicherweise war Frau Neumann nicht nur blind, sondern auch taub, was meine Freunde anging.

»Herr Neumann möchte aber nicht, dass du den Haufen so weit auseinandertrittst, Wilhelmina«, erinnerte mich Frau Neumann ernst. »Fahr doch lieber ein bisschen Fahrrad.«

»Ja, gute Idee«, jauchzte Schweinenase Kessy und klatschte in die Hände. »Dann sind wir schneller weg, falls die Schwarze Hand nach uns greift.«

»Ich weiß nicht so recht«, sagte ich zögerlich und schaute zu meinem neuen knallroten Rad, das an unserem Garagentor lehnte. Seit ein paar Monaten fuhr ich ohne Stützräder.

»Es musste ja mal so weit kommen«, hatte Cesar gesagt, nachdem mich das Nachbarsmädchen Nicole ausgelacht hatte, weil ich ja schon fast sechs war. Ich war ja schließlich kein Baby mehr. Auch wenn ich keine Schnürsenkel binden konnte. Jedes Mal, wenn ich es probierte, langweilten mich meine Misserfolge so schnell, dass ich lieber mit offenen Schuhen durch die Gegend zog, als nur noch eine Sekunde damit zu verschwenden, es zu üben. Außerdem, wozu gab es Klettverschlüsse?

Dann passierte es. Der Boden tat sich direkt vor dem frechen Hasen auf, und die langen, schwarzen, schwieligen Finger der Hand bekamen seinen Fuß zu fassen. Cesar zappelte panisch und wurde schwuppdiwupp in den Schotterhaufen gezogen. Wie ein Meer aus Steinen und Scherbenwellen schlug die graue Masse über meinem Freund zusammen. Ich schrie so unvermittelt auf, dass Frau Neumann vor Schreck zurücktaumelte und fast über einen schlecht platzierten Blumentopf stolperte.

»Um Gottes willen, was ist denn mit dir?!«, fragte sie schrill und griff sich ans Herz.

»Die Hand, sie ist da! Rette sich, wer kann!«, brüllte ich ihr zu, schnappte Kessy und setzte mich in Bewegung. Adrenalin strömte durch meinen Körper, und ich lief wie am Spieß kreischend umher, bis Kessy meinte, dass wir sicher seien.

Minuten später, ich hatte das Problem mit dem entführten Hasen durch geschickte Verhandlungen mit der Schwarzen Hand, die ziemlich scharf auf Murmeln war, aus der Welt geschafft, widmete ich mich tatsächlich meinem Fahrrad.

Ich fühlte mich mutig und frei, als ich den Weg hinauf und wieder hinab fuhr. Ich war ziemlich stolz auf mich, dass ich die Kurven so super hinbekam, und machte möglichst viel Krach, wenn ich an Nicoles Haus vorbeifuhr, in der Hoffnung, sie würde zum Spielen herauskommen. Die Frühjahrsluft war wundervoll und kühlte mein überhitztes Gesicht. Und als ich den ersten Schmetterling in diesem Jahr entdeckte, der vor mir durch die Luft flatterte, war ich mehr als begeistert. Ich sah ihm fasziniert nach. Er war gelb – ein Zitronenfalter, wie Mama mir erklärt hatte – und flog nur eine Armlänge von mir entfernt in den blauen Himmel hinein. Als ich ihm nachsah, verrenkte ich mir beinahe den Hals und bretterte ungebremst in Frau Neumanns Jägerzaun. Cesar und Kessy standen fassungslos daneben und schlugen die Hände über dem Kopf zusammen. Die Narbe über meiner Oberlippe habe ich heute noch.

Etwas Geheule und ein Pflaster später saß ich im Vorgarten und musste nun doch auf meinen Bruder aufpassen. Was für ein Tag!

»Da«, sagte er und schüttete mir Sand auf meine Lackschuhe, die ich so liebte.

»Argh, hör auf damit, Henry«, forderte ich ernst und sortierte vorsichtig meine Glassteine neben mir auf der Terrasse.

»Da«, wiederholte er und klopfte jetzt mit seiner doofen Schaufel auf meine Hose. Sein Fuß stellte sich ausgerechnet auf meinen Lieblingsstein. Vorsichtig schob ich ihn zur Seite, darauf bedacht, dass der Kleine nicht stürzte. Denn er war motorisch ähnlich unterbegabt wie ich. Eilig versuchte ich, meine Steine in Sicherheit vor seinen Griffeln zu bringen. Gar nicht so einfach, wenn man keine fünf Hände hat. Endlich wackelte er mit seinem Windelhintern davon. Aber nicht ohne mir einen Stein zu klauen. Ich rang um Fassung. Ein dicker Kloß saß mir bereits im Hals.

Aus der Ferne hörte ich den Postboten in die Straße einbiegen. Unser Hund erkannte das auch und begann, Rabatz zu machen.

»Hast du Briefmarken?«, fragte Cesar plötzlich neben mir und zog sich seine Latzhose höher. Das machte er immer, wenn er etwas plante.

»Nein, wieso?«, fragte ich leise zurück, wischte mir eine kleine Träne aus dem Augenwinkel und beobachtete meinen Bruder, wie er hektisch umherlief. Jetzt stopfte er seine Kuscheldecke in einen riesigen Pappkarton, in dem meine Mutter letzte Woche eine Warenlieferung erhalten hatte. Der Karton kippte unter dem Ginsterbusch auf die Seite, und Henry krabbelte hinein.

»Na ja, der Postbote kommt«, meinte Cesar und machte ein vielsagendes Hasengesicht.

»Ui! Mordsidee! Wir verschicken deinen Bruder nach Timbuktu. Das ist weit weg«, freute sich Kessy. »Da gibt es laut Onkel Andreas sogar Elefantenwaschanlagen.«

Ich hatte lange überlegt, wie das wohl genau aussehen mochte. Die riesigen Tiere mit wedelnden Ohren, wie sie durch eine Waschanlage spazierten und eingeschäumt wurden.

»Meint ihr wirklich? Ist so eine Reise nicht anstrengend für ein Fast-noch-Baby?«, fragte ich vorsichtig, räumte meine verbliebenen Edelsteine in einen Jutebeutel und legte sie auf ein Regal mit Blumentöpfen, außer Reichweite meines Bruders.

»Papperlapapp. Ich schätze, der Flug mit dem Storch war ungemütlicher«, meinte Kessy bestimmt und begann, an mir zu zerren, damit ich ihr folgte.

Mit einem ganzen Streifen Briefmarken und Klebeband kamen wir zurück und liefen flott zum Karton. Henry saß auf dem Rand der Pappe und war regelrecht entzückt, dass ich mit ihm spielen wollte. Ich zögerte.

»Kneifen gilt nicht, Minchen«, maulte Kessy-Schweinenase und warf das Klebeband nach mir.

»Hey, ich kneife nicht«, beschwerte ich mich und nagte unsicher an meiner Unterlippe. Sollte ich wirklich? Es war ein großer Schritt, ein Paket ohne Mamas Wissen aufzugeben.

»Henry, halt mal ganz still, ja?«, sagte ich schließlich zu meinem Bruder. Er hockte auf seinem Windelhintern, der schon wieder einen betörenden Geruch verströmte, und schaukelte von einer zur anderen Seite. Das nannte er stillhalten. Stiller ging bei ihm einfach nicht. Seine wasserblauen Augen sahen mich gespannt an. Irgendwie war er ja schon manchmal niedlich.

»Nana, bielen?«, fragte er. Nana war ich. Mein Name war ihm zu kompliziert, deshalb diese komische Abwandlung von »Mama«.

»Und ob wir spielen«, sagte ich und klebte alle Briefmarken auf einmal auf den Deckel oberhalb seines Kopfes.

»So, sag ihm Lebewohl, dem Nervzwerg«, forderte Kessy grinsend. Cesar machte eine beeindruckte Geste. Hätte er wohl nicht gedacht, dass ich das wirklich durchzog.

»Jetzt zieh mal den Kopf ein, Henry«, kommandierte ich und hievte den Karton richtig herum. Henry purzelte dabei auf den Rücken, protestierte einmal und rappelte sich wieder auf. Seine weißblonden Locken standen ihm zu Berge. Jetzt versuchte er, sich am Rand hochzuziehen und fiel dabei immer wieder auf den Windelhintern.

»Ich wette, er presst gerade sein Aa zu einem Pfannkuchen zusammen«, sinnierte Kessy. Ich rümpfte bei dem Gedanken die Nase. Ich war zu oft dabei gewesen, wenn Mama ihm die Windel gewechselt hatte. Papa hatte schon mal fast vor den Windeleimer gekotzt bei dem Anblick, der sich ihm bot. Mama meinte aber, bei mir sei es auch nicht viel besser gewesen. Unseren Hund schien der Geruch seltsamerweise gar nicht zu stören. Der hatte sogar mal eine von Henrys Windeln aus dem Eimer gefischt und gefressen.

»Nimm es mir nicht übel, kleiner Bruder. Aber es ist Zeit für dich, eine Weile zu verschwinden«, erklärte ich Henry in dem Plauderton, den er so mochte. Der laut schnurrende Dieselmotor des Postwagens kam näher, und ich musste mich beeilen. Das Gekläff von unserem Pudel schwoll an, und ich hatte Mühe, neben Henrys Gequake zu überlegen, wie man den Karton faltete, damit er wirklich zu war.

»Beeil dich mal«, sagte Cesar und setzte sich erwartungsvoll neben den Karton ins Gras.

»Du bist ja witzig«, antwortete ich und wurde hektisch.

»Nana, da!«, beschwerte sich Henry, als ich seinen Kopf nach unten drückte, um den Karton zu schließen. Sein »da« konnte so ziemlich alles bedeuten. Es kam immer auf den Tonfall an. Dieses »da« war eindeutig eine missbilligende Frage mit einem Hauch Vorwurf gewesen.

»Weißt du, ich mag dich ja. Du bist ganz nett. Und wenn du schläfst, bist du wirklich süß. Aber seitdem du bei uns eingezogen bist, läuft einiges aus dem Ruder, musst du wissen«, verteidigte ich mein Vorhaben, ihn per Luftpost zu verschicken. »Es ist nicht nur so, dass Mama keine Zeit mehr hat und mir keine Gutenachtgeschichten mehr vorliest. Immerhin bist du schuld daran, dass sie ins Krankenhaus musste«, erinnerte ich ihn an den Treppensturz meiner Mutter vor drei Wochen, als sie im Halbschlaf falsch abgebogen war, weil Henry mal wieder in der Nacht geplärrt hatte. Für sein Alter hielt Henry das ganze Haus nämlich erstaunlich oft wach. Mama betonte immer wieder, wie pflegeleicht ich dagegen gewesen war und wie schnell ich als Kleinkind durchgeschlafen hatte. Mittlerweile schien es so, als würde Henry die gesamte Kraft meiner Eltern absorbieren, und ich hatte ernsthaft das Gefühl, dass sie mich gar nicht mehr sahen.

Jetzt fing Henry an zu quengeln und verzog das Gesicht.

»Komm schon, wer wird denn da gleich weinen«, säuselte ich ihm zu. »Ich schicke dich ja nicht zum Mond«, tröstete ich und drückte ihm einen letzten ermunternden Kuss auf die Wange. »Wenn du größer bist, kannst du ja wieder zurückkommen, ja?«

Er antwortete »Da?«, und ich presste den Deckel mit Kraft zu. Leider war das Klebeband ganz schön weit weg. Kessy und Cesar standen nur unbeteiligt am Rande des Geschehens und guckten zu, während ich danach angelte.

»Vielleicht sollten wir das Ganze vergessen und Henry hierbehalten. Wer weiß, wozu er noch mal gut sein wird«, überlegte ich laut und sah meine Freunde zweifelnd an. Eine gefühlte Ewigkeit tauschten Kessy und Cesar Blicke aus.

»Bist du verrückt? Du ziehst das jetzt besser durch. Das ist *die* Gelegenheit«, stachelte Kessy mich ein weiteres Mal an, und ich drückte den Deckel mit etwas mehr Elan nach unten als gut für Henry war.

»Ich glaube, es gibt ein Problem«, meinte Cesar noch und deutete besorgt zum Haus. Der Postbote steckte gerade die Zeitung in den Briefkasten und versuchte, genügend Abstand zum Zaun und unserem verrückten Hund zu halten, der wie bekloppt daran hochsprang. Gott, war das alles laut hier.

Ich nahm meinen ganzen Mut zusammen. Ich hasste es, fast fremde Leute anzusprechen, und der Postbote, obwohl er weiß Gott wie lange schon die Briefe brachte, gehörte in diese Kategorie.

»Nicht wegfahren, hier ist noch ein Paket«, rief ich dem Mann schrill zu. Das durfte jetzt nicht schiefgehen!

Die Redewendung »Es rappelt im Karton« bekam für mich eine ganz neue Bedeutung, als Henry nun begann, wie am Spieß zu schreien und um sich zu treten. Alarmiert stürmte meine Mutter aus dem Haus.

»Wilhelmina!«, brüllte sie. Ich zuckte zusammen, Henry schoss nach oben und drückte den Karton auf. Durch die Wucht landete ich auf dem Hintern, direkt neben Kessy, die aufgeregt grunzte.

»Was zum Teufel machst du da?« Mama war mordsschnell bei mir und hob meinen Rotz und Wasser heulenden Bruder auf ihren Arm.

»Ich wollte nicht, dass er weint«, krächzte ich.

»Das wird ein Nachspiel haben«, schimpfte sie, und mein Magen zog sich schmerzlich zusammen.

»Es tut mir leid«, sagte ich. Und das tat es wirklich. Erst jetzt wurde mir Henrys Panik so richtig bewusst. »Es war gar nicht meine Idee«, fügte ich an und sah wütend zu Kessy und Cesar, die sich urplötzlich in Luft auflösten. Diese Verräter!

Der Postbote hingegen sah ziemlich vergnügt aus, wie er da so vor dem Zaun stand und grinste. »Das muss ich meiner Frau erzählen«, meinte er und fragte dann: »Und Sie haben nichts mehr aufzugeben?« Er zwinkerte mir zu.

Ich war verwirrt. Mama wiegte Henry wie ein Baby, während der in eine vorwurfsvolle Dadada-Tirade verfiel.

»Nein, Sie können Ihre Tour gern fortsetzen«, antwortete meine Mutter mit strengem Blick zu mir. Himmel, Arsch und Zwirn, die war wirklich sauer. Aber kein Wunder, dass sie schlechte Nerven hatte, wenn sie dank Henry so wenig schlief.

»Mama, soll ich dir helfen?«, fragte ich unschuldig, als sie begann, das Klebeband und einige Spielsachen mit Henry auf dem Arm aufzulesen.

»Nein, danke. Du hast deinem Bruder Angst gemacht.« Sie schubste mich leicht zur Seite, als sie den Buggy von Henry holte. Der Boden unter meinen Füßen begann zu wanken, wie er es immer tat, wenn ich jemanden tief enttäuscht hatte. Oder zumindest das Gefühl hatte.

Henry beruhigte sich langsam und zappelte auf Mamas Arm herum. Er ertrug es nicht, lange festgehalten zu werden, und musste sich wieder bewegen. Mama seufzte und versuchte erst gar nicht, ihn in den Buggy zu setzen.

»Na gut, dann anders«, sagte sie und kommandierte: »Alle beide rein jetzt. Sofort.«

Ich gehorchte augenblicklich, Henry dagegen wollte in den Garten flüchten und wurde eilig in den Hausflur gesetzt.

Nach einer Stunde Mittagsschlaf in der leeren Badewanne, in die ich mich in Stresssituationen und mit Schuldgefühlen im Gepäck gern zurückzog, ging ich zum Haus meiner Freundin Nicole. Ich hatte mir fest vorgenommen, mutig zu sein und auch zu klingeln. Als meine imaginären Freunde Kessy und Cesar mich am Gartentor zum zweiten Mal am selben Tag im Stich ließen, fühlte ich dieses ungute Summen im Bauch. Viel zu hart schlug ich auf die Klingel, weil ich befürchtete, es in spätestens zwei Sekunden nicht mehr zu wagen.

Nach einer Weile, in der ich die ganze Zeit kleine Schritte rückwärts tat, um mich selbst zu bescheißen, öffnete sich die Tür.

»Hallo, Wilhelmina«, hörte ich Nicoles Mutter mich über mein Zähneklappern hinweg begrüßen. Sie hatte ihre Haare zu diesem strengen Dutt zusammengebunden, der mich unweigerlich an Fräulein Rottenmeier aus *Heidi* erinnerte. Ich antwortete nicht und versuchte stattdessen, das lästige Bibbern unter Kontrolle zu bringen.

»Möchtest du reinkommen?«, fragte sie mich bemüht nett. Ich nickte. Blieb aber stehen. Sie guckte mich komisch an. »Willst du mit Nicole spielen?«, hakte sie nach und schwang die Tür weiter auf. Ich nickte wieder. Mein Blick saugte sich an dem Klingelschild in Drachenform fest. Eine der getöpferten Schuppen stand ungleichmäßig ab und sah aus, als würde sie jeden Moment abfallen.

»Sag mal, ist dir kalt?«, fragte sie. Ich hatte keine Ahnung. War mir kalt? »Du musst schon sagen, was du möchtest«, meinte die Frau jetzt leicht genervt, weil ich immer noch wie ein Ölgötze in ihrem Vorgarten stand. Irgendwann drehte sie sich um, schob den hechelnden Cocker mit dem Fuß zur Seite und rief die Treppe hinauf: »Nicole, deine stumme Freundin ist hier. Ich glaube, die will, dass du rauskommst.« Es polterte, Nicole kam die Treppe hinunter gesprintet.

Ich erwachte aus meiner Starre und trat einen vorsichtigen Schritt näher. »Wollen wir Radfahren?«, fragte ich schüchtern und blinzelte, wie ich es oft aus Nervosität machte. Man konnte mir nicht nachsagen, dass ich nicht auf eine gewisse Weise todesmutig war.

»Okay«, antwortete meine ein Jahr ältere Freundin und schwang sich bewundernswert sicher über das Treppengeländer.

»Willst du reinkommen oder möchtest du draußen warten, Wilhelmina?«, fragte Nicoles Mutter ein weiteres Mal. »Es wird nämlich langsam kalt im Haus.«

Ich tat wortlos den Schritt über die Türschwelle und beobachtete Nicole dabei, wie sie die Schnürsenkel ihrer Schuhe mühelos zu einer Schleife band. Toll, wirklich geschickt.

»Was hast du denn an deiner Lippe gemacht?«, fragte Nicole, während sie ihre Jacke anzog.

»Es gab einen kleinen Unfall. Ich bin gestürzt«, gab ich zu. Wie jedes Mal, wenn ich mir wehgetan hatte, grinste Nicole als Reaktion viel zu breit. Das machte etwas mit mir. Es tat mir weh, wenn jemand mitleidlos mit mir umging.

»Komm, lass uns los«, sagte Nicole und zog mich mit nach draußen. Mit wenigen Schritten war sie bei ihrem Fahrrad und fuhr bereits los, während ich noch mit der Schwerkraft kämpfte. Es dauerte eine Weile, bis ich sie eingeholt hatte und wir das Dorf gemeinsam unsicher machten.

Allein hätte ich die Sicherheit unserer kleinen Straße niemals verlassen, also war es jedes Mal ein richtiges Abenteuer, wenn ich das Nachbarsmädchen dazu brachte, mit mir zu spielen.

Als Nicole bald darauf fortzog, war ich trotz ihrer oft ruppigen Art sehr einsam und freute mich tatsächlich auf die Schule. Aber das sollte sich schnell wieder ändern.

Ein paar Punkte, wie man Kinder mit ADS erkennen kann, findet ihr auf Seite 267 unter »Von Küken und ihren Eierschalen«.

Wer anderen die Show stiehlt, wird selbst ein Star

Bis zur Einschulung dauerte es noch eine Weile, und bis dahin blieb mir nur Henry als Gesellschaft. Das Leben als ADSler neben einem ADHSler und umgekehrt ist nicht immer ganz einfach. Obwohl wir im Grunde an ein und derselben Stoffwechselstörung leiden, grenzt uns das vorhandene oder nicht vorhandene Symptom der Hyperaktivität voneinander ab. Hatte ich stets das Gemüt einer Schlaftablette und ein ausgeprägtes Bedürfnis nach Ruhe, war mein Bruder Henry der lebende Grund für alles, was mich aufregte, nervte und durcheinanderbrachte.

Als Baby hatte Henry ein unglaublich lautes Organ, das nicht nur meine Mutter wachhielt, sondern auch meinen leichten Schlaf empfindlich störte. Und als er zu krabbeln begann, wurde unser Leben noch einmal deutlich abenteuerlicher. Schnell stellte sich die Frage, ob unser Haus eigentlich kindersicher war. Und die scherzhafte Antwort, dass Henry und ich es ja immerhin rein geschafft hatten, überspielte lediglich den Ernst der Lage. Denn was ich selbst an Gefahrenquellen mangels Bewegungsdrang einfach nicht gefunden hatte, zog Henry sozusagen an. Sein Kopf die Tischkanten, Glastüren und Heizkörper und sein Forscherdrang die Steckdosen und den Kamin.

Nicht, dass ich nicht auch eine gewisse Experimentierfreude an den Tag legte. Ich fand zum Beispiel heraus, dass Mamas Stricknadeln ein unglaublich tolles Geräusch machten, wenn man sie in die Lautsprecherboxen meines Vaters einführte, und konnte stundenlang dabei zuhören. Na ja, einen Nachmittag lang jedenfalls. Danach verschwanden sowohl die Stricknadeln als auch die unbrauchbaren Lautsprecherboxen, und ich erhielt den ersten Zimmerarrest meines Lebens.

Trotzdem übertraf mein Bruder alles, was meine Mutter bisher kannte. Auf den niedlichen Henry aufzupassen kam dem Hüten von einem Sack mit Flöhen gleich. Deshalb verbrachte er sehr viel Zeit in einem Käfig, ähm, Laufgitter.

Eines Tages, ich hatte gerade die ersten Buchstaben meines Lebens geschrieben – ein bedeutender Moment, wenn man bedenkt, welchen Beruf ich später ausüben würde – und wollte sie unbedingt meiner Mutter zeigen. Leider hatte ich Mühe, überhaupt nah genug an sie heranzukommen, weil sie den ganzen Tag hinter Henry herlief, ihn versorgte, gefühlte hundert Mal am Tag windelte und nebenbei versuchte, den Haushalt halbwegs am Laufen zu halten.

Henry saß gerade wieder in seinem Laufgitter und rüttelte wie ein Äffchen an den Stäben. Sehr niedlich, wie er dabei vor sich hin sang, hüpfte und uns nicht aus den Augen ließ, während ich meiner Mutter hinterherlief. Sein Gesang konnte sehr flott in einen fordernden Ton – um nicht zu sagen anhaltendes, hysterisches Geschrei – übergehen, wenn er durstig war. Alarmiert machte Mama auf dem Absatz kehrt, um in die Küche zu eilen. Ich stolperte prompt in sie hinein.

»Mama, guck mal«, versuchte ich trotzdem mein Glück. Henrys Rufe übertönten allerdings schon sehr bald alles andere in dem kleinen Haus, und ich presste mir die Hände auf die Ohren.

»Mama kommt gleich«, trällerte meine Mutter laut zurück und rieb sich ihre Augen mit den tiefen Ringen darunter. Ich brauchte zu lange, um meine Stimme wiederzufinden. Denn schon eilte sie weiter.

»Mama, ich habe geschrieben, guck mal«, rief ich ihr nach, als sie in die Küche ging, süßen Fencheltee in Henrys Flasche füllte – der übrigens seinen Zähnen zum Verhängnis wurde, wie bei vielen anderen 80er-Jahre-Kindern auch – und zurück ins Wohnzimmer eilte. Im Nachhinein ahne ich, warum sie nach Henrys Geburt so schnell wieder in Kleidergröße 36 passte. Bei dem Tempo, das sie täglich vorlegte ...

Ich blieb leicht belämmert in der Küche zurück. Auf dem Herd kochten Kartoffeln, der Deckel hob fast ab, und das überlaufende Wasser machte zischende Geräusche auf dem Cerankochfeld. Mein Blick klebte an meinem Namen, den ich mit bunten Wachsmalern geschrieben hatte, und ich wurde traurig.

Irgendwann fasste ich neuen Mut und wollte es ein bisschen aufdringlicher versuchen. Ich malte mir aus, wie ich Mama das Blatt direkt vor die Nase halten und deutlich fordern würde, dass sie es sich anschaute. Möglicherweise würde ich damit drohen, meine Tapete zu beschriften, sollte sie mich wieder nicht beachten. Denn aus Erfahrung wusste ich, dass diese Art von flächendeckender Kunst Mama in eine ganz eigene Aufregung versetzen konnte. Das letzte Mal, als ich mein Zimmer als Kunsthalle der besonderen Art missbraucht hatte, lachte Mama zuerst wie die Hyänen aus den Fernsehdokus und sperrte sich dann im Schlafzimmer ein, bis Papa heimkam.

Gerade als ich um die Ecke bog, krachte ich schon wieder mit Mama zusammen. So war das nicht geplant. Ich spürte, wie ihre Anspannung, die sie bis zum Rand mit Unruhe füllte, auf mich überschwappte.

»Mensch, Minchen. Ich hab jetzt keine Zeit«, knurrte sie, und ich verschluckte meine Worte. Als sie merkte, dass die Kartoffeln inzwischen endgültig überkochten, schob sie mich energisch zur Seite.

Ich trollte mich und zog es die nächsten Minuten vor, meinen kleinen Bruder heimlich mit Bauklötzen zu bewerfen. Nicht nett, aber effektiv, wenn man mal Dampf ablassen musste und dem unschuldig guckenden, süßen Hassobjekt eine Botschaft senden wollte. *Nicht mit mir, kleiner Freund. Nicht mit mir.*

So oder so ähnlich ging es ein Jahr lang weiter. Haben schon normale Kinder mit der geteilten Aufmerksamkeit ihrer Eltern zu kämpfen, sobald sie Geschwister bekommen, glaubte ich manchmal tagelang, für meine Eltern überhaupt nicht mehr zu existieren, weil Henry ihnen buchstäblich keine Sekunde Ruhe gönnte.

Als er mein altes Bobby-Car bekam, wurde es richtig gefährlich. Denn er jagte nicht nur unseren armen Pudel durch das ganze Haus, sondern auch mich. Das Geschirr klirrte laut in den Schränken, wenn er die Möbel rammte – einiges von Omas gutem Porzellan ging dabei zu Bruch –, und ich konnte nie schnell genug laufen, um das blöde Auto nicht in den Hacken zu spüren. Nicht einmal kneifen durfte ich ihn dafür. Denn:»Minchen, er ist doch noch klein und versteht das noch nicht.« Ungerechte Welt!

Eines Morgens kam ich die Treppe hinunter und wurde prompt angefahren. Und zwar so, dass es mich von den Beinen riss und ich mit dem Kopf gegen die Wand knallte. Während ich die Sternchen vor meinen Augen zählte, leistete ich einen Schwur: Egal, was kommen sollte in unserem Leben, ich durfte niemals zulassen, dass Henry seinen Führerschein machte und auf die Menschheit losgelassen würde.

Ich notierte diesen Gedanken auf der imaginären Liste mit Dingen, für die ich mich verantwortlich fühlte. Wie zum Beispiel Henry beizubringen, nicht zu beißen – dem Nachbarsjungen bestenfalls gleich mit –, Leute nicht mit Matsch zu bewerfen und nicht ohne zu gucken auf die Straße zu laufen. Das konnte er nämlich auch gut. Sogar besser als ich.

Ich verschluckte einen Fluch und bemühte mich um einen neutralen Gesichtsausdruck. Dann stieg ich über das kleine rote Auto hinweg. Henry wendete sofort und schoss mir hinterher. Alarmiert wich ich aus und fand mich eingekeilt zwischen einer Tür und der mächtigen Standuhr meiner Uroma wieder. Wie doof.

»Nana, bielen«, verkündete Henry und sah mich mit seinen großen wasserblauen Augen an, während ich noch dabei war, einen Schmerzenslaut zu unterdrücken, weil er mit den Vorderreifen meinen Fuß erwischt hatte. Plötzlich stand er ungelenk von seinem Auto auf, kam auf mich zu und umklammerte meine Beine. Und das auf eine so entzückende Art, dass mein Herz sich nicht entscheiden konnte, ob es vor Zorn über diesen erneuten Übergriff auf meine Privatsphäre explodieren oder vor Liebe implodieren sollte.

Henry war trotz seiner Mankos einfach süß. Im Grunde sah er sogar aus wie ein kleiner Engel mit seinen weißblonden Locken und den rosa Bäckchen. Ein Engelchen auf Ecstasy.

Unsere gemeinsame Zeit innerhalb unserer Familie war geprägt von Missverständnissen. Leute, die Katzen und Hunde vergesellschaften wollen, kennen das. Der Hund wedelt mit dem Schwanz, und die Katze fühlt sich bedroht. Die Katze wedelt mit dem selbigen, und der Hund wundert sich, dass er ihre Krallen auf die Futterluke bekommt. Bei uns war es ähnlich. Henrys Liebe tat weh.

Wenn wir zusammen in die Badewanne gesetzt wurden, hampelte er die ganze Zeit herum, sodass ich Seifenwasser ins Auge bekam und noch Stunden später meine rot gereizten Augen rieb. Wenn er mich trösten wollte, trat er mir auf die Füße oder umarmte mich so fest, dass ich blaue Flecken bekam. Beim gemeinsamen Zähneputzen sang er ununterbrochen David Hasselhoff, was ebenfalls sehr schmerzhaft war. Und wenn er einmal still saß und ich dachte, ich könnte ihn ausnahmsweise bekuscheln, zuckte er völlig erschrocken zurück und verpasste mir eine Kopfnuss. Ich hatte ja keine Ahnung, dass man vor lauter Erschöpfung mit offenen Augen schlafen konnte und dass er sich erschrak, wenn ich ihn plötzlich aus seinen Träumen riss.

Es bedurfte eines Treppensturzes meiner Mutter, zweier Beinahe-Tode meines Bruders durch Ertrinken und eines Hinweises vom Kinderarzt, dass Henry beträchtlich in seiner Entwicklung hinterherhinkte, bis meine Eltern sich endlich entschieden, Hilfe zu suchen. Da war Henry gerade vier Jahre alt.

Wir fuhren viele Kilometer bis in die tiefste Pampa zu einem Spezialisten für hyperaktive Kinder, um ihm Henry vorzustellen. Damals war der Begriff ADHS noch nicht so weit verbreitet, und der Fokus des Ganzen lag ganz klar auf dem auffälligsten aller Symptome: dem Zappelphilipp-Syndrom.

Mit einer Mischung aus Faszination und Unverständnis beobachtete ich wie bei jeder Autofahrt Henrys Gehopse und Gezappel im Kindersitz. Er konnte die ganze Stunde, die die Fahrt dauerte, nicht still sitzen, und wenn er es doch einmal tat, zog er Grimassen und begann zu quengeln. Es muss eine Qual für ihn gewesen sein, so lange hinter dem Anschnallgurt eingezwängt zu sein. So viel wusste ich damals schon. Als wir ankamen, kräuselten sich seine Locken im Nacken vom Schweiß.

Der Arzt sprach lange mit meinen Eltern und sah sich Henry genauestens an. Mir gab er einen Traubenzucker und beachtete mich sonst nicht. Stunden später lautete die Diagnose: Hyperaktivitätssyndrom.

Henry wurde die phosphatarme Ernährung nach Hafer verordnet. Dabei verzichtet man, soweit es geht, auf natürliche und zugesetzte Phosphate. Dazu gehören Lebensmittel wie Milch, Zitrusfrüchte, Cola, Back- und Puddingpulver, Lecithin und viele mehr. Außerdem sind Zucker und sämtliche Zusatzstoffe zu meiden. Das bedeutete eine enorme Umstellung für die gesamte Familie, schließlich konnte man unmöglich verlangen, dass Henry als einziger Diät hielt. Denn: »Minchen, er ist doch noch klein und versteht das noch nicht.« Und so wurden alle verbotenen Lebensmittel aus dem Haushalt verbannt.

Wusstet ihr, dass es in den Achtzigern nur eine Sorte Ketchup gab, die den erlaubten Kriterien entsprach? Bei jedem Einkauf musste auf den Etiketten nach den E-Nummern gesucht werden – viele sind heute endlich verboten – und nach Glutamaten. Echt anstrengend, vor allem, weil solche Zusatzstoffe damals noch nicht halb so gut kenntlich gemacht wurden wie heute.

Meine Eltern schickten Haarproben von Henry in ein Institut in der Schweiz, um festzustellen, wie viele Phosphate und andere unerwünschte Stoffe sich darin abgelagert hatten. Als das Ergebnis vorlag, bekam er Tabletten, die seinen Organismus dabei unterstützten, Phosphate schneller abzubauen.

Mit fünf Jahren hatte sich Henrys Zustand gebessert. Es half tatsächlich, ihm die Gummibärchen vorzuenthalten. Henry besuchte eine Logopädin, da er sich immer noch nicht deutlich artikulieren konnte, und einen Ergotherapeuten, um seine Energien zu lenken. Mit jedem Monat wurde er konzentrierter, überwand die

Dreiwortsätze und mauserte sich zu einem richtigen Klugscheißer. Nur seinen Namen bekam er nicht hin. Er näselte sein »Enry« so entzückend wie ein kleiner Franzose und wurde sauer, wenn man versuchte, ihn zu verbessern.

Tatsächlich war Henry überhaupt nicht dumm, was ich zuvor ab und an befürchtet hatte. Er hatte nur einfach keine Ruhe gefunden, um die nötigen Worte über seine Lippen zu bringen. In der richtigen Reihenfolge, mit den richtigen Betonungen. Ist ja auch nicht leicht. Ich verwertwochsle ja heute noch gern die Buchstaben.

Trotz aller Fortschritte zog Henry auch im Schulalter noch die volle Aufmerksamkeit meiner Eltern auf sich. Im zarten Alter von sechs Jahren besuchte er die Vorschule und machte enorme Fortschritte. Nicht nur intellektuell, sondern auch im Wachstum, denn er hatte mich bald eingeholt. Ab jetzt gab es regelmäßig körperliche Auseinandersetzungen um den besten Platz im Auto, wer Walkman oder Nintendo benutzen und wer hinter Mama sitzen durfte. Ein beliebter Dreikampf, besonders, wenn wir in den Urlaub fahren wollten.

Das sah dann so aus:

Ich war gerade dabei, mein Lieblingsstofftier auf die Rückbank zu schieben, da schmiss Henry mir plötzlich meinen vollen Rucksack wieder entgegen.

»Du nimmst mir den ganzen Platz weg«, sagte er als Entschuldigung.

»Lass den Scheiß!«, zischte ich und warf den Rucksack mit etwas zu viel Kraft zurück. Genau in sein Gesicht. Volltreffer! Ich stieg ins Auto.

»Verdammt noch mal, Mina!«, motzte mein Papa, der bereits am Steuer des Chevrolets saß und Henrys Miene bemerkt hatte. Wenn kein Wunder geschah, würde der sich nämlich gleich wie eine Sirene einschreien. Und frühestens nach zwanzig Minuten wieder aufhören. Ein paarmal hatte ich bei solchen Gelegenheiten die Zeit gestoppt, weil ich mich gefragt hatte, wie lange man es aushalten konnte, aus voller Kehle zu brüllen.

Papa versuchte, das Schlimmste zu verhindern. »Raus mit dir, Wilhelmina. Aber dalli«, sagte er zu mir. »Lass Henry sich erst mal richtig hinsetzen und anschnallen«, forderte er unmissverständlich, und ich legte den Rückwärtsgang ein. Mein Magen summte vor Wut, während ich aus dem vollgestopften Wagen kletterte und draußen mit den Blicken nach Mama suchte, um mich bei ihr auszunörgeln. Doch die kam gerade mit unserem Pudel und der Kühlbox aus dem Haus und sah nicht so aus, als hätte sie ein Ohr für irgendwelche Sorgen.

Henry sortierte mit Schwung seine Kissen und schnallte sich an. »Mach keinen Stress, keinen Stress«, sang er provokativ. In diesem Moment wünschte ich, er hätte nie sprechen gelernt.

»Henry, nimm deine Tasche von meinem Sitz, ich will einsteigen«, knurrte ich.

»Hetz mich nicht, hetz mich nicht.«

»Jetzt lass ihm doch bitte etwas Zeit«, sagte Papa und sah sich streng nach mir um. Ich schnappte empört nach Luft und drückte meine Klamotten fester an meine Brust. Der Motor startete. Mama ließ den Pudel bei Henry in den Wagen und schloss seine Tür.

»Mach Sitz, mein Freund. Ich liebe dich, du Pudel«, brabbelte Henry. »Mehr als meine Schwester, viel mehr.«

Ich rollte mit den Augen. Sogar der blöde Hund durfte vor mir einsteigen, dachte ich, als mich Papa zu allem Überfluss mit diesem Guck-mich-nicht-in-dieser-Art-an-Blick strafte. Mama ging zum Kofferraum. Dort passte die Kühlbox nicht rein, also kam Mama auf meine Seite und presste die Box in meinen Fußraum. Super.

»So, rein mit dir, Prinzessin«, sagte Mama aufmunternd. Ich zögerte.

»Nein, ich will nicht, dass die dämliche Box bei mir steht. Warum kann sie nicht zu Henry, der hat kürzere Beine«, forderte ich so bestimmt, wie ich konnte.

Mama umrundete derweil den Wagen, der in diesem Moment zurücksetzte und direkt auf meinem Fuß anhielt. Krasser Scheiß! Ich brüllte augenblicklich los. Papa schüttelte genervt den Kopf, Mama blieb auf Höhe der Motorhaube stehen, und Henry hielt endlich mal die Klappe. Der Pudel bellte wie bekloppt. Ich glaube, er war der Einzige, der verstand, dass ich nicht nur schmollte, wie ich es sicherlich oft tat, sondern dass ich ab sofort an einem Plattfuß litt. »Hör auf mit dem hysterischen Gekreische, sonst setzt es was«, brüllte Papa gegen mein Geschrei an. Dann kam Leben in meine Mutter. »Schatz, der Wagen. Minchens Füße!«, kreischte sie. Papa legte sofort den Gang ein und ließ den Wagen vorwärts hüpfen. Nicht elegant, aber wenigstens war mein Fuß jetzt wieder frei.

In Anbetracht der Umstände war es dann doch nicht so schlecht, die Kühlbox in meinem Fußraum zu haben. Denn so konnte ich die ganze Fahrt über die Kühlakkus wechseln, um meinen gequetschten Fuß zu kühlen. Man höre und staune, er war nicht zerschmettert und in Tausende Splitter zerbrochen. Auch wenn es sich so angefühlt hatte. Was Kinderknochen alles aushalten!

Ob ich eine Entschuldigung bekam? Oh nein, denn wenn ich meinen Bruder und damit die ganze Familie zuvor nicht so gestresst hätte, wäre mein Vater niemals so unkonzentriert gewesen, meinen Fuß zu übersehen ...

Tja, ich muss schon sagen. Mein Bruder hat mir ganz schön die Show gestohlen. Aber um ihm gerecht zu werden, gestehe ich gern ein, dass sich das Blatt oder das empfindliche Fähnchen im Wind mit Einzug der Pubertät wendete. Denn während Henry erste Pickel sprossen, befand ich mich auf einem gefährlichen Sinkflug gen Erdboden und tiefer, was den Fokus meiner Eltern endlich mal auf mich lenkte. Und das sollte sich lange nicht mehr ändern und forderte einiges an Kraft und Verständnis, auch von Henry. Er sagt heute noch, ich hätte ihm mit meinen Allüren die Pubertät versaut. Poor boy!

Goldfischgedächtnis

Mein Niedergang vollzog sich langsam. War ich dem Kindergarten und seinen Schrecken gerade noch entgangen, stand irgendwann ohne Wenn und Aber die Grundschulzeit an. Die Einschulung verlief ja noch ganz putzig. Es war für mich zwar ein aufregendes Erlebnis, aber ich konnte die Anspannung weitestgehend ertragen. Und ich war sehr neugierig auf die anderen Kinder.

Zum Beispiel Verena mit den roten und wirklich wilden Locken hatte es mir angetan. Sie erinnerte mich an die Hexe Klavi-Klack – den Kindern der Achtziger sicher bekannt – und musste aus diesem Grund ganz sicher magische Fähigkeiten besitzen. Also versuchte ich, zuerst Kontakt zu diesem Mädchen herzustellen. Was ich ziemlich schlau fand, da man Freunde mit besonderen Fähigkeiten immer gut gebrauchen kann.

Nachdem ich sie die ersten Tage, wie fast alle anderen Kinder auch, nur angeschwiegen und angelächelt hatte, fasste ich mir endlich ein Herz.

»Wollen wir heute zusammen in der Pause murmeln?«, fragte ich sie und half ihr ganz selbstverständlich, ihre Schulbücher in ihren Ranzen zu räumen. Etwas distanzlos, zugegeben.

»Ich spiele schon mit Sina«, antwortete sie zögerlich. Ich sammelte ihre Stifte ein und sortierte sie nach Farben in ihre Federtasche ein. Natürlich hatte ich schon spitzgekriegt, dass viele Kinder sich bereits aus dem Kindergarten kannten. Diesbezüglich war ich klar im Nachteil.

»Aber wenn du willst, kannst du ja mitspielen«, schlug Verena nach einer Weile vor, während sie versuchte, mich davon abzuhalten, ihre sämtlichen Sachen zu betatschen. Ich atmete erleichtert auf und schloss den Reißverschluss der Federmappe.

»Das wäre super«, jubelte ich leise und fing einen unangenehmen Blick von Sandra auf, einem Mädchen mit kurzen braunen Haaren und leicht schräg stehenden Augen, die einen so intensiv mustern konnten, dass einem ganz komisch wurde. Sie war von Anfang an so etwas wie der Rudelführer in der kleinen Klasse von zwanzig Schülern. Und sie mochte mich nicht sonderlich. Ich stolperte zu viel, redete zu schnell oder war gar nicht ansprechbar, weil ich mich in meiner eigenen Welt befand.

Nach einer Stunde Deutsch und dem wirklich nervtötenden Buchstabenzeichnen, klingelte es zur Pause. Alle Kinder strömten aus den Baracken, in denen die Erstklässler untergebracht waren, auf den weitläufigen Schulhof hinaus. Wie auch schon während der letzten Tage klopfte in diesem Moment mein Herz besonders schnell, weil alle gleichzeitig ins Freie wollten und grölten und kreischten, als wäre etwas Furchtbares hinter ihnen her. Regelmäßig ertappte ich mich dabei, wie ich mich nach dem Ursprung des Aufruhrs in Form von Godzilla oder einem ähnlichen Monster umsah.

Dann stolperte ich einigen Mädchen hinterher, die zu der Stelle an den Fußballwiesen liefen, wo sie im Sand Kuhlen und Bahnen zum Murmeln gegraben hatten. Tatsächlich durfte ich mitspielen. Und verlor meine beste perlmuttfarbene Murmel an Sandra. Ausgerechnet an sie.

»Okay, ich darf aber noch mal spielen«, forderte ich die Mädels auf.

»Nein, jetzt ist Sina dran«, erklärte Sandra. »Verstehst du denn die Regeln nicht?«

Genau genommen hatte ich es nicht so mit Spielanleitungen und Regeln.

»Ich will meine Murmel zurückgewinnen«, versuchte ich es noch einmal und fand das ziemlich mutig von mir. Meine Finger umklammerten fest meinen Murmelsack, in dem das Allerheiligste jetzt fehlte. Was hatte ich mir nur dabei gedacht, sie überhaupt einzusetzen?

»Jetzt aber nicht«, zischte Sandra ungehalten, und ich zuckte zurück. Die Stimmung wurde eisig. Das war mir bewusst, und ich wurde hibbelig. Urplötzlich hatte ich eine Art Rummelplatz im Kopf. Überall blinkten Warnungen wie Leuchtreklamen. Gedanken und Erinnerungen an andere unangenehme Situationen füllten mich wie Melodien, die sich zu Krach vermischten, und wie auf einem Karussell wurde mir schwindelig.

»Deine Murmel ist wirklich hübsch«, fügte Sandra jetzt hinzu, hielt sie zwischen Daumen und Zeigefinger und drehte sie im Licht der Sonne vor ihren Augen.

»Das weiß ich«, antwortete ich unsicher. Meine Hände schwitzten.

Plötzlich steckte Sandra meine Murmel in ihren Sack und ersetzte sie durch eine schlichte, einfache Glasmurmel mit Rot im Inneren.

Moment mal!

»Was machst du da?«, fragte ich und spürte das Beben in meiner Stimme.

»Ich verändere den Einsatz. Diese Murmel riskiere ich nicht«, erklärte sie mit aufreizender Gelassenheit. Eisig kalt flutete mich die Erkenntnis, dass ich meine Murmel nun nicht einmal zurück erspielen konnte. Die Kirmes in meinem Hirn wurde lauter.

»Lass dir doch von Verena so eine zaubern und gib mir meine einfach wieder, ja?«, schlug ich wahnwitzig vor. Verena sah mich komisch an.

»Wie meinst du das denn?«, wollte Sandra wissen und musterte mich von oben bis unten.

»Na ja, frag sie halt. Sie kann so was«, behauptete ich selbstsicher und sah jetzt Verena auffordernd an. »Sag ihr, dass du eine Hexe bist.«

»Spinnst du?«, fragte Verena und tippte sich an die Stirn. Das war echt hart, wie sie ihr wahres Ich verleugnete.

»Nein«, antwortete ich irritiert. »Wieso sollte ich spinnen?«

»Sag mal, hast du meine Freundin gerade Hexe genannt?«, hakte Sandra jetzt mit einer Körperhaltung nach, die »Achtung!« schrie.

»Ja«, antwortete ich und spürte, wie meine Beine anfingen zu zucken. Jegliche Fahrgeschäfte in meinem Kopf stoppten abrupt.

Verenas Mund stand offen, und sie tat einen zornigen Schritt auf mich zu. Ihr dünner Zeigefinger fuchtelte vor meiner Nase. »Nimm das sofort zurück«, forderte sie und reckte mir anschließend ihre Faust bedrohlich entgegen. Mir fiel auf, dass sie sogar Sommersprossen an den Händen hatte, nicht nur auf der Nase.

»Nö«, sagte ich stur. Zu dem Zeitpunkt war mir immer noch nicht klar, dass sie die Berufsbezeichnung »Hexe« mit dem Bild von Hänsel und Gretel in Verbindung brachte. Unschön! Ich dachte eher an Bibi Blocksberg und Co. »Wieso denn auch?«, wollte ich wissen.

»Weil das gemein ist«, erklärte Verena langsam. Ihre rote Mähne wurde vom Wind gezaust, was so schön aussah, dass ich es fasziniert betrachtete. So entging mir, dass Sandra inzwischen viel zu nah neben mir stand und auf etwas lauerte.

»Das ist doch nicht gemein«, antwortete ich schnell und grübelte. »Gemein wäre, wenn ich sagen würde, du seist die Tochter von Pumuckl oder so.«

So, jetzt war das Fass wohl übergelaufen. Die anderen zogen einen immer enger werdenden Kreis um mich herum, und ich zählte mindestens zwei gereckte Fäuste. Dabei hatte ich es überhaupt nicht böse gemeint.

»Ist es denn nicht schön, eine Hexe zu sein?«, wollte ich deshalb verwirrt wissen und stemmte auch gleich mal die Hände in die Hüften, um die Ernsthaftigkeit meiner Frage zu unterstreichen. Sandra, Verena und Sina sahen sich seltsam lange an.

»Du weißt schon, dass es Hexen nicht gibt, oder?«, meinte Sina irgendwann und rümpfte leicht angewidert ihre feine Nase. Ich fragte mich zeitgleich, ob sie in irgendeinem Verwandtschaftsverhältnis zu Naseweis aus *Peter Pan* stand.

»Also, mein Vater, der ist Polizist, und er ist um ein paar Ecken mit He-Man aus *Masters of the Universe* verwandt«, stellte ich klar. Das hatte er tatsächlich beim Spielen mal behauptet. »Sogar dort gibt es Hexen.«

Verena lachte prustend los. Sandra nahm meine Hand, gab mir meine Murmel zurück, drehte sich um und ging. Die anderen folgten ihr wie auf ein stummes Zeichen hin. Also spielte ich allein weiter. Ohne Regeln natürlich.

Tage vergingen, und irgendwann fand ich Anschluss bei einem stillen Mädchen namens Tina. Sie hatte Sommersprossen wie Verena und trug als Frisur jeden Tag einen dicken Pferdeschwanz mit Pony. Auch ansonsten war sie eher auf Routine bedacht, was mir sehr gelegen kam. Sie brachte immer das gleiche Brot mit, war immer gleich gelaunt und verbrachte ihre Pausen jeden Tag gleich: sitzend unter der großen Eiche. Fand ich super!

Eines Tages kam eine Gruppe Mädchen aus unserer Klasse auf uns zu. Allen voran Sandra. Ich weiß gar nicht, wie, aber Sekunden später stand ich inmitten einer Traube von Mädels und wurde von Sandra herumgeschubst.

»Du, Minchen-Bienchen, du hast dich noch nicht bei Verena entschuldigt«, erinnerte sie mich. Verena stand etwas abseits, die Arme vor der Brust verschränkt. Ihr Unbehagen war spürbar.

»Ich hab doch gar nichts gemacht«, piepste ich. Mir war wirklich nicht klar, was sie verärgert haben könnte. In einer Mordsgeschwindigkeit ging ich den bisherigen Tag durch.

Bus fast verpasst. Beim Aussteigen mit der Tasche hängen geblieben und fast gefallen. Schnürsenkel hatte sich gelöst, musste jemanden bitten, ihn zu binden. Das erste Mal ein lächelndes Gesicht in Deutsch unter die Hausaufgaben bekommen, weil ich es geschafft hatte, die Buchstaben auf der Linie zu schreiben. Verena hatte ich heute Morgen sogar meinen Apfel überlassen, weil sie ihn so schön fand. Er war zur einen Hälfte rot und zur anderen giftgrün gewesen.

»Oh, das ist ja ein richtiger Schneewittchen-Apfel«, hatte Mama gesagt und ihn mir gezeigt, bevor sie ihn in meinen Ranzen steckte. Kurz fürchtete ich, die eine Seite wäre wie im Märchen tatsächlich vergiftet gewesen und Verena litte nun an fürchterlichen Bauchschmerzen oder so, aber als ich mich nach ihr umwandte, sah sie – abgesehen von ihrem offensichtlichen Unmut – kerngesund aus. Das konnte es also auch nicht sein. Wieso auch hätte meine Mutter mir einen vergifteten Apfel mitgeben sollen?

»Du hast sie Hexe genannt«, riss Sandra mich aus meinen Überlegungen und gab mir einen rüden Schubs. Ich taumelte zurück. Zeitgleich sammelte sich ein Schmerz hinter meinen Lidern, der Tränen ankündigte.

»Weißt du, was du bist?«, fragte Sandra gehässig und schlug mir auf den Oberarm. Alle anderen standen stumm im Kreis um uns beide herum. Ich verstand nicht, warum keiner etwas sagte. Warum mir keiner helfen wollte. Nicht einmal meine Freundin Tina.

Heute weiß ich, sie hatten einfach Angst, selbst eines Tages an meiner Stelle zu stehen. Gut, sicher nicht alle. Manche fanden es auch einfach nur interessant, dass das Mädchen, das so graziös durchs Leben stolperte, eins auf die Fresse bekam. »Du bist eine Idiotin«, zischte Sandra. Ich sah zu Boden, fixierte die kleinen weißen Kiesel zu meinen Füßen und begann, sie zu zählen. »Und Idiotinnen wollen wir hier nicht.«

Mein Kopf wurde leer. Bis auf die Anzahl der Kiesel – fünfzehn – war nichts mehr da, als der nächste Stoß mich in den Dreck beförderte. Ein schriller Schmerz raste durch meine Handballen und Knie. Ich wollte nicht weinen, aber ich konnte nicht anders. Der Kreis zog sich enger, als ich so auf dem Boden hockte und hinauf in all die Gesichter schaute. Verenas Miene spiegelte Mitleid. Sandras glühenden Zorn. Sinas Betroffenheit. In den meisten anderen erkannte ich so etwas wie Sensationsgier.

Sandra schlug mir mit der flachen Hand auf den Kopf. Ich riss meine Arme hoch.

»Es tut mir ja leid«, schrie ich reflexartig und kauerte mich zusammen. Ein Tritt traf mich in die Seite, während ich immer und immer wieder wiederholte, dass es mir leidtäte. Was auch immer mir leidtat. Ich bekam nicht mit, wie es zum Unterricht klingelte, und wiegte mich eine ganze Weile vor und zurück, bis fast alle Schüler vom Schulhof verschwunden waren.

Tina wartete, gab mir ein Taschentuch und tröstete mich. Doch noch ein ganzes langes Jahr war sie nicht in der Lage, mir beizustehen, wenn Sandra wieder einmal ihre Aggressionen an mir auslebte.

Nach der Schule kam ich jedes Mal völlig ausgepowert nach Hause. Ich schlief am Mittagstisch ein, noch ehe ich die letzte Kartoffel gegessen hatte. Irgendwann kamen Appetitlosigkeit und Kopfschmerzen dazu, gepaart mit nächtlichen Koliken, bis ich meinen Eltern endlich von den wöchentlichen Übergriffen erzählte.

Ich vermute, dass Sandra zu Hause ganz schön Ärger bekam, zumindest stellte sie ihre Angriffe zunächst ein und lebte sie nur noch in verbaler Form aus. Auch nicht schön, aber man bekam zumindest keine blauen Flecken davon.

In der zweiten Klasse stiegen die Anforderungen. Ich war nicht komplett doof, aber alle neuen Informationen brauchten eine gewisse Zeit, bis sie zu mir durchsickerten, und noch einmal eine Weile, bis sie hängen blieben.

»Wilhelmina?«, fragte meine Lehrerin Frau Brill mich. »Hast du zugehört?«

Zuerst bemerkte ich nicht, dass wirklich ich mit der Frage gemeint war, wenngleich ich schon glaubte, meinen Namen gehört zu haben. Tina stieß mich an, Sandra drei Tische weiter kicherte hämisch.

»Du guckst schon wieder Löcher in die Luft«, stellte Frau Brill fest und runzelte die Stirn. In diesem Moment brach meine Stiftmine ab, weil ich zu fest aufdrückte. Sie hatte oberhalb des großen L von »Laus« eine Pause eingelegt. Und das weiß Gott wie lange schon. Ich würde nämlich heute Nachmittag das erste Mal zum Reiten gehen dürfen und freute mich wie verrückt darauf. Da gehörte es sich für mich einfach, mir den Nachmittag in Tagträumen möglichst fabelhaft auszumalen. Deshalb störten mich auch die Grimassen nicht, die Sandra und Verena mir gerade schnitten.

»Mach ich nicht«, antwortete ich brav und fummelte nach meinem Anspitzer.

»Doch, und wenn man die Löcher sehen könnte, dann wäre der ganze Klassenraum ein Schweizer Käse«, meinte meine Lehrerin. Alle lachten. Ich auch, denn ich fand die Vorstellung wirklich komisch. Allerdings lachte ich immer noch, als alle anderen längst verstummt waren. Als Frau Brills Blick schließlich streng wurde, verschluckte ich mich fast.

»Das geht so nicht«, begann sie ernst und kam zu mir herüber. »Du kannst nicht die ganze Zeit träumen. In der Schule ist kein Platz für Faulheit, die anderen sind schon viel weiter als du.«

Ich wusste, Frau Brill mochte mich und ich sie. Nicht wie Frau Schebra, meine Sportlehrerin, deren Abneigung mir gegenüber so spürbar war wie kalter, feuchter Nebel, der einem entgegenschlägt, wenn man im Herbst frühmorgens aus dem Haus tritt. Sie versuchte, es zu verbergen, aber mir konnte man in solchen Dingen nichts vormachen.

»Komm, zeig mal her«, hörte ich Frau Brill hinter mir sagen, als sie sich über mich beugte, um meine Sätze zu begutachten. »Du hast die Bäuche vom kleinen b und vom kleinen d wieder vertauscht«, stellte sie leicht unglücklich fest. Ihre Enttäuschung über meine Rechts-links-Wahrnehmungsstörung und meine Langsamkeit fraß sich wie Säure unter meine dünne Haut.

»Und hier, du rutschst wieder über die Linie. Siehst du?«

Ich wackelte unruhig auf dem Stuhl herum.

»Ich habe dir zu Anfang der Stunde etwas erklärt. Kannst du mir das noch mal wiederholen?«, fragte sie dann.

Oh Gott! Früher sagte man mal, ein Goldfisch könne sich nur für etwa drei Sekunden etwas merken. Heute weiß man, dass das nicht stimmt, aber wenn es so wäre, würde ich ihm ehrlich Konkurrenz machen. Denn es schien, als würde das meiste, das man mir erklärte, umgehend wieder von meiner Festplatte gelöscht werden. Man denke an Dorie aus dem Film *Findet Nemo*. Die ist mir vielleicht sympathisch! Wenn wir den Film zusammen gucken, dann lachen alle. Wenn ich mal wieder an meiner eigenen Art des Alzheimers leide, findet das hingegen keiner komisch. Ungerecht.

»Wilhelmina, komm schon. Das kann doch nicht so schwer sein«, forderte Frau Brill energischer und drückte meine Schulter. Spätestens jetzt war mein Hirn völlig leer. Die Blicke der anderen lasteten auf mir, und mit einem Mal war ich zu Tode betrübt. Und das, obwohl ich doch eben noch so himmelhoch jauchzend gewesen war.

So ging das Schuljahr weiter: Ich mogelte mich mit meiner miesen Konzentration und dem schlechten Gedächtnis mehr durch die Stunden, als dass ich sie erfolgreich meisterte. Mein Leitsatz: »Ja, ich hab's verstanden, aber ich check's nicht.«

Nach einem besorgten Anruf meiner Klassenlehrerin musste ich zusammen mit meinem Papa die Hausaufgaben machen. Und der konnte sehr ungeduldig sein. Letztendlich bekam ich den Dreh jedoch raus und trainierte mir Strategien an, um mir Dinge zu merken. Zum Beispiel: b wie bunt. Der Bauch gehört nach rechts wie die Hand, die den Stift führt. Oder: d wie »du bist dumm«. Das lässt mich der gemeine Nachbarsjunge aus dem linken Haus nämlich gerne wissen. Also: Der Bauch muss nach links. Noch heute probiere ich, welche Hand den Stift führt, wenn mich jemand nach links oder rechts fragt.

Ungemein ungnädig. Von Lehrern und Schülern

Ich hatte die Grundschule tatsächlich überlebt und das trotz der Gemeinheiten meiner Mitschüler. Hatte schon mal jemand Regenwürmer in der Brotdose? Ich ja. Das war eines meiner Highlights, nach denen ich beschloss, mich endlich zu wehren. Und wie sich herausstellen sollte, war ich dabei um einiges kreativer als meine Klassenkameraden. Und mutiger. Die fünfte Klasse sollte ruhig kommen!

»Wenn ich ›jetzt‹ sage, fällst du hin«, befahl ich meiner immer noch besten Freundin Tina.

»Denkst du wirklich, dass das eine gute Idee ist?«, hakte sie ein weiteres Mal nach und schaute sich unsicher nach den anderen Klassenkameraden in der Sporthalle um.

»Das ist sogar eine richtig fabulöse Idee«, antwortete ich. »Eine ruhige Busfahrt heim und genügend Sitzplätze. Und die anderen können sich mal so richtig ärgern. Dann wissen die, wie das so ist.« So der Plan.

Es war die letzte Stunde. Sportunterricht bei Frau Schebra. Sie hasste meine Grobmotorik und ließ mich ätzende Übungen wie zum Beispiel Handstand bis zum Erbrechen üben. Anschließend notierte sie meine Leistung, die nie über die Note »Vier« hinausging, mit einem Gesichtsausdruck, als hätte sie Schmerzen, in ihrem Zensurenbuch. Diese Tatsache machte es mir leichter, einen echten Teufelsplan auszuhecken.

»Kommt schon, ihr Invaliden. Das könnt ihr doch besser!«, feuerte sie in diesem Moment einige Jungs im Zirkeltraining an. Sie mussten über die Böcke springen, und der Kleinste von ihnen, Mark, hatte Angst um seine Kronjuwelen.

»Was sind eigentlich Invaliden?«, fragte ich mehr mich selbst, weil die Schebra auch mich ständig so nannte. Tina drückte meine Finger etwas zu fest, während ich ihr über den Schwebebalken half.

»Keine Ahnung. Ich glaube, da ist man irgendwie behindert oder so«, vermutete sie und setzte ihre Ballerinas vorsichtig voreinander auf.

»Oh, wie nett«, murrte ich und verengte säuerlich die Augen, während ich zu der großen blonden Frau mit Kurzhaarschnitt und Trillerpfeife im Mund hinüberspähte. Noch eine neue unschöne Sache auf der Liste der Spitzen, die ich mir in meinem Kopf angelegt hatte.

Mal ganz ehrlich: Ich kann bis heute keinen Spagat. Aber bis jetzt bin ich auch nie in eine Situation geraten, in der ich mir dachte: »Hm, Mist, jetzt kann nur noch ein Spagat helfen.«

Inzwischen war ich nah genug an Frau Schebras Tasche, die sie immer im Gerätebereich auf den Matten ablegte, damit sie keiner aus den Umkleiden mopsen konnte. Frau Schebras Schlüsselbund war augenblicklich meiner.

»Jetzt«, kommandierte ich und gab Tina vorsichtshalber einen winzigen Stoß. Sie kippte vom Schwebebalken, landete ungelenk auf den Matten und sah mich überrascht an. Ich beugte mich über den Balken und spähte zu ihr hinüber.

»Du musst heulen«, forderte ich und schaute mich prüfend nach den anderen und Frau Schebra um.

Tina verzog ihr Gesicht und rieb sich den Knöchel. »Das tu ich auch gleich«, zischte sie ungehalten, und ich stutzte. Nanu?

»Das tat nämlich wirklich weh«, schimpfte sie leise.

Ups.

»Frau Schebra, Tina hat sich verletzt!«, rief ich und winkte die Lehrerin eifrig zu uns. Ihren Schlüssel hielt ich in der Jogginghosentasche versteckt.

»Na, was ist denn jetzt wieder mit euch beiden?«, fragte die Schebra mürrisch. »Hat wieder eine spontan ihre Regelblutung bekommen?«

Pfui! Nein!

»Ich hab doch gesagt, Tina ist gefallen«, erklärte ich kleinlauter, als mir lieb war. Diese Frau jagte mir Angst ein. Ihre Stimme klang stets wie das Knurren eines Pitbulls.

»Lass mal sehen«, forderte sie und ging auf der Matte in die Hocke. Tina hielt ihr das Bein hin, ihr Blick huschte immer aufgeregter zwischen mir und der Lehrerin hin und her.

»Da ist doch nichts«, meinte Frau Schebra schließlich und stand zackig wieder auf.

»Also, ich würde vorschlagen, ich geh mit Tina mal das Bein kühlen. Sonst gibt es noch ein übles Hämatom«, erklärte ich fachmännisch. Mit blauen Flecken und Prellungen kannte ich mich ja hinreichend aus. Ich eilte an Tinas Seite, um sie zu stützen.

»Na gut«, hauchte die große Frau resigniert. »Es ist eh gleich Schulschluss.« Ich hätte schwören können, dass sie innerlich mit den Augen rollte, während sie sich zur nächsten Turngruppe wandte.

Tina und ich humpelten in die Umkleide. Als wir die Tür hinter uns schlossen, kam Leben in uns beide, und wir zogen uns flott um. Tina begann zu kichern, während ich von außen Frau Schebras Schlüssel ins Schloss zur separaten Turnhalle steckte. Es dauerte eine Weile, bis ich den passenden gefunden hatte und zweimal umdrehte.

»Klappe zu, Affe tot«, erklärte ich feierlich und warf den Schlüssel in den nächsten Mülleimer. Unsere Turnschuhe machten klatschende Geräusche, als wir wie die Bekloppten über den Schulhof zu den Bushaltestellen jagten.

Mann, war das aufregend! Ich erinnere mich so gern daran zurück. Endlich hatte ich »bei der Macht von Grace-Castle« zu einem Schlag ausgeholt. She-Ra und He-Man, die Superhelden der 80er-Kinder, wären stolz auf mich gewesen.

Wir hatten auf dem Weg nach Hause endlich mal einen Sitzplatz, weil locker vierzehn Schüler im Bus fehlten. Der Fahrer fuhr natürlich trotzdem pünktlich und ganz ungeniert ab. Herrlich!

Keine Sandra oder blöde Jungs, die mich mit Papierfetzen bewarfen und mir Kaugummi ins Haar klebten.

Tja, was soll ich sagen: Der Triumph dauerte nur von hier bis mittags. Mein Vater wurde in die Schule bestellt, um so richtig sein Fett abzubekommen, was meine Erziehung anging. Tina durfte nicht mehr mit mir spielen, und ich bekam Hausarrest. Der Hausarrest störte mich weniger, auch die Standpauke der Sportlehrerin war mir zwar unangenehm, aber sonst egal. Doch dass mir Tina entzogen wurde, war echt mies. Und so steuerte ich am Ende der fünften Klasse das erste Mal in ein emotionales Tiefdruckgebiet. Ich konnte morgens aufwachen und spontan alles so richtig scheiße finden. Dazu kamen grippeähnliche Symptome und eine mordsmäßige Müdigkeit.

Nach der Orientierungsstufe, in Niedersachsen die fünfte und sechste Klasse, bekam ich eine Mischempfehlung für die Real- und Hauptschule. Ich war ja nicht ganz schlau und dazu noch stinkend faul, so der O-Ton meiner Lehrer. Mein Vater war ernüchtert, meine Mutter nicht überrascht.

Ich selbst entschied mich für die Realschule, weil ich Pläne für die Zukunft hatte. Wollte ich in der Grundschule zunächst Kunstreiterin im Zirkus werden, zogen mich jetzt mediale Berufe an. Neben Foto- und Grafikdesign vor allem die Schreiberei.

Und zunächst lief es gut: In den ersten Jahren hatte ich einen unglaublich guten Klassenlehrer, der sogar fähig war, mir einiges an Prüfungsangst zu nehmen und mich immer wieder neu zu motivieren. Er war stets besonnen, freundlich und hatte immer ein offenes Ohr. Außerdem bemerkte er sofort Spannungen im Klassenverband und schaffte es, erhitzte Gemüter zurück auf den Teppich zu holen.

Als die achte Klasse endete, verstarb dieser Lehrer plötzlich. Ein tragisches Ereignis, nicht nur für mich.

In der neunten Klasse blieb ich dann hängen. Prüfungen wurden wieder zum Albtraum und sollten es bis zum Fachabitur bleiben.

Ich habe einmal gelesen, dass Tests für jemanden mit ADS in etwa so sind wie ein langer, gerader Flur, der direkt zum Ziel verläuft. Nur dass dummerweise überall links und rechts Türen abgehen, die ein ADSler zwanghaft öffnen muss, um zu sehen, was sich dahinter verbirgt, auch wenn es nicht das Geringste mit der Aufgabe zu tun hat. Netter Vergleich. Bei mir ist es ähnlich und doch anders:

»Wenn ich ›jetzt‹ sage, dreht ihr die Zettel vor euch um und beginnt mit dem Ausfüllen. Denkt daran, nicht die Schnelligkeit zählt, sondern die Präzision«, erklärte mein Erdkundelehrer Herr Ehlers in der elften Klasse und kratzte sich am kahlen Hinterkopf. Während ich noch darüber nachsann, wie es sich wohl anfühlte, wenn man eine Glatze besaß, begann mein Bein vor Anspannung zu zappeln, und mein Stiefel klopfte rhythmisch gegen den Tisch.

»Aber fertig werden sollen wir schon, oder?«, fragte ich und wurde noch unruhiger.

Lydia drehte sich zu mir um. »Du nervst«, zischte sie.

»Man wird doch noch mal eine rhetorische Frage stellen dürfen?« Ich runzelte die Stirn. Was hatte die bloß schon wieder? Das Klopfen meines Fußes wurde unruhiger.

»Natürlich, Wilhelmina. Ich werde euch Bescheid geben, wenn es Zeit ist, zum Ende zu kommen«, beruhigte uns der Lehrer.

»Zeit ist relativ«, murmelte ich und kramte meinen Glückskuli aus meiner kaputten Federmappe. Dabei rutschte mein Anspitzer über den Rand des Tisches und fiel zwischen den Rucksack und das Stuhlbein von Hauke vor mir.

»Nervensäge, hör auf mit dem Gezappel«, sagte plötzlich Daniela neben mir, und mir ging ein Licht auf. Ich stellte meine Füße gerade auf den Boden.

Herr Ehlers schaute auf seine Armbanduhr. »Drei, zwei, eins und los«, sagte er. Es raschelte laut, als alle gleichzeitig die Blätter umdrehten. Ich vergaß es beinahe, weil ich so damit beschäftigt war, den anderen dabei zuzusehen, und musste mich erst mühsam darauf besinnen. Als meine Hand endlich das Papier griff und es umdrehte, kritzelten meine Mitschüler bereits eifrig ihre Zeilen herunter.

Aufgabe Nummer 1: Nenne die Arten der Physikalischen Verwitterung.

Null Problemo. Da gab es die Frostsprengung, die Salzsprengung und die Temperaturverwitterung.

Ich begann zu schreiben: *Bei der Frostsprengung dringt Wasser in zum Beispiel Gestein ein und dehnt sich durch Gefrieren um circa zehn Prozent aus.*

Hauke vor mir stöhnte und wendete zum wiederholten Male sein Blatt. Sein Stift machte kratzende Geräusche auf dem Zettel. Irgendwas daran faszinierte mich. Dieses Quietschen und Knarzen. Als meine Stoppuhr einmal leise piepste, um mich zu fragen, ob ich noch bei der Sache war, waren bereits 15 Minuten der Test-Zeit verstrichen. Also, schnell weiter.

Salzsprengung in wechselfeuchten Gebieten. Haukes Haare kräuselten sich in seinem Nacken. Ich kniff die Augen fest zusammen und öffnete sie wieder. *Bleib bei deinem Test, Minchen,* mahnte ich mich stumm. Konzentration! Und damit begann eine meiner gefürchteten Konversationen mit meinem Hirn.

Hirn: *Lustig. Hauke hat auch ein Wechselfeuchtgebiet. Im Nacken und unter seinen Achseln.*

Ich: *Stimmt. Er hat Mordsflecken auf dem Cargo-Hemd. Igitt!*

Hirn: *Weißt du noch beim letzten Sportfest? Da hat er dich, nachdem ihr gewonnen hattet, an seine nasse Brust gedrückt. Wie herzallerliebst.*

Ich: *Oh ja, ich weiß.*

Unwillkürlich stellten sich meine Härchen im Nacken auf.

Ich: *Gott, jetzt halt die Klappe. Ich muss die Aufgaben schaffen.*

Ich kam bis Aufgabe Nummer drei. *Das Wasser der Erde.* Ich schrieb, mein Glückskuli glitt geräuschlos über das Papier.

Hirn: *Toll, wie leise der ist, oder?*

Ich: *Ja.*

Hirn: *Wären doch alle anderen nur auch so leise, dann könntest du dich wesentlich besser auf das Wasser konzentrieren.*

Ich stockte kurz und notierte: *92,2 Prozent Salzwasser.*

Hirn: *Wusstest du, dass manche Menschen theoretisch schwimmen können, weil sie hohl sind? Praktisch gehen sie aber unter, weil sie nicht ganz dicht sind.*

Ich kicherte. Hauke drehte sich zu mir um. Er sah ziemlich verzweifelt aus, und ich spähte auf sein Blatt. Eilig kritzelte ich die Lösung auf einen Schnipsel und warf ihn über seine Schulter. Ich sah seine dankbare Geste, diese Andeutung eines Kopfnickens, und musste wieder vor Anspannung kichern.

»Was ist denn so komisch, Wilhelmina?«, wollte Herr Ehlers wissen.

»Nichts, gar nichts«, antwortete ich wahrheitsgetreu. Gar nichts war gerade komisch. Die Zeit rann mir wie Sand durch die Finger. Schnell schrieb ich weiter: *2,8 Prozent Süßwasser und 0,001 Prozent Wasser in der Atmosphäre und Biosphäre.*

Eiszeit: Klimaschwankungen und Wechseln von Warm- und Kaltzeiten haben mehrere Ursachen. Punkt 1: Die Form der Erdumlaufbahn hat sich vom Kreis zur Ellipse verändert. Punkt 2: Der Neigungswinkel der Rotationsachse schwankt.

Hirn: *Wenn der Neigungswinkel des Stuhles von Hauke sich um etwa zehn Grad verändert, wird er auf die Fresse fliegen.*

Ich: *Ist gerade nicht wichtig.*

Hirn: *Bist du sicher? Wenn er auf deinen Lieblingsanspitzer kippt, ist der platt.*

Ich: *Mist.*

Mein Fuß angelte nach dem kleinen gelben Hummeldings, das mir Tina zur Grundschulzeit geschenkt hatte, und erwischte es.

Als meine Stoppuhr gerade in diesem Moment wieder ganz leise ihren Klassenarbeits-15-Minuten-Rhythmus piepste, gab ich dem Anspitzer aus Versehen einen Schubs. Jetzt war er ganz weg.

Ich atmete einmal durch und straffte mich, um lieber wieder mit der Arbeit fortzufahren. Wenn ich diesen Test auch verkackte, dann zöge nämlich zu Hause die Eiszeit ein.

Die ideale Gefällskurve eines Flusses in den mittleren Breiten lässt sich als Parabel beschreiben. Ober-, Mittel- und Unterlauf.

Hirn: *Parabel? Da frag ich mich gerade: Der Hase und der Igel, wer war eigentlich schneller?*

Ich: *Nicht diese Art Parabel! Ein kurvenartiger Verlauf des Flusses!*

Hirn: *Kennst du die Redewendung »Kein Wässerchen trüben können«? Die geht auf die Fabel »Der Wolf und das Lamm« zurück.*

Ich: *Gut, jetzt sind wir schon bei Fabeln?*

Hirn: *Ja. Sieht so aus.*

Ich: *Halt's Maul. Ich muss fertig werden.*

Hirn: *Ich finde Heathcliff aus dem Buch* Sturmhöhe *hat auch etwas von einem Wolf. Findest du auch, oder? Düster und sexy.*

Ich: *Mir wäre Mr. Darcy lieber.*

Hirn: *Ja, ja. Wärst du doch bloß in einer anderen Epoche geboren.*

Ich: *Hach ja. Dann wäre bestimmt alles anders.*

Ich stellte mir vor, wie ich in einer Kutsche durch die Weltgeschichte fuhr. Neben mir dieser stille und reizende junge Mann, mit dieser unbestimmten Traurigkeit im Blick, dem meinen nicht ganz unähnlich.

Hirn: *Erdkundearbeit.*

Ich: *Was?*

Hirn: *Ticktack.*

Ich: *Halt die Fresse.*

Hirn: *Dein Lehrer hat was gesagt.*

Ich horchte auf, kritzelte die Herzchen auf dem Blatt durch und schaute nach vorn.

»Also, jetzt langsam zum Ende kommen, meine Lieben, ja?«, wiederholte Herr Ehlers.

Hirn: *Na, dann musst du dich jetzt aber echt beeilen. Dir fehlen ja noch vier Aufgaben!*

»Oh, fick dich!«

»Wie bitte?«, fragte Herr Ehlers und zog seine dichten Augenbrauen hoch. Scheiße! Hatte ich das laut gesagt? Ich hatte mein Hirn gemeint!

»Ich, äh, i-ich«, stotterte ich, als er auf mich zukam.

»Darüber reden wir noch«, raunte er mir zu, bevor er den Gang zwischen den Tischen hinaufschlenderte und prüfend seinen Blick wandern ließ.

Die Ersten standen auf und gaben ihre vollgeschriebenen Zettel ab. Mein Stift flog nur so über mein Blatt. Als die Schulglocke und meine Stoppuhr zeitgleich klingelten, wurde mir der Test einfach von Herrn Ehlers abgenommen. Der Kuli malte eine hilflose Linie quer von der zweitvorletzten Aufgabe bis rechts in die untere Ecke.

»Die Zeit ist um«, sagte Herr Ehlers bedauernd.

Lydia packte ihre Tasche und flüsterte mir im Vorbeigehen zu: »Blöd, wenn die Problemzone hinter der Stirn liegt, nicht wahr?«

Geräuschvoll schob ich meinen Stuhl nach hinten, er kippte sofort mit einem lauten Scheppern zu Boden. Meine Faust ballte sich an meiner Seite. »Du hast keine Ahnung, wie es mir geht«, zischte ich. Lydias Gesicht wurde freundlich.

»Ist doch nur Spaß, Minchen. Was dich nicht umbringt …«, begann sie.

»… dosiere ich das nächste Mal höher«, griff ich ihren Satzanfang auf.

»Touché, meine Liebe. Der war gut«, gab sie zu und watschelte davon. Ich angelte noch nach meinem Anspitzer, als Herr Ehlers mich zu sich bat.

»Dir ist klar, dass ich deine Eltern informieren werde?«, fragte er streng. Ich wurde unwillkürlich kleiner, als ich so vor seinem Pult stand, und starrte auf meine schwarzen Stiefel mit den knallroten Schnürsenkeln.

»Nee, wieso?«, fragte ich vorsichtshalber nach und zupfte an meinem schwarzen Top. Ich war, was die Mode anging, gerade total auf Grunge-Style ausgelegt, als Verdeutlichung meines Protestes gegen die Ignoranz des Kleinbürgertums.

»›Fick dich‹«, erinnerte er mich.

»Ich schätze, eine Entschuldigung hilft jetzt auch nicht mehr viel«, vermutete ich.

Herr Ehlers blieb eine Weile stumm, blätterte durch meinen Test. »Heute nicht optimal gelaufen«, stellte er fest. Ich zuckte die Achseln. »Du musst dich mehr zusammenreißen«, meinte er und lehnte sich auf seinem Stuhl leicht zurück.

»Daniela berührt mich immer mit ihrem Ellenbogen. Sie ist Linkshänder«, murrte ich und dachte darüber nach, wie oft sie mich durch eine federleichte Berührung aus dem Konzept brachte. Herr Ehlers sah so überheblich aus, dass mir schlecht wurde.

»Was willst du später noch mal werden?«, fragte er nach. Das Thema der letzten Woche. Berufswünsche und Fähigkeiten. Ich hatte ganz selbstverständlich erklärt: »Schriftstellerin.«

»Einsiedler«, antwortete ich ironisch.

»Das ist kein Beruf«, sagte Herr Ehlers langsam zunehmend gereizter.

»Ich hab's: Ich werde hauptberuflich Nervensäge. So wie Sie. Zufrieden?!«, blaffte ich und schaute zu, wie er sich auch das notierte.

Als ich nach diesem unerfreulichen Gespräch mit Herrn Ehlers dem Schwarm Mitschüler nach draußen folgte, wurde mir schlagartig klar, dass ich zu allem Überfluss auch noch mein Schwimmzeug vergessen hatte – wieder einmal. Ich bemerkte, dass ich bereits hektische Flecken von dem ganzen Mist bekam, und versuchte, meinen Puls zu bändigen, indem ich gleichmäßig atmete und langsam ging.

Auf dem Weg zur Schwimmhalle gesellten sich Lydia, Anika und Mark zu mir. Bei diesen Mädels musste ich immer auf der Hut sein. Und Mark, na ja, er war Mark. Immer einen flotten Spruch auf den Lippen und der Schwarm der halben Oberstufe.

»Und, wie ist es bei dir gelaufen?«, wurde ich von Anika gefragt. Sie redete von der Erdkundearbeit, aber ich war mit meinen Gedanken gerade bei meiner Ausrede fürs Schwimmen.

»Die Frage ist doch, wie ich das erklären soll«, antwortete ich also zusammenhanglos, und die Mädels kicherten, als hätte ich einen Scherz gemacht.

»So schlimm?«, fragte Lydia, nachdem sie sich wieder eingekriegt hatten.

»Ich habe mein Schwimmzeug vergessen«, erklärte ich zähneknirschend und stolperte fast über die erste Stufe zur Schwimmhalle, während ich versuchte, die Mimik der anderen zu entschlüsseln.

»Schon wieder?«, sagte Lydia skeptisch und warf Mark, der hinter mir ging, einen langen Blick zu. Ich konnte ihn nicht deuten, weil ich in diesem Moment die Schwingtür vom Vordermann vor die Futterluke bekam.

»Hat jemand von euch vielleicht einen zweiten Badeanzug dabei?«, fragte ich hoffnungsvoll, als ich meinen Sportlehrer im Foyer entdeckte. Gott, der sah auch nicht gerade gut gelaunt aus. Mein Magen begann, unangenehm zu kribbeln. Die Misserfolge des heutigen Tages summierten sich langsam zu einem unerträglich großen Betrag.

»Ach, gib es doch zu, Minchen-Bienchen, du willst uns deinen sexy Körper nur nicht präsentieren«, meinte Mark neckend.

Ich stutzte und sah zu Boden, während ich spürte, wie ein zaghaftes Lächeln sich auf meine Lippen legte. Er redete sonst nicht gerade viel mit mir. Ich entsprach ja auch nicht unbedingt seinem Beuteschema, mit meinen langen, schwarz gefärbten Haaren und den meist dunklen Klamotten. Auch wenn ich sicherlich ein recht hübsches Gesicht hatte, wie viele Leute mir sagten.

By the way: Dürfen Eltern eigentlich lügen, wenn sie betonen, wie schön man sei? Ganz nach dem Motto: »Du bist zwar hässlich wie die Nacht, aber ich finde dich trotzdem schön, weil du mein Kind bist.« Ein Glück, dass ich nicht nur aus ihrem Munde gehört hatte, dass ich ganz passabel aussah. Vielleicht war ich ja eher ein Liebhaberobjekt mit Ecken und Kanten. Nicht für jedes Auge eine Weide, aber trotzdem auf meine Weise anmutig.

»Ehrlich, Minchen. Wir hatten in diesem Halbjahr schon dreimal Schwimmen, und jedes Mal bist du nicht dabei. Ich wäre ja schon neugierig darauf, dich mal im Badeanzug zu sehen«, meinte Mark und knuffte mich in die Seite. Diese Berührung löste ein Prickeln in mir aus, das mir die Röte ins Gesicht jagte. »Du brauchst dich doch nun wirklich nicht zu verstecken«, fügte er zu allem Überfluss noch hinzu und strich sich die braunen Locken aus dem Gesicht. Eine Geste, bei der auch die kühle Lydia in Verzückung geriet und schmachtende Blicke verteilte. »Du hast einen richtigen Prinzessinnenkörper«, erklärte Mark unterdessen lächelnd in meine Richtung gewandt.

Es war, als würde die Sonne aufgehen. All die Ärgernisse zuvor wurden einfach weggestrahlt. Ich war mit einem Mal ganz hibbelig, knetete meine Finger, rieb feuchte Handflächen aneinander. Mit Komplimenten konnte ich noch nie gut umgehen, schon gar nicht, wenn sie von heißen Jungs kamen.

»Danke, das ist aber nett«, hauchte ich also entrückt.

»Wilhelmina, du machst heute dein Abzeichen, richtig?«, rief mein Schwimmlehrer mir plötzlich entgegen. Mist. Ich blieb abrupt stehen, und Mark lief in meinen Prinzessinnenkörper hinein.

»Hoppla, Schneewittchen«, sagte er und machte eine galante Geste, um mir den Vortritt zu lassen. Viel zu schnell war der Lehrer bei uns und fing mich ab, bevor ich durch die Drehtür verschwinden konnte.

»Abzeichen?«, hörte ich mich fragen und sah immer noch zu Mark, der seine Tasche lässig schulterte und mir zuzwinkerte. Uih!

»Ja, Schwimmabzeichen«, wiederholte Herr Eichhorst. Und noch irgendwas, das ich nicht verstand. *Schneewittchen* hallte es statt seiner Worte in meinem Kopf.

»Daraus wird nichts. Aus dem Abzeichen, meine ich«, gestand ich, als ich mich gesammelt hatte. Herrn Eichhorsts Miene versteinerte. Das war es allerdings nicht, was mich nun selbst in eine Salzsäule verwandelte. Es war das Lachen hinter meinem Rücken.

»Sie hat es nicht geschnallt, oder?«, hörte ich Anika fragen.

»Schneewittchen, ohne Arsch und ohne Tittchen«, fügte Mark an, als die Gruppe ohne mich zu den Umkleiden schlenderte.

»Was soll das bedeuten, Wilhelmina?«, fragte mein Schwimmlehrer.

»Verarscht, bedeutet das«, hörte ich meine eigene wackelige Stimme sagen. Schon wieder!

»Jetzt wird es mir aber langsam zu bunt«, motzte Herr Eichhorst. »Ich kann dir so keine Vier mehr im Zeugnis geben. Das rutscht dann auf die Fünf«, erinnerte er mich an ein Gespräch, das wir bereits letzte Woche geführt hatten.

Mein Hals zog sich zu. Mein Kopf wurde zum Rummel. Ich saß im Riesenrad, das sich plötzlich aus der Verankerung löste und unkontrolliert davonrollte. Mein Magen floh ins Unendliche, und ich explodierte.

»Das ist mir so was von scheißegal!«, schrie ich Herrn Eichhorst unvermittelt an. Tatsächlich stampfte ich wie eine Dreijährige mit dem Fuß auf, trat danach gegen die nächste Wand, was mir einen schrillen Schmerz im Knöchel bescherte, und rauschte mit hoch erhobenem Kopf davon. Einige meiner Klassenkameraden blieben stehen, beobachteten interessiert meinen Ausraster und tuschelten. Ich schluckte meine Tränen herunter.

»Was glotzt ihr Ärsche so?«, fragte ich, als ich die Gaffer passierte, die sich wieder die Mäuler zerreißen und der Welt eine neue Geschichte erzählen würden. Letzte Woche hatte jemand das Gerücht in die Welt gesetzt, ich würde nach dem Essen immer kotzen gehen. Nur weil mir einmal schlecht gewesen war. Gut, ich kontrollierte tatsächlich mein Gewicht, weil ich sonst fast nichts unter Kontrolle hatte. Aber deswegen litt ich noch lange nicht an Bulimie.

Mark hielt sich die Hand vor den Mund, um sein Lachen zu unterdrücken. Lydia grinste mich ganz offen an. »Heute wieder theatralisch?«, fragte sie süffisant.

Ich flüchtete durch die große Schwingtür nach draußen. Kalte Luft traf auf meine Tränen. Mein Körper bebte, und ich rannte los. So schnell ich konnte. Der Bus fuhr mir vor der Nase davon, und ich ging die zehn Kilometer zu Fuß nach Hause.

Dieser beschissene Tag sollte später noch von einem Todesfall gekrönt werden. Denn ein Amselbaby, das einige Tage zuvor aus seinem Nest gefallen war und das ich seitdem mühsam aufgepäppelt und gefüttert hatte, verstarb am Nachmittag auf meinem Arm.

Wie sagt man so schön? Der Teufel scheißt immer auf den größten Haufen.

Etwas zum Thema auf Seite 268 »Das Mobbingmonster«.

Gleich klatscht es, aber keinen Beifall!

Die Welt ist schrecklich laut, und alles ist unglaublich nah. Besonders die Stimmungen von anderen donnern ungebremst auf mich ein. Letztlich bleibt das aber keine Einbahnstraße. Denn mein eigenes Gemüt gleicht oft einem Pulverfass, wie der aufmerksame Leser sicher schon gemerkt hat. Natürlich kann man versuchen, der Ungeduld von anderen oder ihren Gemeinheiten mit körperlicher Gewalt entgegenzutreten. Das ist allerdings weder sonderlich gut fürs Jugendstrafregister noch wirklich hilfreich.

Doch es gibt Tage X – wenn man zum Beispiel übermüdet und überreizt ist –, an denen man einfach eine Dummheit begeht.

Ich litt, wie schon erwähnt, mein halbes Leben lang unter Schlafstörungen und nächtlichen Schmerzattacken. Bereits in der Grundschule kam ich nicht zur Ruhe und fühlte mich morgens regelmäßig wie gerädert. Dazu kam die Hyperaktivität meines Bruders einen Raum weiter, die mir den Schlaf nicht unbedingt leichter machte.

Als ich ungefähr sechs Jahre alt war, spielte es sich beinahe jeden Abend in etwa so ab:

Angestrengt versuchte ich, mich auf meiner Matratze schwerer zu machen, und schloss die Augen. So fest, dass sie irgendwann schmerzten. Einer meiner Füße machte gleichmäßige Bewegungen, auf die ich mich zu konzentrieren versuchte, um in das Land der Träume zu gleiten. Häufig gesellte sich dazu noch das Problem, dass die Monster unter meinem Bett anfingen, sich zu regen – schlimmstenfalls zu sprechen –, und dann wurde es wirklich schwierig mit dem Schlaf. Seit meiner Kindheit wohnte der schwarze Mann, der es auf meine Seele abgesehen hatte, unter meinem Bett und konnte mich mit seinem Zischeln und Säuseln um den Verstand bringen. Wenn sich auch noch der innere Schweinehund, den ich mir mit fünf als hässliches Wesen mit rosa Ringelpelz und glühenden Augen ausgemalt hatte, dazugesellte, war es um die Nachtruhe geschehen.

So lag ich da, und wenn dann die gewünschte Schwere in Begriff war, sich endlich einzustellen, dröhnte plötzlich von nebenan David Hasselhoffs *I've been looking for freedom* zu mir herüber. Begleitet von lauten, klopfenden Geräuschen, weil mein Bruder zum Einschlafen so lange zu seinem Lieblingslied mit den Füßen auf den Boden trommelte, bis er vom Schlaf übermannt wurde und einfach umfiel. Tja, so kann auch eine Aversion gegen Gute-Laune-Musik entstehen.

Es lag nicht an meiner fehlenden Müdigkeit, dass ich die Musik aus dem Nebenraum nicht überhören konnte. Ich war todmüde! Aber ich konnte diesen Lärm einfach nicht ausblenden. Ich bewundere noch heute die Leute, die sich hinlegen und einschlafen, sobald ihr Kopf ein Kissen berührt. Wie schon das Gen zur Ordnung ist auch dieses lachend an mir vorbeigegangen.

Wenn mein Bruder eingeschlafen war, und sein Kassettenrekorder David abwürgte, war ich über meinen toten Punkt längst hinweg. Meistens dauerte es dann nicht mehr lange, und die Ungeheuer unter dem Bett machten sich erneut bemerkbar. Kennt ihr dieses Gefühl, beobachtet zu werden und im Zwielicht der Nacht überall glühende Augen zu entdecken? Ich hatte manchmal echt skurrile Ideen, was mögliche Bedrohungen anging. Ich hasste es zum Beispiel, nachts auf die Toilette zu gehen, weil ich Angst hatte, dass Krokodile ihren Weg durch die Kanalisation bis hin zu unserem Klo finden könnten. Was würde wohl geschehen, wenn man so einem Tier ahnungslos auf den Kopf pinkelte? Möglicherweise würden dann seine Zähne Hallo zu meinem Hintern sagen.

Als ich älter wurde und mein Bruder eine Etage höher zog, schlief ich nicht ein, weil mein Hirn mich mit seinem Gequatsche quälte.

Hirn: *Schlaf endlich ein. Du hast morgen früh Mathe!*
Ich: *Versuch ich doch.*
Hirn: *Besser du beeilst dich. Ist schon gleich zwölf.*
Ich: *Was du nicht sagst.*
Hirn: *Weißt du noch in der Grundschule, dritte Klasse? Da hast du Frau Brill während der Tagesfahrt nach Osterholz auf die Hose gekotzt.*

Mir wurde augenblicklich mulmig. Es reichte schon, an Kotze zu denken.

Ich: *Danke, dass du mich daran erinnerst.*
Hirn: *Das war peinlich. Ich glaube, sie hat dich danach nicht mehr so sehr gemocht wie zuvor.*
Ich: *Jetzt halt mal die Luft an. Das ist lange her. Als ich sie letztens getroffen habe, war sie sehr freundlich.*
Hirn: *Aaaber, ich wette, das war das Erste, was ihr zu dir eingefallen ist – Würgegeräusche und Mageninhalt.*
Ich: *Lass mich schlafen.*
Hirn: *Nur noch eins – hast du nicht was vergessen?*
Ich: *Hmm. Ja, ich habe auch die ganze Zeit schon so ein Gefühl.*

Ich öffnete alarmiert meine Augen und starrte in die Dunkelheit. Unten im Flur schickte die alte Standuhr ihr gleichmäßiges Ticken zu mir herauf. Und vor dem Fenster kratzten Zweige, die der Wind bewegte.

Hirn: *Gefühle sind gut. Weißt du diesmal auch, was dir dein Gefühl sagen will? Ich mein ja nur.*
Ich: *Ich hab Hunger?*

Wie immer konnte ich über den Ursprung meines Unbehagens nur mutmaßen. Als ich jedoch vor dem Kühlschrank stand und mein Magen knurrte, sah ich mich bestätigt und plünderte den Inhalt. Seltsam, dass unser Pudel bei so was immer hellwach war, doch wenn jemand einbrach, verpennte er die ganze Aktion. Er bekam eine Wurst ab, und ich schlich wieder nach oben.

Hirn: *Na dann, gute Nacht!*
Ich: *Jetzt weiß ich, was ich vergessen habe. Die Deutschhausaufgaben.*

Also wieder hoch und an den Schreibtisch gesetzt. Mit dem Gesicht in der Tinte schlief ich schließlich doch noch ein. Lasst euch gesagt sein, Tintenkiller können längst nicht alles von der Haut entfernen!

Am nächsten Morgen brauchte ich zu lange im Bad und verpasste den Bus. Anschließend hetzte ich mit dem Fahrrad zur Schule und sank neben meiner Freundin Tina, die nach Jahren der Funkstille endlich wieder mit mir reden durfte, auf meinem Platz in mich zusammen.

»Was ist denn mit dir passiert?«, wollte sie wissen und zupfte an meinem T-Shirt, das ich verkehrt herum trug. »Du siehst beschissen aus.«

»Oh, echt?«, fragte ich vorsichtig und stützte meinen schweren Kopf mit der Handfläche ab.

»Ja, du hast richtig heftige Augenringe«, stellte sie fest und zückte sofort ihre Puderdose.

»Das macht nichts. Besser Augenringe als gar keinen Schmuck«, scherzte ich, während sie versuchte, die Müdigkeit wegzuschminken.

Unsere Geschichtslehrerin Frau Clausen betrat den Raum, und es wurde augenblicklich ruhig. Sie war weniger als einen Meter fünfzig hoch, versprühte jedoch eine enorme Autorität. Vielleicht musste man das auch, wenn man so klein war wie sie.

»So, meine Damen und Herren«, sprach sie uns Teenager an und stemmte wie gewohnt ihre Hände in die runden Hüften, »heute werden wir uns eine Dokumentation zum Hundertjährigen Krieg ansehen.«

Schon während die Fensterläden sich schlossen, wurden meine Lider immer schwerer, und ich hatte Mühe, mein Gähnen zu unterdrücken.

»Hey, Erde an Minchen!«, sagte Tina.

»Hä?«

»Ich hab gefragt, ob du heute Nachmittag dabei bist.«

»Wobei?«

»Sag nicht, du hast es vergessen!« Tinas Miene verdüsterte sich. Mein Magen zog sich sofort zusammen.

Bitte lass sie nicht Geburtstag haben, betete ich im Stillen. Sie würde es mir nicht noch einmal verzeihen, wenn ich das vergessen hätte. War denn schon wieder Mai? Ich sah aus dem Fenster. Frühlingswind peitschte noch fast kahle Äste an die Scheibe. Nein, wir hatten Ende März.

»Wir wollten doch mit den Jungs aus der 10b ins Kino«, half Tina mir auf die Sprünge.

Ich atmete auf. »Klar bin ich dabei«, meinte ich. War ja meine Idee gewesen.

Nachdem das geklärt war, wurden meine Lider wieder schwerer, und ich unterdrückte ein Gähnen. Irgendwann legte ich meinen Kopf auf die Tischplatte. Der Sprecher im Fernseher lullte mich mit seiner sonoren Stimme geradezu in den Schlaf. Ich war wirklich machtlos.

Plötzlich, ich wusste gar nicht, wie mir geschah, landete Frau Clausens Schlüsselbund mit einem lauten Scheppern direkt vor meiner Nase auf dem Tisch. Ich erschrak zu Tode!

In Sekundenbruchteilen wich der Schreck einer tiefen Erschütterung über ihr Tun und verwandelte sich in Wut. Sofort hellwach schnappte ich den Bund und warf ihn schwungvoll zurück in die Richtung, aus der er gekommen war. Zeitgleich ging ein Raunen durch die Klasse, dann das Geräusch von mindestens fünf Schülern, die scharf die Luft einsogen, als der Schlüssel Frau Clausen direkt im Gesicht traf, gefolgt von schockierten Ausrufen, als die kleine Frau zu Boden ging. Dann stellte sich erdrückende Stille ein.

Bis auf den Sprecher der Doku: *Im Januar 1340 ernannte sich Eduard III. selbst zum französischen König und fiel mit seinen Truppen in Frankreich ein. Sein Heer war den Franzosen zahlenmäßig unterlegen, dennoch schlug er sie 1346 in der Schlacht von Crécy vernichtend. Im Jahr darauf konnte Calais nach elfmonatiger Belagerung eingenommen werden.*

»Ist sie tot?«, fragte Lydia nach einer Weile – es waren sicher nur Sekunden, mir kam es aber wie eine Ewigkeit vor – und stand auf.

»Scheiße, Wilhelmina, das hast du nicht wirklich getan«, flüsterte Tina neben mir. Ich kaute auf meiner Unterlippe und schmeckte Blut. Oh nein. Das durfte doch nicht wahr sein, oder?

»Doch, sieht so aus«, antwortete ich benommen. Einige der Schüler scharten sich jetzt um die blonde Lehrerin und stellten erleichtert fest, dass sie sich rührte. Nur langsam erhob auch ich mich von meinem Stuhl und trat unruhig von einem auf das andere Bein. Sven rannte zur Tür hinaus – das Quietschen seiner Turnschuhe wühlte mich zusätzlich auf – und holte Hilfe.

Egal, wie sehr ich beteuerte, dass mir nicht klar gewesen sei, was ich tat, als ich den Bund zurückfeuerte, Frau Clausen nahm den Angriff sehr persönlich. Gut, ich hatte ihr ein ziemliches Veilchen verpasst und eine Platzwunde, aber hey, sie hatte schließlich angefangen.

Ich bekam tatsächlich eine Anzeige wegen Körperverletzung. Den Spaß ließ die Gute sich nicht nehmen. Wahrscheinlich kann ich von Glück reden, dass sie nicht auch noch den Eindruck hatte, meine Attacke sei ein Mordversuch gewesen. Wer weiß, wie hysterisch sie sonst reagiert hätte.

Wenig später im Büro des Direktors wurde es noch unerfreulicher.

»Ganz im Ernst, Herr Jensch, Ihre Tochter hat Probleme. Wissen Sie eigentlich, dass sie regelmäßig den Unterricht verschläft?«, fragte der Direx meinen Vater.

Ich hing mehr auf dem Stuhl, als dass ich saß. Mein Kopf war völlig leer. Gefüllt mit Zuckerwatte. Klebrig und leicht.

Mein Vater versteifte sich plötzlich. Ich hatte bereits eine ganze Weile nicht mehr zugehört und mich mit dem Thema

Jugendstrafregister beschäftigt, als ich bemerkte, wie die Stimme meines Paps immer leiser wurde, während er sprach. Das war nie ein gutes Zeichen.

»Sie zittert manchmal im Unterricht. Ihre Hände, ihre Beine. Viele Lehrer haben es an ihr beobachtet. Dann die ständige geistige Abwesenheit. Verstehen Sie, worauf ich hinauswill?«, traute der Direx sich jetzt zu fragen, während er sich sein graues Jackett glatt strich, das er gern über seinen Karohemden trug.

Etwa achtzig Prozent der Situationen in meinem Leben, die sich später als bedeutend herausstellten, konnte ich mit »Hä?« ganz gut beschreiben. So wie diese, in der der Direx meinen Vater auf den möglichen Konsum von illegalen Substanzen aufmerksam machen wollte und ich nicht verstand, worum es eigentlich ging, geschweige denn, was dieser bloße Verdacht für Konsequenzen nach sich ziehen sollte. Fußfesseln für die nächsten Monate wären nichts dagegen gewesen.

Mein Vater fand seine Stimme wieder. »Drogen?«, fragte er gefährlich leise. Jetzt war ich hellwach. »Meine Tochter nimmt doch keine Drogen!«

Gut, dann und wann hatte ich gekifft, und ich trank auch leider sehr gern Alkopops, denn es half mir definitiv runterzukommen. Aber deshalb hatte ich noch lange kein Drogenproblem. Oder doch?

»Sie ist 15. Und wir haben sie im Auge«, erklärte Papa entschieden.

Ich sortierte meine Füße und setzte mich aufrechter. Das Geräusch eines Kopierers im Nebenraum forderte meine Aufmerksamkeit, und es fiel mir schwer, weiterhin dem Gespräch zu folgen.

»Ich unterstelle Ihnen keine Nachlässigkeit.« Automatisch zählte ich, wie viele Kopien das Gerät ausspuckte. Neun, zehn, elf ... »Sie in Ihrem Beruf als Kriminalkommissar wissen sicher nur zu genau, wie gefährdet unsere Jugend heutzutage ist.« 15, 16, 17, 18. 18? Welche Klasse hatte denn bitte nur 18 Schüler?

Ich zuckte zusammen, als ich bemerkte, dass Papa mir einen langen, intensiven Blick zuwarf.

»Ich weiß, wie Familien und Kinder mit Drogenproblemen aussehen«, sagte er. »Ich kenne die Hintergründe, die Geschichten und die Charaktere. Meine Tochter fällt nicht in diese Kategorie, Herrgott noch eins!« Er wurde sehr groß auf seinem Stuhl. Ich versuchte, ihn zu imitieren.

»Aus Erfahrung wissen wir, dass es oft auch Kinder aus behütetem Umfeld betrifft«, warf der Direx gelassen ein und legte ein Bein über das andere. Dabei rutschte seine Bügelfaltenhose über den Bund der Tennissocke.

»Schlagen Sie allen Ernstes vor, dass ich meine Tochter jeden Morgen in einen Becher pinkeln lassen soll, nur um Ihnen und Ihrer unfähigen Belegschaft zu beweisen, dass die Problematik woanders liegt?«

»Ihre Tochter hat die Probleme. Sie ist reifeverzögert und nimmt ihre Aufgaben in der Schule nicht ernst«, konterte der Direx. Er faltete seine Hände, und mir fiel auf, dass er seinen Ehering links statt rechts trug. Ob das etwas zu bedeuten hatte? War er vielleicht eigentlich schwul? Ach nee, das hätte dann ja Ohrringe bedeutet.

»Sie ist eben etwas besonders. Das haben wir doch schon besprochen«, sagte mein Papa säuerlich und stand auf.

Hatten sie? Wann denn? Und wieso sprachen sie eigentlich die ganze Zeit über mich, als wäre ich gar nicht anwesend? Wussten die nicht, dass das gemeinhin als unhöflich galt?

»Ihre Definition von ›besonders‹ deckt sich nicht mit der unseres Kollegiums. Wir haben den Eindruck, Wilhelmina will einfach nicht. Ihr Intellekt entspricht den Erwartungen, aber sie kann sich schlicht nicht einfügen«, behauptete der Direx, und ich schnappte nach Luft.

»Wilhelmina, wir gehen«, befahl mein Vater plötzlich. Als ich nicht gleich reagierte, zog er mich am Arm auf die Beine. »Wir sprechen uns noch«, war das Letzte, was ich ihn sagen hörte, während er mit weiten Schritten, ich in seinem Kielsog, auf die Tür zusteuerte.

Das Ganze zog eine Lehrerkonferenz mit dem Thema »Wilhelminas Impulskontrolle« und eine Beschwerde meines Vaters bei der Schulaufsicht nach sich. Gebracht hat beides nichts, für keinen

Beteiligten. Ach, stopp. Doch. Frau Clausen genoss den Wirbel sichtlich und konnte gar nicht genug betonen, wie missraten ich war.

Kino war für den Tag gestrichen. Stundenlange Gespräche und einen Wutanfall meinerseits später fügte ich mich in mein Schicksal und schloss mich in meinem Zimmer mit lauter Musik von The Cure ein.

Kurz darauf musste ich ins Krankenhaus, um mir die regelmäßig entzündeten Mandeln rausnehmen zu lassen. Es kam inzwischen häufiger vor, dass ich nach unerfreulichen Ereignissen krank wurde.

Wusstet ihr, dass man in der Folge einer solch banalen OP verbluten kann, wenn der Puls durch Aufregung zu hoch wird und die Operationsnaht sich wieder öffnet? Überraschung! Glücklicherweise ist es mir noch im Krankenhaus passiert, und man hat mich sofort behandelt.

Sechs Wochen später wollten Tina und ich den Filmbesuch nachholen. Wie immer war ich spät dran und wurde von ihr leicht mürrisch mit »Die Jungs sind schon rein« begrüßt, während ich das Rad abschloss.

»Das macht ja nichts«, antwortete ich optimistisch und wühlte nach meinem Portemonnaie in der Hosentasche. »Sie halten bestimmt Plätze frei.«

Tina angelte nach meiner Hand, und wir trabten zum Eingang. Mir fiel siedend heiß ein, dass ich nicht genug Geld in der Börse hatte, weil mein Taschengeld für diese Woche noch auf dem Küchentisch lag. Da lag es ja gut. Ich stoppte meinen Lauf und hielt Tina zurück.

»Oh nein, ich habe vergessen, meine Kohle einzustecken«, jaulte ich. Tina bemühte sich, nicht aus der Haut zu fahren, und fischte ihre eigene Geldbörse aus ihrem Lederrucksack. Ich bewunderte sie so sehr für diese innere Gelassenheit, die sie immer wieder hervorzauberte. Auch wenn Tina etwas temporär auf die Nerven ging, konnte sie schnell wieder lächeln. Es war einfach bewundernswert.

»Wie viel hast du denn mit?«, fragte sie und zählte ihre eigenen Münzen ab.

Ich wurde abgelenkt, weil in diesem Moment eine Vorstellung endete und Leute aus dem Kino an uns vorbeiströmten. Einige Kinder grölten, rannten ihren Eltern voraus.

»Minchen, wie viel Geld hast du mit?«, wiederholte Tina ihre Frage.

»Fünf«, meinte ich bedrückt und wog die Münzen in der Hand. Der Geruch von Kupfer stieg mir in die Nase und ließ mich fast niesen.

»Das passt, gib her, und ich zahle für uns beide«, schlug Tina vor und nahm mir das Geld ab.

Wir beeilten uns hineinzukommen. An der Kasse saß Niklas, ein ehemaliger Schüler unserer Realschule, in den ich heimlich seit der siebten Klasse verliebt war. Seine leicht schräg stehenden Augen waren einfach der Hammer.

»Zweimal *Vier Hochzeiten und ein Todesfall*, bitte«, bestellte Tina.

Niklas stützte sich auf der Theke ab und beugte sich ein wenig näher zu uns herüber. »Der läuft schon«, sagte er und hob seine schön geschwungenen Augenbrauen fragend in die Höhe. Mein Mund wurde trocken. Unwillkürlich fragte ich mich, wie mein Haarschopf wohl nach der rasanten Fahrradfahrt hierher aussehen mochte.

»Das wissen wir«, antwortete Tina, kramte ihre Münzen heraus und legte sie auf den Tisch. Ich wühlte derweil in meinem Kopf nach irgendetwas Klugem oder Lustigem, das ich zu Niklas sagen konnte.

»Na? Auch hier?«, fragte ich schließlich und zupfte verlegen an einer meiner Locken herum. Mir war plötzlich warm in meiner Jeansjacke.

»Ja, ich arbeite hier«, antwortete Niklas und grinste breit. So schöne Zähne, hach ...

»Wollt ihr was trinken? Oder Popcorn?«, erkundigte er sich. Seine Hand schob Tina das Restgeld entgegen.

»Für eine Cola reicht es gerade noch«, stellte sie fest und sah mich fragend an.

»Also, eine für euch beide?«, hakte Niklas nach und drehte sich zum Kühlregal.

»Toll, was man so alles mit einem Schulabschluss machen kann, oder?«, hörte ich mir zu. »Ich meine, hey, du arbeitest im Kino! Wie cool!«

Tina runzelte die Stirn, während ich mein Haar sortierte und den Reißverschluss meiner Jacke so weit öffnete, dass man erahnen konnte, dass ich Brüste hatte.

»Ja«, hörte ich von der anderen Seite des Tresens und beobachtete, wie Niklas nach zwei Colaflaschen angelte. »Nur damit keine Missverständnisse entstehen: Ich studiere noch.« Er schob mir die Getränke entgegen. Sein Zwinkern sorgte dafür, dass Schmetterlinge in meinem Magen ihr Unwesen trieben.

»Ach, wirklich?«, fragte ich nach und versank in seinen dunkelbraunen Augen.

»Ja, wirklich. Hättest du mir nicht zugetraut, oder was heißt das jetzt?«, hakte er lächelnd nach. Dieses Lächeln, oh mein Gott. Tina stupste mich in die Seite.

»Doch, doch«, beeilte ich mich zu sagen. »Ich meine ja nur, ein Job im Kino, besser geht es doch eigentlich gar nicht. Wozu da noch studieren, oder?« Ich lächelte zurück.

»Höhere Ziele hast du also nicht?«, fragte er, und mein Lächeln verrutschte.

Tina räusperte sich laut. »Wir haben nur eine Cola bestellt«, gab sie zu bedenken und schob ihm das Geld zu. Er nahm es ohne nachzuzählen.

»Geht aufs Haus«, meinte er, ohne den Blickkontakt zu mir zu unterbrechen.

»Höhere Ziele?«, hörte ich mich fragen und ärgerte mich darüber, wie dümmlich sich das anhörte. Tina nahm ihre Cola, wandte sich zum Gehen, und ich trat einen Schritt hinter ihr her.

»Hey, du hast dein Getränk vergessen. Oder hat deine Mama dir eingebläut, dass du keine Geschenke von Fremden annehmen darfst?«, witzelte Niklas und strich sich sein Haar lässig aus dem Gesicht.

»Du bist mir nicht fremd. Ich weiß alles über dich: Wann du geboren bist, wo du wohnst, wann du Karate hast ...«, platzte es aus mir heraus. Seine Augen weiteten sich überrascht, und ich biss mir auf die Zunge. Einmal mehr stand ich neben mir und musste irritiert zusehen, was ich da gerade mal wieder trieb. Hatte ich meinem Schwarm soeben tatsächlich verraten, dass ich ihn stalkte?!

Meine Hand schnellte zur Cola, während Niklas mir die Flasche gleichzeitig entgegen schob, und ich stieß sie um, als sich unsere Finger berührten. Die Flasche machte einen Salto und polterte zu Boden.

»Also doch nur eine Cola«, hörte ich Niklas' Feststellung.

Ich stand wie erstarrt da und sah zu, wie die braune Flüssigkeit aus der Flasche schwappte, um einen See auf dem grauen Teppich zu bilden. Tina bückte sich eilig und hob sie auf. Cola spritzte auf ihre Hose.

»Sorry«, hauchte ich. Das Blut rauschte mir laut in den Ohren.

»Ich mach das schon, ihr beide solltet lieber zusehen, dass ihr in den Film kommt. Sonst verpasst ihr ja alles«, meinte Niklas.

Mir war das Ganze so peinlich, dass ich den Gang voranlief, ohne mich noch einmal umzusehen. Schnellen Schrittes und steif, als hätte ich einen Besenstiel verschluckt. Mein Hirn applaudierte zu meinem Fauxpas.

Hirn: *Toll gemacht. Einer mehr, der dich für bescheuert hält.*

Ich: *Danke. Mach weiter, dann heul ich gleich. Ich spüre es schon so schön brennen hinter meinen Augen.*

Hirn: *Du kannst immer noch durch den Hinterausgang verschwinden. Du weißt doch noch, wo der ist, oder?*

Tatsächlich sah ich mich zum Ausgang um und dachte an den Tag, als mir mit acht Jahren im Kino schlecht geworden war und ich aus dem Film rennen musste, um nicht alles um mich herum vollzukotzen. Durch den Hinterausgang hatte ich es rechtzeitig ins Freie geschafft.

Hirn: *Aber, hey: So beginnen alle Bilderbuchromanzen, oder etwa nicht?*

Ich: *In meinem Fall bestimmt nicht.*

Die Jungs hatten uns natürlich keinen Platz freigehalten, also setzten wir uns ziemlich weit nach vorne, wo noch einige Plätze frei waren. Unglücklicherweise genau vor zwei Mädchen der Hauptschule, die immer auf Ärger aus waren. Es dauerte nicht lange, und sie machten sich einen Sport daraus, uns Popcorn ins Haar zu werfen. Da mir nun auch noch schlecht wurde, weil ich zu nahe an der Leinwand saß und mein Hirn den Bildern dadurch nicht folgen konnte, war mein Pensum an Gelassenheit nahezu aufgebraucht.

»Könntet ihr bitte aufhören?«, bat Tina freundlich und wandte sich nach hinten. Es war der Moment, in dem Hugh Grant eine Abfuhr bekommt und belämmert in der Gegend herumsteht.

»Nein, können wir nicht. Der Film ist so lahm, da brauchen wir ein wenig Spaß«, antwortete Desiree, ein strohblondes Mädchen mit Kurzhaarschnitt. Sie gehörte zur rechten Szene, und jeder war auf der Hut vor ihr, da sie ihren Ansprüchen grundsätzlich mit Ellenbogeneinsatz Nachdruck verschaffte.

Für den Rest des Filmes versuchte ich, dem Popcorn und dem Haareziehen zu entgehen, indem ich mich weit nach vorn bis an die Lehne des Vordermannes beugte.

Endlich war der Film zu Ende. Das Licht ging an, Tina pulte sich die weißen Brocken vom Kopf, und wir standen auf. Doch noch bevor wir aus dem Saal entkommen konnten, waren die beiden Zicken hinter uns. Ich spürte ihren Atem in meinem Nacken. Meine Härchen stellten sich auf, mein Herz setzte einmal aus und begann dann, schneller in meiner Brust zu hämmern.

Es war noch nicht ganz hell im Saal; ich musste also aufpassen, wo ich meine Füße hinsetzte. Tina hatte es eilig und zwängte sich durch eine Gruppe Erwachsener hindurch. So etwas wie Furcht sammelte sich in meinem Bauch. All die Erfahrungen, die ich bis dahin gesammelt hatte, meldeten sich zu Wort und flüsterten mir ins Ohr. Der Junge, der mich die Treppe hinuntergestoßen hatte, Sandra, die Hiebe, die Tritte. Das Lachen der anderen.

Jemand stellte mir ein Bein. Im Fallen drehte ich mich um die eigene Achse, fing meinen Sturz an einer Sitzreihe ab und sah in Desirees hämisches Grinsen. Der Impuls war einfach da. Es klatschte! Aber keinen Beifall. Ich schlug ihr mit der flachen Hand mitten ins Gesicht, sobald ich wieder festen Stand erreicht hatte. Zuerst starrte sie mich nur fassungslos an. Dann besann sie sich und gab mir einen heftigen Schubs. Ich taumelte rückwärts, rammte einen älteren Herrn, der mich prompt so laut anbrüllte, dass ich mir fast in die Hose pinkelte. Und dann tickte etwas in mir aus. Ich war nicht mehr mit meinem Körper verbunden, der einfach vorwärtsstürmte. Meine Hände verkrallten sich in Desirees Armen, und meine Nägel gruben sich in ihre Haut. Wir gingen beide zu Boden. Sie versuchte, mich abzuwehren, schrie und strampelte, aber sie hatte keine Chance. Die Tritte in meine Seite, die ihre Freundin verteilte, spürte ich nicht. Meine ganze Angst und die Frustration der vergangenen Tage (Jahre!) entluden sich wie ein Ungewitter. Irgendwann schlossen sich Arme um meine Mitte und rissen mich in die Höhe. Es war Niklas. Aber erst, nachdem ich Desiree die Nase blutig gehauen hatte.

»Bist du verrückt geworden?«, fragte er und versuchte, mich zu bändigen.

»Lass mich los«, quiekte ich und strampelte in seinem Griff.

»Ich denke gar nicht daran«, keuchte er und zog mich aus dem Saal. Einige Leute standen am Rande, schüttelten den Kopf.

Mein Hirn hatte recht gehabt. Ich hätte den Hinterausgang nutzen sollen. Und das mit Niklas und mir wurde jetzt natürlich nichts mehr. So nah wie zu diesem Zeitpunkt sollte ich ihm nie wieder kommen.

Ich war zutiefst betroffen, als mir klar wurde, dass ich dabei war, zu einem Pulverfass zu werden, und arbeitete von da an hart an mir, damit solche Explosionen nicht mehr vorkommen würden. Es sollte bei dieser entarteten Episode bleiben, auch wenn ich mich noch sehr oft in meinem Leben so sehr in die Enge getrieben fühlte, dass ich am liebsten um mich geschlagen hätte.

Heute weiß ich, dass Impulskontrolle für jeden AD(H)Sler, ob mit oder ohne Hyperaktivität, ein großes Thema ist. Impulsivität ist eines der Kernsymptome bei AD(H)S. Oft handeln oder sprechen wir, ohne lange darüber nachzudenken. Scheinbar unüberlegt starten wir in neue Aufgaben oder beginnen riskante Projekte, ohne die Konsequenzen abzuschätzen. Manche von uns suchen aber auch einfach die Herausforderung und scheuen keine Gefahren. Zu diesen gehörte ich nie. Im Grunde hatte ich immer ein großes Interesse daran, möglichst unbeschadet zu überleben.

Viele von uns können nicht gut mit Frust und Niederlagen umgehen – wen wundert's – und reagieren mit Wutanfällen und sogar entnervender Zerstörungswut. Man fühlt sich völlig blockiert und gerät außer Kontrolle. Wenn dieser Zustand wieder abflaut, tritt sofort das Gefühl der Schuldigkeit ein, das im weiteren Verlauf für die nächste emotionale Talfahrt sorgt.

Meine Lehrer waren damals der Meinung, dass ich auf dem besten Weg war, eine dissoziale Verhaltensstörung zu entwickeln. Und tatsächlich liegt das Risiko bei ADSlern weit höher als bei anderen Menschen.

Also, was kann man tun, um sich selbst zu helfen?

Minchens ganz persönliche »Notfalltipps für Supernovas« findet ihr auf Seite 270.

Teil 3

ERWACHSENWERDEN MIT DEN NEBENWIRKUNGEN VON AD(H)S

Dieser Teil des Buches handelt von Grenzerfahrungen, von problematischen Beziehungen, vom Sich-Finden und vom Überleben.

War mein Leben bis hierhin eine unterhaltsame Lektüre, so ging es nach der Schule ans Eingemachte. Denn wie alle Probleme, die nicht früh genug erkannt werden, spitzt sich auch das nicht diagnostizierte Leiden an AD(H)S regelmäßig zu und endet oft tragisch. Aus dem engen Austausch mit Leidensgenossen weiß ich, dass junge Menschen mit AD(H)S zu einer Hochrisikogruppe für andere, noch schwerwiegendere Begleiterkrankungen gehören. Dazu zählen Essstörungen, Suchterkrankungen, soziale Phobien, Schlafstörungen und Depressionen, die bis hin zum Suizid führen können, um nur einige zu nennen. Wenn die Jugend und das Erwachsenwerden an sich schon selten leicht sind, so ist es für hochsensible ADSler noch eine ganz andere Sache.

Schon in der ersten Hälfte des 20. Jahrhunderts, dem Wilhelminischen Zeitalter – Namensgeber ist Kaiser Wilhelm, nicht ich –, gab ein Arzt namens Adalbert Czerny dem Phänomen der Nebenerkrankungen des AD(H)S einen Namen: Neuropathische Konstitution, was so viel heißt wie »Neigung, nervenkrank zu werden«.

Irgendwie lustig übrigens, dass sich meiner Recherche nach auch in der Biografie des berühmten Kaiser Wilhelm selbst Eigenarten fanden, die auf ADS hinweisen. Willkommen im Klub, Eure Majestät!

Hauptberuflich Chaosqueen

Mein Fachabitur bekam ich nur mit Ach und Krach. Danach hatte ich keinen Schimmer, wie es weitergehen sollte. Mein Vater, der gerade bei uns aus- und mit der ehemaligen Floristin meiner Mutter zusammengezogen war, riet mir, eine Ausbildung als Verwaltungsfachangestellte beim Senat zu machen. Schließlich war er als Kriminalkommissar ja auch verbeamtet und genoss alle Vorzüge eines solchen Arbeitsverhältnisses.

Ich fand seinen Vorschlag sehr vernünftig und hatte in Anbetracht der Tatsache, dass meine Eltern zurzeit genug eigene Probleme hatten, keinen Bedarf, den beiden das Leben noch schwieriger zu gestalten. So jedenfalls mein Vorsatz.

Leider stellte sich schnell heraus, dass ich den monotonen Aufgaben einer Bürostute nicht gewachsen war. Ich bekam es beim besten Willen nicht hin, Tabellen auszufüllen, ohne dabei Fehler einzubauen, oder beim Kopieren die Originale nicht zu verbummeln. Oder ich verbrachte zum Ärgernis meiner Kollegen die Zeit damit, mir einen kompletten Splisshaarschnitt zu verpassen, weil mir während meiner eigentlichen Aufgabe eine kaputte Strähne ins Auge gefallen war.

Nach etwa drei Monaten und etlichen Anraunzern meiner Ausbilderin warf ich das Handtuch. Anschließend jobbte ich im Sonnenstudio, da konnte nicht viel schiefgehen, solange ich mich nicht mal wieder bescheißen ließ (Kunde: »Was? Nein, das müssen Sie mit der Nachbarkabine verwechseln. Ich war nur zehn Minuten drin.« – Mina: »Ach so? Das habe ich mir zwar anders notiert, aber Sie haben sicher recht. Verzeihung, bitte.«) Außerdem war der Job mit fünf Stunden Arbeitszeit pro Schicht meinen Kapazitäten angemessen.

Ganz ehrlich, nach etwa sechs Stunden Reizüberflutung am Tag musste ich erst mal mindestens eine Stunde lang schlafen, um meine Batterien wieder aufzuladen. Daneben litt ich immer wieder an einem solchen Input-Overflow, dass ich kaum noch wusste, wie ich hieß. Da mich diese Art Problem schon sehr lange begleitete, stellte ich mir immer häufiger die Frage, wo ich meinen Körper wegen schlechter Akkuleistung wohl reklamieren konnte. Natürlich sah sich kein Arzt der Umgebung dafür zuständig, überall wimmelte man mich mit Vitaminen und Spurenelementen ab. Wusstet ihr, dass man von zu viel Carotin orange im Gesicht werden kann? Ich habe es auf die harte Tour herausgefunden.

Natürlich war mir klar, dass es sich bei solch einer Anstellung trotz allem nicht um eine wirkliche Perspektive handelte, also schaute ich mich weiter um. Nach einem ernst zu nehmenden Werdegang.

Mit 19 – ich hatte mich gerade von einem Blinddarmdurchbruch erholt – schien es dann, als hätte ich endlich meinen Traumjob gefunden, und ich begann eine Ausbildung in einem kleinen Fotoatelier namens Rose. Zeitgleich verließ ich das Haus meiner Mutter und ihres neuen Mannes, mit dem ich ein aufregendes Kräftemessen hinter mir hatte, und bezog meine erste eigene kleine Wohnung in der östlichen Vorstadt. Freiheit! Es war einfach großartig. Keiner, der einen zum Aufräumen anhielt. Keiner, der abdrehte, wenn man erst am frühen Morgen nach Hause kam. Nur mein Kater Gizmo, der aus Protest auf mein Kissen pisste, wenn ich zu lange wegblieb.

Andererseits war da allerdings auch niemand, der verlorene Sachen wiederfand und mir zurückgab. Schade eigentlich, denn zu dieser Zeit feierte ich jeden Tag Ostern und suchte ständig irgendetwas.

Um acht Uhr morgens klingelte täglich mein Wecker, den ich daraufhin mit einer gezielten Bewegung vom Nachttisch wischte. Wie gut, dass Gizmo diese morgendliche Aktion trotzdem als definitiven Start in den Tag wertete und mich an seinen leeren Fressnapf erinnerte. Sonst hätte ich mit Sicherheit regelmäßig total verschlafen.

Also schwang ich mich aus dem Bett und folgte dem aufgebrachten Maunzen in Richtung Kochzeile. Ich selbst frühstückte so gut wie nie, denn die Zeit war immer knapp. Das Problem lag darin, dass ich keine innere Uhr besaß wie normale Menschen. Also rannte ich üblicherweise zu meinem kleinen Opel Corsa, um zur Arbeit zu düsen, was bereits morgens zu einem immensen Druck in meinem Schädel führte. Dummerweise musste ich als erste kräftezehrende Maßnahme des Tages eine Mülltonne von meiner Kühlerhaube stemmen, die ein erboster Nachbar mir als Mahnung darauf platziert hatte, weil ich seinen Parkplatz blockiert hatte. Schon wieder.

Gut, dass ich nicht nachtragend war, sonst wäre ich vielleicht auf die Idee gekommen, mich zu revanchieren. Allerdings wäre es mir mit Sicherheit ziemlich schnell zu anstrengend geworden, Nettigkeiten über kuriose Standortmöglichkeiten von Mülltonnen auszutauschen.

Nachdem ich also das große Biest am Zaun des so empfindlichen Mitbürgers positioniert hatte, fuhr ich los. Ich hatte erst seit Kurzem den Führerschein und ließ den Wagen prompt an der nächsten Kreuzung direkt vor der Straßenbahn absaufen. Ups. Endlich – und die obligatorischen zehn Minuten zu spät – parkte ich direkt auf einem Parkplatz vor dem Fotostudio ein. Herr Rose, ebenfalls nie ganz ausgeschlafen, kam gerade heraus, zündete sich lässig eine Zigarette an und beobachtete, was ich da so vor seinem teuren Mercedes fabrizierte. Ich muss ja sagen, ich hatte selten einen so entspannten Menschen an meiner Seite wie Herrn Rose. Manchmal wünsche ich, es gäbe mehr von seiner Sorte. Aber ich befürchtete schon damals, dass diese Spezies im Aussterben begriffen war.

»Na, das war aber ein Akt«, stellte er locker fest, als ich schweißgebadet ausstieg (immerhin ohne seinem teuren Wagen ein Andenken an mich verpasst zu haben!), und bot mir eine Marlboro an. Die nahm ich nach all dem morgendlichen Stress nur zu gern und ließ meine neue Tasche dafür achtlos zu Boden fallen. Ich verfehlte die Pfütze zu meinen Füßen nur um Haaresbreite. Musste mein Glückstag sein.

»Sag mal, wie oft bist du noch mal bei der Prüfung durchgefallen?«, trat mein Chef eine unangenehme Erinnerung los, während er mir sein edles Feuerzeug unter die Nase hielt.

»Beim Führerschein?«, vergewisserte ich mich. Er nickte, nahm einen tiefen Zug und lehnte sich an die Ladentür. Der Schriftzug über dem Eingang stammte noch aus den Zeiten, in denen sein Vater den Laden geführt hatte. Und da Herr Rose Mitte fünfzig war und sein Haar längst ergraut, musste das ziemlich lange her sein.

»Zweimal«, antwortete ich irgendwann gedehnt und band mir meine zotteligen Haare aus dem Gesicht. Dabei verkohlte ich mir mit der Zigarette ein paar Strähnen, und der beißende Geruch setzte sich in meiner Nase fest.

»So, so«, meinte Herr Rose und sah mich unter dem Rand seiner Brille, die ihm etwas sehr Weises verlieh, prüfend an. »Musstest du einparken?«, wollte er dann wissen. Sein Mundwinkel zuckte verräterisch. Ich betrachtete meine heutige Leistung. Etwas schief, aber die Straßenbahn würde vorbeikommen. Und das, ohne den Spiegel abzufahren.

»Nee, wieso?«, fragte ich zurück. »Ich bin in der ersten Prüfung zweimal falsch abgebogen.«

»Und in der zweiten?«

»Radfahrer übersehen«, sagte ich zerknirscht und beeilte mich anzufügen: »Aber er lebt! Es ist ihm nichts passiert, außer einem leichten Herzinfarkt vielleicht.« Mühsam versuchte ich, ein Grinsen aufzusetzen, und bemühte mich gleichzeitig, die mit dem damaligen Schrecken verbundenen Emotionen niederzukämpfen.

»Na, da bin ich ja beruhigt«, sagte Herr Rose und drückte die Kippe an der Hauswand aus, bevor er sich umwandte und hineinging. »Wir haben heute viel zu tun, du wirst dein erstes Shooting allein durchziehen«, verkündete er nun episch, während ich ihm folgte und die Tür abfing.

Oha! Jetzt war ich wieder ganz im Hier und Jetzt. Ich hätte meinen Chef knutschen können! Nicht nur, dass er während des gesamten halben Jahres, das ich nun schon für ihn arbeitete, mit keiner Silbe meine Unpünktlichkeit erwähnt hatte, nein, er traute mir sogar etwas zu.

»Sind Sie sicher, Herr Rose?«, fragte ich vorsichtshalber noch mal nach.

»Klar. Ich habe zwar noch ein Hühnchen mit dir zu rupfen, was die Sorgfalt beim Entwickeln angeht, aber ansonsten weiß ich, was du kannst.« Er sah sich zu mir um und lächelte. Mein Herz machte einen Sprung, obwohl ich ahnte, dass ich mal wieder die teure Entwicklerchemie in eine unbrauchbare Substanz verwandelt hatte. Es reichte eine kleine Nachlässigkeit, und man durfte sie neu ansetzen. Und *nachlässig* konnte ich gut.

»Oh, okay. Und wann geht es los?«, fragte ich aufgeregt und tapste Herrn Rose den schmalen Gang zum Studio hinterher. Die

Wände waren tapeziert mit Fotos von Kunden und mittelalterlichen Bauwerken. Die alte Standuhr schickte ihr lautes Ticktock zu mir herüber, und mein Blick saugte sich etwas zu lang an den geschwungenen Zeigern fest – ich rannte in Herrn Rose hinein, der wahrscheinlich gar nicht mal so abrupt stehen geblieben war.

»Heute Nachmittag um vierzehn Uhr.« Er kommentierte meinen Auffahrunfall nicht einmal, der Gute! »Ich bin nicht da, und Helen ist vorne im Laden«, erklärte er und winkte mich hinter sich her.

Helen war die Aushilfe und wohnte gegenüber. Immer wenn ich sie sah, spürte ich den Drang, ihre streng frisierten Haare durcheinanderzubringen. Keine Ahnung wieso, aber dadurch machte mich ihre Gegenwart unglaublich nervös. Herr Rose ging ins Büro, und ich stolperte über die Türschwelle.

Ich wollte fragen, wo mein Ausbilder denn schon wieder hinmusste. Er war ungewöhnlich häufig während der Geschäftszeiten unterwegs, und wenn er wiederkam, wirkte er so … anders. Seine Stimmung fühlte sich dann grau an, irgendwie müde. Doch während er mir nun genau erklärte, was ich den Tag über zu tun hatte, was ich beachten musste und beim Kunden erfragen sollte, verzog sich diese beunruhigende Tatsache aus meinem Bewusstsein.

Das Shooting verlief 1A, mein Zwischenzeugnis war das beste, das ich je an Schulnoten zu bieten hatte – und dann geschah das Unfassbare: Das Fotoatelier Rose schloss ohne großartige Ankündigung aus gesundheitlichen Gründen seine Pforten. Und da sind wir zurück beim Thema »das Aussterben von emphatischen Personen«.

Natürlich sorgte die Handwerkskammer dafür, dass mich ein anderer Betrieb als Azubi übernahm. Aber was nützte das, wenn die Chemie einfach nicht stimmte? Und damit meine ich nicht den Fotoentwickler.

»So was darf einfach nicht passieren, Wilhelmina!«, brüllte mich mein neuer, leicht cholerischer Chef an und baute sich unheilvoll vor mir auf. Sein linkes Augenlid zuckte nervös, bevor er sich wieder seinem Schreibtisch zuwandte, auf dem er wohl etwas suchte. Vielleicht ein Messer oder einen Brieföffner, um mich auszuweiden.

»Ich sag ja, es tut mir leid«, hauchte ich und unterdrückte ein ängstliches Beben. Ich fühlte mich augenblicklich in meine Kindheit zurückversetzt, als ich bei Nicole klingeln musste und der doofe Cocker vor der Tür verrücktspielte und böse kläffte. Ich bin sicher, der hätte ebenfalls am liebsten in meinen Innereien gewühlt.

»Vielleicht liegt die Filmdose ja doch noch im Auto«, versuchte Kerstin, die Azubine im dritten Jahr, mir beizuspringen.

»Was denkst du, bin ich irgendwie blind oder so?«, knurrte unser Chef sie an und richtete hektisch seine hässliche Krawatte. Seit meinem ersten Tag hier war es mir ein Rätsel, wie man so schreiend bunte Krawatten tragen konnte und dazu auch noch ein Oberlippenbärtchen.

»Ich könnte ja noch mal gucken gehen«, schlug ich vor und wollte mich gerade verdrücken, als er mir den Weg blockierte.

Natürlich war mir ziemlich klar, dass ich die Negative auf dem Dachvorsprung einer Bar der Diskothek »Aladin«, von der aus man die Bühne am besten fotografieren konnte, verloren haben musste. Ich hatte dem Chef ja gleich gesagt, dass ich unter Höhenangst litt und nervös wurde, wenn ich ungesichert auf einem Wellblech herumrutschen musste.

»Vergiss das!«, motzte er mich weiter an.

Abgesehen von dem Problem von heute war er immer noch sauer auf mich, weil ich letzte Woche zum Erotikshooting eines Fünfzigjährigen nicht aufgetaucht war. Ich weiß, nicht die feine Art, einfach nicht zu erscheinen. Aber ich hatte mittlerweile ernsthafte Schwierigkeiten damit, Stellung zu beziehen, geschweige denn ein Nein zu formulieren. Und dieses Nackedei-Shooting war einfach ein totales No-Go für mich gewesen. Ich hatte mich beim besten Willen nicht überwinden können, daran teilzunehmen. Nennt mich verklemmt, aber so war es halt.

»Wir haben doch genug Filmmaterial. Und die anderen von Wilhelmina sind recht gut geworden«, versuchte Kerstin, noch einmal zu schlichten. Aus dem Radio jaulte Céline Dion, und vor dem Fenster bellte ein Hund. Ich begann, über schalldichte Käseglocken zu sinnieren, die man in großer Anzahl mit sich herumschleppen und über alles stülpen konnte, was unangenehme Geräusche von sich gab. Ich würd denen das ganze Lager leer kaufen! »Es fehlt eine ganze Bühnenszene.« Käseglocken-Ermangelung sei Dank drang das Zetern meines Chefs wieder zu mir hindurch. »Was glaubt ihr, wie der Auftraggeber das findet, verdammt noch mal!« Jetzt schnappte er sich sein Mittagessen, das bis dahin unbeachtet auf dem Tisch gelegen hatte, und warf es mit Schmackes an die gegenüberliegende Wand. Ich konnte kaum ausweichen, als Pizzasoße und Käse umherspritzten. Mir wurde so übel, dass ich würgen musste – ob an Galle oder Tränen, wusste ich nicht genau. Ich wirbelte herum – schließlich sollte keiner sehen, dass ich schon wieder heulte – und eilte aus dem Laden.

Ich kam nie wieder zurück und zog es die nächsten Monate über vor, im Sonnenstudio Bräune und gute Laune an urlaubslose Menschen wie mich selbst zu verkaufen. Dort wurde ich in der Regel weder angeschrien noch mit Essen beworfen. Ob das daran lag, dass mein Vater stiller Teilhaber des Sonnenstudios war, spielte für mich keine Rolle.

Ausbildung Nummer vier fand wieder beim Senat als Bürokauffrau statt und auf Drängen meiner besorgten Eltern. Ich hatte immer schon das dringende Bedürfnis, ihnen zu gefallen, wie es brave Kinder eben haben. Doch schon nach einigen Monaten hegte ich die Befürchtung, dass es einmal mehr nicht gut ausgehen würde. Denn meine Akkuleistung sank rapide.

Da saß ich nun vor dem Rechner in der Behörde für Bau- und Wohnungswesen und starrte auf die Excel-Tabelle, die einfach zu machen schien, was sie wollte. Meine Augen brannten, und ich konnte mich nicht konzentrieren. Vor dem Bürogebäude knatterte ein Presslufthammer, der die alte Straße aufriss. Der Bauarbeiter hätte sein Gerät ebenso gut an meinen Kopf halten können. Frau Schmidt, eine ältere Dame, schnalzte mit der Zunge, als ich den Kugelschreiber in den automatischen Anspitzer stopfte.

»Wer erklärt Wilhelmina noch mal, dass nur Bleistifte in den Anspitzer gehören?«, fragte sie unweit von mir, und meine Hand zuckte zurück. Der Kuli hatte bereits beträchtlich Plastik gelassen, und ich legte ihn betroffen in die Schublade zu den anderen Verletzten.

Herr Junker, mein beleibter Ausbilder, stellte sich hinter meinen Stuhl. Ich roch ihn schneller, als dass ich ihn hörte oder sah. Das Aftershave, das er neuerlich auflegte, war scharf und penetrant. Immerhin überdeckte es den leichten Schweißgeruch.

»Du hast es immer noch nicht verstanden«, meinte er mitleidig und setzte sich neben mich.

»Hier musst du einrücken und …«

Ich konnte ihm nicht folgen. Seine Stimme verschwamm zu einem Blablabla in unterschiedlichen Tonlagen. Mein Hirn konstruierte eine vage Melodie aus Uhrenticken, Papierrascheln und Tippgeräuschen. Ich lächelte und nickte … und hoffte, dass er keine Fragen stellte. Er redete ungerührt weiter. Ich kniff mir in die Nasenwurzel, und das nahm er zum Anlass, mir seinen Arm tröstend um die Schulter zu legen. Ich blinzelte verwirrt und sah vorsichtig zu ihm auf. Unter seinen Augen baumelten Tränensäcke, und sein Kinn zierten seltsame Muttermale, die weißlich abstanden.

»Du bist aber auch wirklich zu dünn«, filterte ich plötzlich einen ganzen Satz aus seinem Gequatsche heraus. Er lächelte milde und tätschelte meinen Rücken. »Holt sich dein Freund denn keine blauen Flecken auf dir?«

Ich hielt den Atem an. Irgendwas lief hier gerade falsch. Meine Gedanken rannten zu Damir, seinen braunen Augen und seinem Lächeln. Ja, ich hatte tatsächlich einen Freund, aber um ehrlich zu sein, würde er sich in naher Zukunft definitiv nicht an meinen spitzen Knochen verletzen, da er mich betrogen und ich ihn deshalb rausgeschmissen hatte. Was der Grund war für meine aktuellen Topmodel-Maße. Vor Kummer konnte ich nicht essen.

»Nein«, antwortete ich knapp und versuchte, etwas Abstand zu dem Mann zu gewinnen. Es war unmöglich. Ich war praktisch eingekeilt zwischen dem Schreibtisch und seinem Stuhl neben mir.

»Du hast doch einen Freund, oder?«

»Nein«, flüsterte ich und augenblicklich war dieses schwarze Loch, das einmal mein Herz gewesen war, wieder da und drohte alles um mich herum mit in die Dunkelheit zu reißen. Ich schluckte schwer.

»Nein? Mir war so, als hättest du so etwas erwähnt«, überlegte Herr Junker.

Tja. Mir auch.

»Was ist denn bloß los mit dir, Wilhelmina? Du kannst mir alles sagen«, lullte er mich ein. Sein Atem roch nach Minze und Kaffee, eine unangenehme Mischung. Sicher meinte er es nur gut mit mir, etwas zu gut vielleicht, als er seine Hand wie zufällig an den Ansatz meiner Brust hinabgleiten ließ. Ich ekelte mich.

»Wenn du in dem Tempo weiterarbeitest, bekommst du mit Sicherheit Probleme.« Was er nicht sagte! Hatte ich die nicht schon längst?

Ich bekam kein Wort heraus. Befand mich quasi in Schockstarre, die sich erst wieder löste, als er aufstand und sich seinem eigenen Arbeitsplatz zuwandte. Ich schaffte es, noch ganze drei Wochen lang meiner Ausbildung recht pünktlich weiter nachzugehen. An dem Tag, als Herr Junker mir half, heruntergefallene Kopien aufzusammeln, und dabei seine Finger nicht von meinem Po fernhalten konnte, schmiss ich das Handtuch. Meine Kraft, dem ganzen Wirrwarr an Gefühlen und Eindrücken standzuhalten, sank rasant gen null. Ich war mir nicht einmal sicher, ob mein Ausbilder wirklich eine Grenze überschritt oder ob ich es nur so interpretierte. Ich verlor das Vertrauen in meine eigene Wahrnehmung, und das war echt übel.

Eines Samstags schleppte ich endlich mal wieder frische Einkäufe nach Hause und hatte den guten Vorsatz, mir etwas Nahrhaftes zu kochen. Ein gutes Essen und in Ruhe über meine Zukunft nachdenken, das war mal wieder nötig. Ich wollte schleunigst etwas gegen die Schieflage in meinem Leben tun und aufräumen. Angefangen mit der Wäsche, die mir aus dem Bad entgegenquoll und mich seit geraumer Zeit an die durchaus funktionstüchtige Waschmaschine erinnerte.

Nach einer Weile sah meine Wohnung nicht mehr ganz wie ein Schlachtfeld aus, und ich schlug das Kochbuch auf. Voller Optimismus und Elan. Gemüse? Nudeln? Das hörte sich gut an, denn ich konnte mich kaum noch daran erinnern, wann ich das letzte Mal etwas Selbstgekochtes gegessen hatte.

Leider scheiterte mein Vorhaben bereits, als ich den ersten Satz im Kochbuch las: *Man nehme einen Topf.* Einen sauberen, vermutete ich. Da fing der Mist schon an! Nach einem letzten verzweifelten Blick in den Kühlschrank suchte ich mein Telefon, um mir etwas zu bestellen. Eine Pizza vielleicht. Zu Mama zu fahren, kam nicht infrage. Denn die war sauer, weil ich meine Ausbildungsstätte nicht mehr besuchte.

Als Damir, mein damaliger Fast-Exfreund, an diesem Abend überraschend vor meiner Wohnungstür auftauchte, war ich so weit, dass ich mich einfach nur in seine Arme stürzen wollte. Ich wollte ihm alles verzeihen, ganz gleich, was er auch angestellt hatte.

»Hey, komm rein«, bat ich ihn und ärgerte mich, dass ich nur ein schmutziges Hemd und eine alte Jeans trug. Mein Kajal war verschmiert, und meine langen Haare hatte ich zu einem achtlosen Knoten gebunden.

Damir sah mich lange an, zögerte und folgte der Bitte erst, als ich rückwärts in meine kleine Hochparterrewohnung trat, um ihm genügend Raum zum Eintreten zu lassen.

»Und, wie geht's dir?«, fragte er in gewohnt lockerer Art, während irgendwo das Telefon zu klingeln begann. Seine fast schwarzen Haare waren perfekt gestylt, wie es sich für einen anständigen Kroaten gehörte, und seine Mimik war leicht arrogant, wie immer, wenn er angespannt war.

»Gut, sehr gut«, log ich, schloss die Tür hinter ihm und machte mich auf die Suche nach dem klingelnden Ding. Ich rannte kreuz und quer durch die kleine Wohnung wie ein aufgeschrecktes Hühnchen, aber es war nicht auffindbar. Als es schließlich von selbst aufhörte, Krach zu machen, setzte ich mich im Schneidersitz auf meine Chaiselongue und sah abwartend zu Damir auf. Normalerweise verband uns eine Art Anziehungskraft wie bei Magneten, die dafür sorgte, dass wir nie lange Distanz zueinander halten konnten. In diesem Moment fühlte es sich jedoch anders an. Anders herum.

»Du siehst auch gut aus«, antwortete er nachdenklich und nahm auf dem Sessel mir gegenüber Platz. Viel zu weit weg. Ungewöhnlich distanziert.

»Warum bist du hier?«, fragte ich und wurde erneut vom Klingeln des Telefons abgelenkt. *Wer versucht es denn gleich zweimal, wenn schon beim ersten Mal keiner rangeht?*, dachte ich genervt. Gleichzeitig forschte ich in Damirs perfekt geschnittenem Gesicht und fand einen Funken Reue in den rehbraunen Augen, der mich auf ihn zugehen ließ.

»Sag schon«, bat ich sanft und beugte mich näher zu ihm.

Ich würde vernünftig sein, die Klügere von uns beiden spielen und es ihm leicht machen, sich zu entschuldigen. Den anstrengenden Teil der Streiterei einfach überspringen. Zurück auf Werkseinstellung gehen und neu beginnen. Vielleicht hatte ich ja einfach überreagiert?

»Ich dachte, wir sollten nicht im Streit auseinandergehen. Dafür haben wir eine viel zu schöne Zeit hinter uns«, hörte ich ihn sagen.

Hinter uns, hallte es in mir nach. Ich erhob mich ungelenk, suchte weiter nach dem lästigen Klingeln, das plötzlich von überall zu kommen schien. Unruhe machte sich in mir breit, ich brauchte etwas zu tun. Meine Finger brauchten etwas zu tun. Abwesend nahm ich mir eine Flasche Wasser aus der Kiste neben dem Kühlschrank. Das Klingeln verstummte.

»Willst du etwas trinken?«, fragte ich, und Damir verneinte mit einem knappen Kopfschütteln.

Beim Öffnen fiel mir die Flasche aus den tauben Fingern und zerbrach auf den Fliesen. Ich ging in die Knie. Damir stand nicht auf, half mir nicht, während ich versuchte, die Scherben aufzusammeln. Als eine von ihnen mir in die Hand schnitt und sich mein Blut mit dem Wasser vermengte, spürte ich es kaum. Es tat nicht weh, nicht so wie mein innerer Schmerz und die Verzweiflung, die in mir tobten.

»Du hast also wirklich eine andere?«, wollte ich jetzt wissen, während ich die Scherben in die Spüle warf. Ich wagte es nicht, ihn anzusehen. Stattdessen entdeckte ich Gizmo, der sich, verschiedene

Möbelstücke als Deckung nutzend, durchs Zimmer schlich und sich unter dem Bett verkroch. Dort wäre ich jetzt auch gern!

Als ich den Boden gereinigt und mich wieder im Griff hatte, lächelte Damir zu mir herüber. »Hey, es musste doch so kommen.« Er stand auf, steckte die Hände in die hinteren Hosentaschen.

»Ach ja? Das hättest du mir ja mal eher sagen können, dann hätte ich meine Energie nicht für dich verschwendet«, zischte ich und kämpfte wild entschlossen gegen meine Tränen an. Energie war schließlich mein kostbarstes Gut.

»Ich wusste, dass du so reagieren würdest. Und das ist genau das Problem. Du machst aus jeder Mücke einen Elefanten.«

Ich sah ihn fassungslos an. »Wer ist hier der Elefant im Porzellanladen?« Ich baute mich vor ihm auf, zitternd. Meine Hand machte sich auf den Weg zu seinem Arm, blieb hilflos in der Luft hängen.

»Hör zu. Wir passen einfach nicht zusammen«, begann er. »Das merkst du doch auch.«

»Du hast gesagt, du liebst mich«, erinnerte ich ihn.

»Ich weiß.«

»Das darf doch alles nicht wahr sein.« Ich raufte mir mein Haar. Er hob beschwichtigend die Arme.

»Dinge ändern sich«, sagte er bemüht sanft.

»Das war erst letzte Woche. Du hast letzte Woche zu mir gesagt, du wärst verrückt nach mir«, flüsterte ich, meine Unterlippe bebte verdächtig. Ich schmeckte bereits die Bitterkeit der Tränen.

»Das bin ich ja auch«, antwortete er, und mir wurde klar, dass seine Definition von »verrückt nach dir« reine Körperlichkeit umfasste.

»Ich brauche jemanden, der etwas mehr Reife hat«, erklärte er dann und strich sich die Haare mit energieloser Geste zurück.

Na toll, waren wir mal wieder bei sozialer Reifeverzögerung angelangt? Sofort sprang mir das Bild der Dunkelhaarigen vor die Augen, mit der ich ihn letztes Wochenende in einem Klub gesehen hatte. Sie war so ziemlich das komplette Gegenteil von mir.

»Das sagst du zu mir? Nennst du es reif, dass du mich hintergehst mit dieser Tussi?«, fragte ich, und meine Stimme wurde schrill.

»Ich habe dich nicht hintergangen. Aber du bist gleich ausgeflippt und hast mir eine Cola ins Gesicht geschüttet«, erinnerte er mich kühl. »Du hast mich nicht mal gefragt, wer sie ist oder warum ich mit ihr dort war.«

Ich schnappte nach Luft, konnte aber nichts darauf antworten, weil er bedauerlicherweise recht hatte. Sicher, er hatte zu mir gesagt, er müsse arbeiten. Dass ich nicht zu Hause auf ihn warten sollte. Hatte ich auch nicht, ich ging aus. Und dann war er völlig unverhofft und viel zu vertraut mit dieser Schnalle in dem Klub aufgetaucht. In unserem Klub. Was sich ganz klar nach Lüge und Betrug angefühlt hatte.

»Oh, klar, und das war natürlich zu viel für deine Macho-Ehre, ja?«, fragte ich und schlang meine Arme um meinen Leib, um nicht auseinanderzufallen. Erinnerungen an längst vergangene Tage drängten an die Oberfläche und schrien mir ins Ohr. Ich hatte damals meinem Sandkastenfreund gern unsere Hundeleine umgelegt, damit er mir nicht verloren ging, bis seine Mutter heftig auf mich einschimpfte. Ich hatte ihre Aufregung nicht verstanden, denn Niko hatte kein Problem damit gehabt. Nachdem wir im Alter von sieben anstelle unserer Herzen das Moor entzündeten, durften wir nicht mehr miteinander spielen. Ich glaubte, ich müsste vor Kummer eingehen, und fragte meinen Vater, ob ich meinen Sarg selbst aussuchen dürfte.

»Das hat doch alles keinen Sinn«, meinte Damir und holte mich aus den Gedanken. Gleichzeitig zog er einen Kettenanhänger, den ich ihm zu seinem Geburtstag geschenkt hatte, aus seiner Jackentasche. »Ich dachte, du willst ihn vielleicht zurückhaben«, sagte er, nahm meine Hand und legte das kleine Silberherz hinein. Mein echtes zerbrach in diesem Augenblick in kleine Stücke.

»Bist du jetzt mit ihr zusammen?«, flüsterte ich, ohne es zu wollen. Es interessierte mich doch gar nicht. Die Antwort hatte zerstörerische Kräfte.

»Ja, bin ich«, sagte er lahm. »Wir könnten doch Freunde bleiben, Minchen.«

Ich taumelte ein paar Schritte rückwärts.

»Ich geh dann jetzt besser.«

Als die Wohnungstür sich schloss, griff meine Hand den erstbesten Kaffeebecher aus der Spüle und warf ihn mit voller Wucht an die Wand. Alles andere, was ich danach zu fassen bekam, nahm denselben Weg.

Hier saß ich nun auf den Fliesen vor einem Scherbenhaufen. Elendig. Arbeitslos, ausbildungslos, elternlos und single. Es klingelte. Meine Hand angelte nach dem Griff des kleinen weißen Kühlschrankes, aus dem das Klingeln kam, und fand das Telefon.

»Ja?«, sagte ich, als ich abgenommen hatte.

»Hier Pizza Flitzer, Sie haben bestellt?«

»Vergessen Sie es«, brummte ich, legte das Telefon zurück zur Butter und den Eiern und nahm stattdessen den Wein und die Süßigkeiten heraus. Gut, Schokolade würde meine Probleme nicht lösen. Aber versucht mal, mit Snickers im Mund zu heulen.

Tage später war ich bei meinem Vater und seiner neuen Frau zum Essen und zur Lagebesprechung eingeladen.

»Und wie soll es jetzt weitergehen?«, eröffnete mein Vater das Gespräch. Er war während der letzten Jahre sichtlich gealtert, und ich fühlte mich auf unerklärliche Weise schuldig daran. Wenngleich es natürlich auch einfach die Zeit gewesen sein konnte, die für die grauen Haare gesorgt hatte. Oder mein Bruder, der inzwischen Kerle liebte. Öfter mal was Neues in der Familie. Sollte ja nicht langweilig werden.

Papas fünfzehn Jahre jüngere Frau Regina, eine fleißige Floristin, häufte mir eine ordentliche Portion Kartoffeln auf den Teller. Dampf stieg in lustigen Kringeln von ihnen auf. Kurz dachte ich an die Raupe aus *Alice im Wunderland*, die Buchstaben rauchen kann, dann fiel mir ein, dass mein Vater etwas gefragt hatte.

»Weiß ich gerade nicht. Also, wie es weitergehen soll«, gab ich bedrückt zu und grübelte angestrengt. Das Essen roch gut, und ich verspürte tatsächlich ein Gefühl des Hungers, was in letzter Zeit nicht oft vorkam. Aber, halt: Das stimmte nicht. Ich war sogar außerordentlich hungrig. Nur nicht nach Essen. Vielmehr lechzte ich nach Anerkennung, Verständnis und Geborgenheit.

»Du musst dich aber irgendwann mal festlegen, was du in Zukunft machen willst«, meinte Papa.

Ich nahm mir Soße und ein Schnitzel. Auch wenn Regina und ich Probleme hatten, uns anzufreunden: Kochen konnte sie, das musste man ihr lassen.

»Das ist mir bewusst«, antwortete ich und runzelte die Stirn. »Ich habe mich gefragt, ob ich Foto- und Grafikdesign studieren soll.« Die Idee hatte es mir wirklich angetan. Ich hatte mich bereits mit allen Informationen dazu eingedeckt und mir eine der Hochschulen angesehen, die infrage kam. Das scharfe Einatmen von Regina entging mir nicht. Papa schwieg.

»Ich habe mir das genau überlegt. Mein alter Lehrer vom Fachgymnasium meint, ich würde das schaffen. Das wäre bestimmt etwas für mich«, erklärte ich.

»Wie wäre es, wenn du erst eine Ausbildung beendest? Das wäre doch vernünftiger. Danach kannst du ja immer noch sehen, was du als Nächstes tun möchtest«, schlug Regina vor. Ich verbrannte mich an einer Kartoffel und hätte sie fast wieder auf den Teller gespuckt. »Du musst endlich lernen, mit dem Strom zu schwimmen.«

»Ich schwimme doch gar nicht *gegen* den Strom«, protestierte ich und verlor dabei die Gabel aus der Hand, die laut auf dem Porzellan scheppterte. Nein, denn dazu hätte ich den Fluss erst einmal finden müssen. Noch stand ich im Wald und suchte danach. Das war ein gravierender Unterschied.

»Denkst du nicht, dass es uns auch manchmal schwerfällt, aus dem Bett zu kommen?«, fragte Regina in einem mütterlichen Tonfall, der mir eine Gänsehaut über den Rücken jagte, und schaute mich vielsagend an. »Wir wollen ja schließlich nur dein Bestes.«

Mein Messer machte knirschende Geräusche, während ich mein Schnitzel malträtierte. »Klar«, antwortete ich dümmlich.

»Du lässt dich treiben und irgendwann bereust du es, weil dir die Zeit davongelaufen ist.«

»Sprichst du diesbezüglich aus Erfahrung?«, wollte ich rein interessehalber mal wissen. Sie schnappte leicht empört nach Luft. Ups.

»Nun ja. Ich musste mich ja in deinem Alter schon als Alleinerziehende über Wasser halten und die Verantwortung für ein weiteres Leben übernehmen«, erinnerte sie mich kühl.

Tja, wozu gibt es die Pille?, fragte ich mich leicht sarkastisch. Da wusste ich noch nicht, dass ich selbst in nicht allzu ferner Zukunft trotz Pille schwanger werden sollte.

»Und denk nicht, dass ich gern jeden Tag pünktlich zur Arbeit gehe. Manchmal muss man sich eben durchbeißen.«

»Super, also unterstellst du mir, dass ich nur zu bequem bin, um zu arbeiten?«, zischte ich angriffslustig.

»Minchen«, stöhnte Papa. Reginas akkurate Augenbrauen schnellten in die Höhe, und sie machte ein überraschtes Gesicht.

»Ach, deine Tochter ist aber auch wirklich schwierig«, sagte sie.

»Ich bin völlig unkompliziert«, entgegnete ich. »Aber eben auf eine Art, die für manche sehr aufreibend ist.«

Eine ungreifbare Schwere begann, sich in mir auszubreiten, und zog an mir, als hätte ich einen Mühlstein um den Hals hängen. Vielleicht wäre jetzt der richtige Zeitpunkt, um zu versuchen, mit dem so hochgelobten Strom zu schwimmen?

»Wir machen uns nur Sorgen, Wilhelmina«, sagte mein Vater.

Ich aß schweigend. Mir war die Plauderlaune vergangen. Manchmal redet man viel, weil man Verständnis sucht. Und manchmal schweigt man aus demselben Grund.

»Jetzt schmoll doch nicht, Minchen«, meinte mein Vater nach einer ganzen Weile, während der Regina und er über meinen Bruder und ihre Tochter gesprochen hatten. Ungefährliches Terrain, denn die beiden machten keine Probleme. Zumindest keine größeren.

»Ich schmolle nicht«, antwortete ich patziger, als mir lieb war.

»Dann rede mit mir«, forderte Papa ungeduldiger.

»Ich hab ja gesagt, dass ich überlege zu studieren«, wiederholte ich.

Reginas Blick sprach Bände: *Das schafft sie nie im Leben! Wieder eine ihrer Flausen.*

»Sei doch einmal vernünftig«, bat sie eindringlich. »Du bist doch kein kleines Kind mehr. Wie viele Misserfolge soll dein armer Vater denn noch finanzieren?«

Mein Blick huschte erschrocken zu Papa hinüber. »Im Ernst?«, fragte ich. »Ihr meint wirklich, Scheitern sei ein vergnüglicher Sport für mich, oder?« Ich stand auf und nahm meine Jacke, auf der ich meinen knochigen Arsch gebettet hatte.

»Wo willst du hin?«, fragte mein Vater. Regina verdrehte leicht die Augen, was natürlich nur ich sah. Sollte ich Papa davon erzählen, würde er mir nicht glauben. Alles schon erlebt.

»Sorry, ich muss leider los. Mein Einhorn parkt im Halteverbot«, verkündete ich laut und klopfte zum Abschied auf den Tisch. »Hat mich sehr gefreut, auch das Essen. Herzlichen Dank und man sieht sich.« Ich verschwand, ohne mich noch einmal umzudrehen, aus dem kleinen weißen Vorstadthaus. Mein Vater eilte mir hinterher, doch ich war schneller. Weglaufen und Vermeiden hatte ich mir ja mittlerweile hinreichend antrainiert.

Draußen schien die Sonne, Nachbarn meines hochgeschätzten Vaters grüßten mich, und ich lächelte. Was für ein herrlicher Tag! Ich wollte singen und tanzen. Und einen gewissen Mitmenschen vor einen fahrenden Lkw schubsen.

Nebenberuflich Pennratte

Eines Morgens nicht mehr aus dem Bett zu kommen kann mehrere Ursachen haben. Kreislaufprobleme, Grippe oder einen ordentlichen Kater. Es kann aber auch etwas ganz anderes sein: eine Erschöpfungsdepression zum Beispiel.

Müde schlug ich die Augen auf. Ich fühlte mich bitter und matt. In meiner Brust klaffte ein blutiges Loch, genau dort, wo irgendwann einmal mein Herz geschlagen hatte, und strahlte einen dumpfen Schmerz aus, der mich niederdrückte. Für einen winzigen Moment war ich wütend. Wütend auf mich. Auf mein ständiges Versagen und auf meine ganzen Unzulänglichkeiten. Ich knurrte, verzog den

Mund und wollte am liebsten Amok laufen. Meine Finger zuckten. Konnte man auch Amok bummeln? Ich war so schlapp. Amok schlafen? Das wäre die beste Idee.

Eigentlich sollte ich aufstehen, etwas unternehmen oder aufräumen. Ordnung war ja schließlich das halbe Leben. Aber: Hatte ich denn ein Leben? Ach, egal. »Morgen ist ja auch noch ein Tag«, war meine alltägliche Baseline, und ich blieb liegen.

Es kostete einiges an Kraft, mich im Bett von der einen auf die andere Seite zu drehen. Plötzlich tauchte das Gesicht meines schwarzen Katers direkt vor meiner Nase auf.

»Ey«, maunzte er klagend. »Futter!«

Ich blinzelte und schielte hinüber zur Küchenzeile, vor der sein leerer Napf stand. Ob ich es bis dorthin schaffen würde? Das hätte wenigstens den Vorteil, dass ich meine volle Blase einige Meter weiter im Bad entleeren konnte. Danach schlief es sich besser.

»Mach schon«, maunzte Gizmo diesmal lauter, und ich zog meine Bettdecke zum Schutz gegen den Druck, den er aufbaute, etwas höher. Jetzt tapste er laut schnurrend auf mir herum, und ich schaffte es schließlich doch, meine Gliedmaßen zu erspüren und ihnen Befehle zu erteilen.

Gizmo lief voraus zum Kühlschrank, und ich wankte, gehüllt in ein übergroßes T-Shirt meines Freundes, hinter ihm her. Moment – Exfreund musste es mal wieder heißen. Ich hatte die nächste Beziehung an die Wand gefahren. Möglicherweise lag es an meiner Eigenschaft, jede neue Obsession in meinem Leben zu hyperfokussieren. Da kann so ein Mann schon mal überfordert sein und die Flucht ergreifen. Leider fiel es mir schwer, den weisen Ratschlag meiner Freundin Nina, »mich rarzumachen«, in die Tat umzusetzen. Mit anderen Tipps verhielt es sich ähnlich: Trink nicht so viel, küss die Typen nicht gleich, ruf sie nicht als Erste an.

»Ich verhungere«, maunzte Gizmo lang gezogen und strich um meine nackten Beine. »Du bist eine so schlechte Katzenmutter«, fügte er vorwurfsvoll hinzu, und ich öffnete ruppig den Kühlschrank. Kurz wunderte ich mich über das Stück Weihnachtsstollen im oberen Fach, bis mir auffiel, dass es gar keiner war. Sondern nur die vergammelte

Enchilada von letzter Woche. Es dauerte dem Kater sichtlich zu lange, bis ich endlich die richtige Dose in der Hand hielt und geöffnet hatte, denn er versuchte jetzt, an mir heraufzuklettern. Ich hielt das aus, denn was waren schon ein paar Kratzer? Mit Schmerz kannte ich mich aus, diesbezüglich schockte mich nichts mehr.

»Hier hast du, einziger treuer Freund, dein Frühstück. Ich bin so froh, dass du da bist«, sagte ich zu ihm, während ich die braune Masse in den Napf füllte. Für einen Moment schaute er mich an, als wollte er sagen: »Hab ich denn eine Wahl?«

Ich schlurfte zur Toilette, stieg über den Wäscheberg, der gerade noch rechtzeitig die Fresse hielt und mir keinen Vorwurf machte, und verkroch mich danach wieder im Bett.

Am nächsten Morgen wurde ich von meiner penetranten Türklingel geweckt. Natürlich hätte ich aufstehen können, um nachzusehen, wer mich da so hartnäckig in meiner Lethargie störte, aber was hätte das für einen Sinn gehabt? Der Postbote konnte es nicht sein, denn ich war seit geraumer Zeit sogar zu müde, um Geld auszugeben, und hatte definitiv nichts bestellt. Sollte er es doch sein und schlechte Nachrichten für mich haben, durfte er sie gern behalten. Falls hingegen meine Mutter vor der Tür stand, müsste ich ihr erklären, warum es hier so wüst aussah. Meinem Vater ebenso. Folglich wäre es eine blöde Idee, für diese beiden Personen das Bett zu verlassen.

Ich machte mich also unter meiner mit Schokoladeneis besudelten Decke kleiner und versuchte, meine Gedanken zu greifen, die hier und da aufblühten, nur um gleich wieder zu vergehen. Das Klingeln endete, und mein schlechtes Gewissen hatte mich wieder. Es musste doch möglich sein, wie andere Menschen zu funktionieren? Und falls nicht, war es dann eigentlich zwingend notwendig, dass ich auf dieser Welt existierte? Wenn ich einfach verschwände, was würde das ausmachen? Und wäre der Rest, der übrig bliebe, nicht genug an Problemen für alle, die mich kannten? Immerhin müssten sie eine Beerdigung organisieren und sich um alles kümmern, was ich hinterließ. Neben mir rollte sich Gizmo auf der Matratze zusammen und schnurrte.

»Ich schätze, du hättest das größte Problem, wenn ich nicht mehr da wäre«, flüsterte ich ihm zu und lüpfte die Decke ein Stück. Er öffnete sein Katzenmaul und miaute, ohne dass dabei ein Ton entstand. Vermutlich nahm er Rücksicht auf mich, da ihm auf feline Weise bewusst war, dass ich zurzeit keine Geräusche ertrug. »Du bist nämlich so hässlich – dich würde keiner haben wollen«, erklärte ich ihm traurig und streichelte ihm über seinen strubbeligen Kopf. Er gähnte gelangweilt.

Etwa drei Tage später, ich beschäftigte mich gerade mit meinem immerwährenden Kreislauf aus Selbstvorwürfen, schlechtem Gewissen und Furcht vor dem Leben, hörte ich wieder das penetrante Klingeln an der Tür. Mein Telefon hatte ich schon seit einer ganzen Weile stummgeschaltet, um nicht beim Nachdenken und Traurigsein gestört zu werden. Doch jetzt wurde mir der Krach vor der Tür wirklich zu viel. Etwas Großes parkte auf der schmalen Einliegerstraße und bläuliches Licht pulsierte durch meine Blümchenvorhänge herein. Es hörte sich beinahe so an, als würde sich eine ganze Menge Menschen auf der Hofeinfahrt tummeln. Womöglich eine Party!

Ich dachte darüber nach, ob ich mich eventuell dazu überreden könnte nachzusehen. Gizmo saß schon eine ganze Weile auf dem Fensterbrett und starrte gebannt hinaus. Sein Schwanz zuckte unruhig von der einen zur anderen Seite – es erinnerte fast an eine ausgeklügelte Choreografie.

Ich entschied mich gegen die Neugier und drückte mir Ohropax in die Ohren. Stille! Endlich wieder Stille. Ich war verrückt nach Stille. Meine einzige Passion zurzeit.

Plötzlich hörte ich durch diese Ruhe und über meinen eigenen Herzschlag hinweg ein Poltern, mit dem die Tür beinahe aus den Angeln gerissen wurde. Augenblicklich saß ich senkrecht im Bett und zog mir die Decke bis zum Hals. Fremde Männer platzten in meine Wohnung. Krasser Scheiß!

Die blöden Ohropax klebten in meinem Gehörgang fest und lösten sich nur widerwillig, als ich versuchte, sie herauszubekommen.

Zeitgleich fragte ich mich, was zum Teufel hier gerade abging. Es dauerte einen Moment, bis ich begriff, dass es die Polizei war, die mein Sit-in mit *Me, Myself and I* unterbrach.

»Wilhelmina Jensch?«, fragte einer der Männer mit Polizeimütze und popelgrüner Uniform, nachdem er sich besorgt umgesehen hatte.

»Ja?«, antwortete ich benommen und glotzte den älteren Herrn einfach nur an. Meine nackten Füße ragten über die Bettkante und wackelten unruhig.

»Polizei, Bachmann mein Name. Ihre Eltern haben befürchtet, Ihnen sei etwas zugestoßen, da Sie nicht zu erreichen waren«, erklärte er mir.

Gott, waren die übereifrig!

»Na, das wäre ja wohl meine Sache, oder?«, fragte ich trotzig und etwas kleinlaut. Der Beamte runzelte die Stirn, zückte einen Stift und notierte sich etwas.

»Geht es Ihnen denn gut?«, wollte er anschließend wissen.

Ich zog die Beine unter den Po. Ein Wagen auf der Einfahrt machte sich wieder davon; ich hörte, wie neben den ganzen Stimmen draußen der Dieselmotor aufröhrte.

»Alles bestens«, log ich und versuchte zu lächeln. »Haben Sie mir die Tür kaputtgemacht?«, fügte ich freundlich an und linste um die Ecke. Von dort kam gerade ein Notarzt auf mich zu. Ich erkannte ihn an seiner Tasche und dem unverkennbar prüfenden Blick, den er zur Schau trug.

»Der Schlüsseldienst hat die geöffnet, Notfallöffnung, und Ihre Sicherheitskette haben wir natürlich durchtrennt«, erklärte der Beamte ruhig.

Gizmo fauchte und schoss unter den Kleiderschrank, als der Arzt an ihm vorbeiging. Meine Hand knetete die weichen Wachskugeln, die ich immer noch hielt, bevor ich geistesabwesend mein Haar am Hinterkopf glatt strich. Ob ich passabel aussah? Ach, egal.

»Und wer bezahlt das?«, hakte ich nach. Ich hatte ja kein Geld, keinen Job, keine Perspektive, kein Leben ...

»Polizeieinsatz, Schlüsseldienst, Notarzt ...« Herr Bachmann machte eine längere Pause. »Sagen wir mal so, der Staat wird wohl dafür aufkommen. Die Einbruchspuren tragen Sie selbst.« Er wich meinem Blick aus.

Ich bekam kaum mit, wie der Arzt sich mir dezent vorstellte, meinen Arm nahm und ein Blutdruckmessgerät umlegte.

»Wie, die Einbruchspuren?« Meine Gedanken fielen wie Mikadostäbe wirr durcheinander, ohne einen Zusammenhang zu bilden. Hatte etwa schon vor den Beamten jemand versucht, mich zu überfallen? Und ich hatte das dezent verschlafen? *Ach was*, dachte ich und ließ meine Gedanken erneut wild umherwirbeln.

»Sie haben Ihren Mitmenschen gegenüber eine Verantwortung, wissen Sie?«, erklärte der Polizist und sah sich über die Schulter zur Tür um, in der ich einige Silhouetten ausmachen konnte. Na toll. Das hörte sich ja gar nicht nach Vorwurf an. Ich war einfach zu müde für so einen Scheiß!

»Wilhelmina«, hörte ich meine Mutter, die sich an einem anderen Polizisten vorbeiquetschte. Jetzt war mir richtig elend, als ich ihr bleiches Gesicht sah. Mein Blutdruck rutschte augenblicklich in den Keller. Der Arzt dokumentierte das eifrig.

»Ich hatte solche Angst um dich«, weinte sie.

Verdammt! Da hatten wir es wieder. Ich stellte ein Gesundheitsrisiko für meine Anverwandten dar!

»Die Nachbarn meinten, es rieche merkwürdig aus der Wohnung ...«, sie rümpfte zur Bekräftigung die Nase, »... keiner hat dich in der letzten Zeit gesehen oder gehört, du warst nicht erreichbar. Wir haben das Schlimmste befürchtet.«

Mein Blick wanderte zu den leeren Katzenfutterdosen, die achtlos in der Zimmerecke standen. Womöglich der Ursprung des Geruchsproblems.

»Es geht mir gut«, beruhigte ich sie. »Nur eine kleine Grippe oder so.«

»Papperlapapp, Grippe«, schimpfte meine Mutter und nahm mich, als wir kurze Zeit später allein waren, ganz schön in die Mangel. Von da an musste ich mich jeden Tag bei meinen Eltern melden und erreichbar sein. Je fröhlicher ich wirkte, desto mehr Raum gaben sie mir. Im Grunde ist mir erst spät aufgefallen, dass an mir eine wirklich gute Schauspielerin verloren gegangen ist.

Wochen später, ich hatte mich ein wenig aus meinem Schneckenhaus begeben und gab mir Mühe, am allgemeinen sozialen Miteinander teilzuhaben, kam es zu einem heftigen Streit mit einer Freundin. Wir kannten uns erst seit einigen Monaten, Katja war in der Klasse meines letzten Ausbildungsjahrganges gewesen und hatte noch keine Übung im Umgang mit mir. Sprich, sie hatte keine Ahnung, was ich für Probleme anzog, und warum das so war. Genau genommen hatte ich ja selbst keinen Schimmer.

Katja jedenfalls brachte wenig bis gar kein Verständnis für meine derzeitige Situation auf und machte sich nun daran, meine langjährigen Freunde gegen mich aufzuwiegeln. Ich hatte die Veränderung der Stimmungslage gegen mich schon eine Zeit lang bemerkt, war aber schlichtweg zu benommen, um es anzusprechen. Bis zu diesem Abend. Katja hatte unsere Clique zu sich eingeladen, dazu ein paar Jungs, mit denen wir uns seit einiger Zeit trafen.

»Warum machst du dich offen über mich lustig?«, wollte ich von ihr wissen, während sie einen Stapel gebrauchtes Geschirr in ihre Küche balancierte. Im Wohnzimmer schwatzten meine drei anderen Freundinnen mit den Kerlen und bekamen von der ganzen Sache nichts mit.

»Was meinst du?«, fragte Katja unschuldig lächelnd und übergab mir das Geschirr, um selbst auf der Anrichte Platz dafür zu schaffen.

»Die Witze? Was haben der Dachvorsprung eines Hochhauses und Depressionen gemeinsam? Man sollte sich nicht so gehen lassen?«, zählte ich auf und stellte die schmutzigen Teller vorsichtig zwischen den Gläsern ab. »Ich hatte dich gebeten, es nicht breitzutreten, und jetzt wissen es bald alle.« Von nebenan schallte lautes Gelächter zu uns herüber. Die CD wurde gewechselt, und das plötzliche Fehlen von Musik brachte mich kurz aus dem Konzept.

»Dafür sorgst du doch selbst, dass alle mitbekommen, dass mit dir etwas nicht stimmt«, stellte Katja unterkühlt klar und ließ Wasser in die Spüle. Meine Gedanken ertranken in dem sprudelnden Geräusch.

Ich sah ihr dabei zu, wie sie Gläser und Teller eintauchte, wie der Schaum Blasen schlug, die weiter und weiter wuchsen, um wieder zu zerplatzen.

»Hast du mich nur eingeladen, um mich vorzuführen, oder was?«, fragte ich tonlos.

»Nein, natürlich nicht«, protestierte sie halbherzig.

Mir wurde klar, dass die Initiative, mich einzuladen, von den anderen Mädels ausgegangen sein musste.

»Weißt du, Minchen, ich glaube ja, dass du nur Aufmerksamkeit suchst«, meinte sie dann und sah mich dabei nicht mal an. Mein Auge zuckte nervös, und ich blinzelte angestrengt. »Traurig sind wir alle mal, Misserfolge haben wir alle mal. Mensch, ganz ehrlich: Andere Leute haben echte Probleme, echte Krankheiten.«

Augenblicklich erstarrte mein Körper zur Salzsäule. »Oh, entschuldige, dass ich keinen Krebs habe, sondern nur ein Stimmungstief«, zischte ich und malte Anführungszeichen in die Luft. Das hätte ich übrigens nicht gesagt, wenn ich geahnt hätte, dass ich tatsächlich mit Mitte zwanzig eine solch miese Diagnose erhalten sollte. Aber das ist eine andere Geschichte.

»Jetzt werd nicht pampig«, blaffte Katja zurück und stellte die gewaschenen Gläser etwas zu laut auf die Spüle. Ich befürchtete, das zarte Geschirr könnte einen Sprung bekommen oder zerbrechen. Wie meine innere Hülle, die bereits dabei war, immer mehr zu zerfallen. »Du vergraulst dir die Leute selbst. Deine miese Laune zieht einen runter. Und, oh Wunder, wenn wir feiern gehen, bist du plötzlich wie ausgewechselt und gibst alles.« Sie hob vielsagend eine ihrer dunklen Augenbrauen. In ihren grünen Augen schimmerte es angriffslustig. »Denkst du, es fällt nicht auf deine Freunde zurück, wenn du innerhalb kürzester Zeit volltrunken bist und wir dich dann in die Notaufnahme bringen dürfen?«, beschwerte sie sich. »Das macht wirklich keinen Spaß.«

Ich schluckte schwer und griff nach dem Geschirrhandtuch, um ihre Gläser abzutrocknen. Das war das Mindeste, was ich tun konnte, nachdem ich ihr Leben so negativ beeinflusste.

»Erzähl mir nicht, dass du nie abgestürzt bist«, sagte ich und wand mich innerlich bei dem Gedanken, mich auf diese Art vor ihr rechtfertigen zu müssen.

»Nein, nie. Ich kenne meine Grenzen.«

Grenzen sind gut, und ich hätte in diesem Moment eine ziehen sollen, konnte es aber leider nicht.

»Ich dachte, du wärst eine lustige, kluge und kreative Person. Du hattest doch Ziele und warst voller Kraft, das habe ich an dir so bewundert.«

Ja, ich wollte so viel. Meine Pläne, als Foto- und Grafikdesignerin durchzustarten, hatten mich geradezu beflügelt. Wie lange war dieses Hoch vor dem Tief nun schon her?

»Ach, und jetzt nicht mehr?«, überlegte ich laut.

Katja schwieg. Nun gut, was sollte sie auch sagen? Es war ja tatsächlich nichts mehr übrig, das man an mir bewundern konnte. Ich knirschte mit den Zähnen und räumte ihr Geschirr in die Hängeschränke ein. Dabei entdeckte ich einen Farbfleck an der Tür und pulte so lange daran herum, bis er weg war.

»Ich meine es nur gut mit dir und sage dir als Freundin: Hör auf, dich so erbärmlich zu benehmen«, forderte Katja und ließ mich damit einfach stehen. In ihrer Küche, mit ihren zerbrechlichen Gläsern.

Eine Weile sah ich meinen Freunden zu, wie sie lachten, flirteten, lebten. Ich setzte mich sogar zu ihnen, war mitten unter ihnen und fühlte mich doch niemals in meinem Leben einsamer als in diesem Moment. Gelächter, Gesprächsfetzen und Musik schmolzen zu einer dicklichen Masse an, in der ich ertrank.

Als ich mich verabschiedete, umarmte ich meine beste Freundin Nina lange. Ich atmete ihren Duft, prägte mir die Linien ihrer feinen Finger ein, als sie mir mit dem Handrücken über den Arm strich. Betrachtete ihr schönes Gesicht, die wasserblauen Augen, die mich teils besorgt, teils liebevoll musterten, während ich mich von ihr löste, um nach meiner Jacke zu greifen. Keine Ahnung, was sie zu mir sagte, während ich mich anzog. Meine Gedanken waren einfach zu laut.

Bis dahin hatte ich nie ernsthaft über Selbstmord nachgedacht.

Zu Hause angekommen fasste ich einen Entschluss. Time to say goodbye. Wie hieß es so schön: Nur die Besten sterben jung. Und ich war bereits fast zwanzig, also wurde es langsam Zeit, einen gekonnten Abgang hinzulegen. Es wäre meine erste gute Tat seit Langem und würde für Ordnung im Leben meiner Lieben sorgen.

Ich ließ meinen Blick durch die Wohnung gleiten und begann aufzuräumen. Schließlich wollte ich kein Königreich Chaos zurücklassen und wünschte mir nichts mehr, als dass ein schöner letzter Eindruck von mir blieb. Ich stopfte sogar den kleinen Teppich aus dem Badezimmer mit dem Kotzfleck vom Kater extra in die Waschmaschine. Gizmo beobachtete mich dabei argwöhnisch.

»Komm her, mein Guter!«, rief ich ihn zu mir und zeigte ihm seinen Napf mit dem überlaufenden Trockenfutter. »Nur für den Fall, dass mich so schnell niemand vermisst. Ich will ja nicht, dass du verhungerst.« Vorsichtshalber stellte ich die offene Packung auch gleich noch auf dem Boden ab. »Obwohl, im alten Ägypten haben die Priester den Pharaonen ihre Haustiere gleich mitgegeben auf die Reise ins Jenseits.«

»Das kannst du sofort wieder vergessen«, maunzte Gizmo und begann zu fressen.

»Überleg's dir ruhig noch mal. Ich könnte dich mit auf diesen abenteuerlichen Trip nehmen«, schlug ich vor und streichelte seinen Kopf. Er knurrte leise, da er es gar nicht schätzte, beim Essen gestört zu werden. Oder auch, um seinen Standpunkt zu verdeutlichen. Wer wusste das schon?

»An deiner Stelle würde ich mir mein Futter einteilen«, riet ich dem gierigen Vieh und kramte anschließend meine Schlaftabletten, die ich schon seit Jahren nicht mehr genommen hatte, und die Schmerzmittel aus dem obersten Schrank der schmalen Küchenzeile. Die Pulsadern aufzuschneiden war mir definitiv zu anstrengend, außerdem würde es eine Schweinerei geben, und dann hätte sich das Aufräumen nicht gelohnt. Erhängen war noch anstrengender. Also kam mir der Gedanke an mein Wortspiel, *Amok schlafen*, und ich musste heiser kichern, bis es in ein seltsames Schluchzen überging.

Ich zerdrückte die Medikamente mit einem Caipirinha-Stößel im größten Glas, das ich finden konnte, und schüttete Wein darauf. *Erbärmlich*, ging es mir immer wieder durch den Kopf. Ich war erbärmlich. Meine kalten Hände drehten das Glas vor meiner Nase, bis ich es auf dem kleinen Stubentisch abstellte, um mir noch etwas Anständiges anzuziehen.

»Ich will doch hübsch sein, wenn sie mich finden. Nicht, dass sie sagen: ›Hey, das ist wieder so typisch Minchen, ein dreckiges T-Shirt und die Haare nicht ordentlich.‹«, erklärte ich dem Kater, der knuspernd sein Futter vertilgte.

Es dauerte nicht lange, und ich setzte mich geschminkt, gewaschen und in einem schlichten weißen Sommerkleid auf mein Sofa. Meine nackten Füße waren eiskalt, als sie so auf den Fliesen der Altbauwohnung standen. Die Waschmaschine ging ins Abpumpprogramm über, sie war sicher bald fertig. Vielleicht sollte ich noch so lange warten, bis ich den Teppich im Bad aufhängen konnte. *Sonst fängt er womöglich in der Maschine an zu stinken*, sinnierte ich und sah mich unschlüssig um.

Ach, egal. Sie konnten sich mit dem Auffinden meiner Wenigkeit ja auch einfach beeilen. Besser wäre es auch für den Kater.

Also nahm ich mein Glas und setzte es an die Lippen. Ein kläglicher Laut durchzog plötzlich die Stille.

Gizmo maunzte und guckte seinen leeren Wassernapf an.

»Oh. Wie unaufmerksam von mir«, entschuldigte ich mich bei ihm und setzte das Glas mit dem gefährlichen Cocktail wieder ab. Innerlich fluchte ich, weil ich es jetzt endlich beenden wollte. Die Wohnung sah so gut aus wie noch nie, und ich war bereit. Bereiter ging es nicht.

Ich schnappte mir den Napf, hielt ihn unter den Wasserhahn und füllte ihn bis zum Rand.

»Wasser sollst du ja schließlich haben, mein Schatz«, sagte ich liebevoll zum Kater und sprang zurück, als meine Füße plötzlich nass wurden. »Aber doch nicht so viel«, wunderte ich mich und begriff erst auf den zweiten Blick, dass die Waschmaschine auslief. Und zwar so richtig.

»Mann, das hat man davon, wenn man einmal aufräumt und sauber macht«, zischte ich zwischen zusammengepressten Zähnen und betrachtete mit einem gewissen Maß an Hilflosigkeit die Wassermassen, die sich ihren Weg durch die Wohnung bahnten. Nach einer gefühlten Ewigkeit des Staunens über das Auslaufen der Maschine bemerkte ich, dass ich selbst auch nicht mehr ganz dicht war. Ich spürte die Tränen, die mir sturzbachartig über die Wangen liefen. Fast zeitgleich klingelte mein Nachbar, der genauso nasse Füße hatte wie ich. Ich fiel ihm ohne ein Wort um den Hals und weinte bitterlich.

Ein Glück, dass ich mich sogar vom Umbringen so super ablenken ließ. Denn bis zum nächsten Morgen vergaß ich mein Vorhaben. Und im aufgehenden Sonnenschein betrachtet, sah die Welt wieder ganz anders aus.

Wie man sieht, können Unverständnis und latenter Spott eine gefährliche Mischung sein. Denn Lebensunmut gepaart mit der Affinität zu Übersprunghandlungen sind explosiv.

Übrigens: Kurt Cobain litt auch an ADHS. Und da weiß man ja, wie es geendet hat.

Meine echten Freunde hatten mich noch lange nicht aufgegeben und starteten einen neuen Versuch, mich ins Leben zurückzuholen. Paradoxerweise strich ich Katja noch nicht aus meinem Umfeld, da ich sehr viel Verständnis für ihre Abneigung mir gegenüber hatte. Ich mochte mich ja selbst nicht.

Außerdem hatte ich leider vergessen, dass der Weg eines jeden von uns entsteht, indem man ihn geht. Ich dagegen verharrte ängstlich auf der Stelle. Und zwar im Sonnenstudio.

»Hey Süße, wir gehen heute aus, habe ich dir das schon erzählt?«, sagte Nina, als sie mich gegen acht Uhr dort besuchte. Ich war gerade dabei, den Schweiß anderer Leute von den Sonnenbänken zu wischen und mir nicht anmerken zu lassen, dass ich ebenso begeistert wie verschreckt von dem Gedanken war, Party zu machen.

»Wo geht's denn hin?«, fragte ich zögerlich.

»Ins Modernes.« Nina stellte sich hinter mich, legte ihre Hände auf meine Schultern und drehte mich in Richtung des Prunkspiegels, der in jeder Kabine hing. »Dieses hübsche Mädchen will nämlich Leute kennenlernen«, meinte sie und lächelte, während sie meine Haare gekonnt zu einem Dutt drehte und mir an den Hinterkopf hielt. Ich sah in die Reflexion und anstatt mich selbst zu betrachten, beobachtete ich meine schöne halbfinnische Freundin. Ihr schmales Gesicht, den perfekten Körper und die langen blonden Haare. Der Traum jedes Mannes.

»Meinst du?«, fragte ich und vermied es, mir in mein blasses Gesicht zu sehen.

»Auf jeden Fall«, antwortete sie und ließ nicht zu, dass ich vor dem Spiegel flüchtete.

»Sieh dich an«, forderte sie. »Und lass ihn endlich hinter dir, Minchen.«

Ich wusste, wen sie meinte. Nach der letzten Trennung war mein Selbstbewusstsein zu einer winzigen Pfütze zusammengeschmolzen. Der Schmerz glühte noch immer in mir und drohte mich elend langsam zu verbrennen.

»Wir stehen ganz am Anfang, Minchen. Wir dürfen scheitern und wieder aufstehen«, erriet sie meine Ungeheuer, und ich versuchte, langsamer zu atmen. »Du musst nur darauf achten, dass du deine Krone wieder zurechtrückst.« Sie stellte sich neben mich und legte ihren Arm um meine Taille. »Du bist toll. Und das werden wir der Welt zeigen«, erklärte sie mir mit so viel Ernsthaftigkeit, dass ich daraus Kraft zog.

Wärme schwappte durch meinen zu mageren Körper. Ich wagte es, mich anzusehen. Ließ meinen Blick wandern. Von der schmalen Taille über das Dekolleté hinauf zu den braunen Haaren, die über die schmalen Schultern flossen. Meine blauen Augen sahen mich fragend an. In meiner Hand knüllte ich das Papier, mit dem ich die Bänke gereinigt hatte. Nina ließ mich los und ging voraus. Ich fühlte mich plötzlich federleicht, schwerelos, aber nicht auf die gute Art.

Ich befürchtete, jeden Moment davon zu schweben mitsamt dem Bemühen glücklich zu sein.

»Wo ist der Sekt?«, fragte Nina als Nächstes und setzte sich an den geschwungenen Tresen. Ihre langen Fingernägel trommelten auf das Holz.

Ich köpfte die letzte Flasche Kundenprosecco und leerte sie zusammen mit Nina und zwei Kundinnen. Einige Stunden später trafen wir ziemlich angeheitert im Modernes ein. Ich war gut drauf, bis ich Daniel, einem Freund meines Ex, in die Arme lief, der mir erzählte, dass Damir bei seiner Neuen eingezogen war.

Mann, das ging schnell, dachte ich noch kurz, bevor Daniel sich mir intensiver widmete. Meine mentale Gemütslage war bereits besäufniserregend, aber das störte ihn allem Anschein nach nicht. Oder ich war sehr gut darin, es zu verbergen. Keine Ahnung.

Nina, mein Leuchtturm bei stürmischer See, an dem ich mich gern orientierte, hatte bereits jemand anderen kennengelernt und flirtete, was das Zeug hielt. Also tat ich es ihr gleich. Beziehungsweise ging ich auf die Annäherungsversuche von Daniel ein.

»Du bist so süß, wenn du angetrunken bist«, sagte er und ließ seine Hand zu meinem Hintern wandern. Ich wusste nicht, ob es mich störte. Ein bisschen respektlos kam es mir ja schon vor.

»Du bist auch süß, wenn ich betrunken bin«, antwortete ich und kicherte albern, während er mich enger an sich heranzog. Auf der Tanzfläche küsste er mich. Die lauten Proteste meines Hirnes sperrte ich kurzerhand aus. Ich war hungrig! Hungrig nach Liebe, Geborgenheit und Nähe.

»Ich kann verstehen, dass Damir sich in dich verknallt hat«, raunte Daniel an meinem Ohr, und ich ließ mich von ihm in den Arm nehmen. Damir? Der sollte sich noch wundern! Der würde es irgendwann bereuen, dass er mich hatte sitzen lassen. Und ich würde ihn niemals zurücknehmen, ganz gleich wie schön er war. In diesem Moment hatte ich das Gefühl, ich könnte alles sein. Ich wurde begehrt und dachte für einige wahnwitzige Stunden, ich sei unverwundbar.

Ich fuhr mit Daniel nach Hause. Obwohl ich wusste, dass er vergeben war. Obwohl ich wusste, dass er es mit der Treue nicht so genau nahm. Obwohl mir klar war, dass ich ihn jetzt schon mehr mochte, als er mich je mögen würde.

Nachdem ich also meinen ersten One-Night-Stand hinter mir hatte, lag ich ernüchtert und schockiert in diesem fremden Bett. Das fahle Licht des Mondes drang durch triste Jalousien und zeichnete Schatten an die Wand, die mir den Vorhof zur Hölle ausmalten. Daniel nahm mich nicht in den Arm, erkundigte sich nicht einmal halbherzig interessiert, wie es denn für mich gewesen sei, sondern schlief ein. Irgendwann stand ich auf und verließ seine kühle Wohnung. Bis heute habe ich keine Ahnung, wie ich nach Hause gekommen bin. Wahrscheinlich zu Fuß, da er nicht allzu weit von mir entfernt wohnte.

Das Flüstern des Messers, das durch die Luft schnitt, war das Erste, was sich mir danach wieder eingeprägt hat. Ich fühlte mich taub, leblos und verdorben. Im Radio lief *Weep* von Skunk Anansie, als ich die Klinge an meinem Arm ansetzte. Nur kurz betrachtete ich im bleichen Licht der Nachttischlampe die alten Schnitte aus vergangenen Tagen. Sie verliefen über die ganze Unterseite beider Arme und zeichneten sich hell von der übrigen Haut ab. Fast konnte man meinen, es wäre ein bizarres Kunstwerk aus schmalen Linien, das meinen Selbsthass porträtierte. Unzählige Male hatte ich mich geritzt, unzähligen einsamen Stunden damit die Show gestohlen, im dichten Nebel meines Hirnes versucht, an roten Bahnen aus Schmerz wenigstens irgendeine Orientierung zu finden. Vielleicht mussten die Bahnen greller leuchten, tiefer schmerzen, damit ich wusste, wo ich war. *Ob* ich noch war.

Die Klinge sank ins Fleisch und hinterließ helles Rot, das sich weigerte, zu fließen.

»Nicht mal das kannst du«, hörte ich meine angewiderte Stimme zu mir selbst sagen und drückte beim nächsten Mal fester zu.

Hirn: *Du wirst schon etwas finden, in dem du gut bist.*
Ich: *Nie im Leben.*

Hirn: *Du könntest immer noch Nutte werden. Vögeln wollen sie dich doch alle.*

Ich setzte das Messer ab, verfolgte das blutige Rinnsal, wie es über den Unterarm lief und in zähen Tropfen auf die Bettwäsche traf. Ich spürte die Wunde nicht, mein Körper war tot. Tot und faulig. Beinahe schmeckte ich die Verwesung auf meiner Zunge.

Hirn: *Gut, du hättest nicht wirklich Spaß an deinem Job, aber, hey, wer hat das schon? Glaubst du, ein Lagerist lagert gern?*

Ich nahm die Klinge, sie reflektierte das Licht und blendete mich kurz, bevor ich sie mit Wut an meinen Pulsadern ansetzte.

Weep erreichte seinen Höhepunkt, Tränen stahlen mir die Sicht, und ich schnappte überrascht nach Luft. Es war 4.44 Uhr, als mir das Blut schwallartig entgegenquoll. Mit jedem traurigen Herzschlag färbte es mein Kleid, meine Haut, mein Leben rot. Es war 4.44 Uhr, als ich benommen aufstand. 4.44 Uhr, als mir klar wurde, dass ich nicht sterben wollte. Der Geruch von alten Münzen stieg mir in die Nase, hüllte mich ein und schickte mir Schwärze, während ich zur Tür taumelte. Meine Finger entriegelten das Schloss, ich stolperte auf den Flur, bis zu meinem Nachbarn. Ich glaube, ich schrie um mein Leben. Dann versank alles um mich herum in Dunkelheit.

Der Sorry-Gendefekt

Die Sonne war schon lange untergegangen, und ich beschäftigte mich ernsthaft mit der Frage, was eigentlich passierte, wenn die Erde plötzlich aufhören würde, sich um die eigene Achse zu drehen. Wäre das Magnetfeld, das von der Rotation aufrechterhalten wird, das größere Problem? Dass die Schwerkraft zunehmen und ein Tag plötzlich ein Jahr dauern würde? Oder würden wir sowieso umgehend von der kosmischen Strahlung verbrannt werden? Was würde die Sonne davon halten? Die würde es wahrscheinlich kaltlassen, was mit der Erde geschah. Und der Mond? Würde er das Meer in der gleichen Weise beeinflussen wie zuvor, oder würden die Ozeane die Länder fluten? Wenn keine Fliehkraft mehr existierte, würde uns dann die Luft um uns herum zerquetschen? Und würde sich das ähnlich anfühlen wie dieser lästige Druck auf meiner Brust, den ich immer wieder empfand?

Schnee fiel vor dem Fenster und legte sich leise aufs Fensterbrett, als eine Sozialpädagogin eintrat, mich aus meinen hochwissenschaftlichen Überlegungen riss und mich aufforderte, mit ihr zu kommen. Der Schrei eines Mädchens im Nebenraum bohrte sich durch meine Eingeweide, und ich bekam es mit der Angst zu tun. Der Angst, dass ich aus dieser Klinik nicht wieder herauskommen würde. Ich war mir absolut sicher, dass ich nicht hierhergehörte. In dieses große Haus mit den Schlössern an den Türen, den Fenstern, die man nicht vollständig öffnen konnte, den Jugendlichen und jungen Erwachsenen, die regelmäßig ausflippten und mich mit der Leere in ihren Augen konfrontierten. Einen Meteoriteneinschlag würde ich lieber in Kauf nehmen als hier zu versauern.

Angespannt folgte ich der Betreuerin die Flure entlang in das Büro des leitenden Nervenarztes und setzte mich auf den wuchtigen Stuhl vor seinem Schreibtisch. Mein Blick glitt über die Regale mit Fachliteratur und heftete sich auf ein Mandala an seiner Pinnwand, verfolgte die Linien und Farben, die ineinander übergingen. Ich sah mich nicht um, als der Arzt, der mich hier zwangseingewiesen hatte, zu mir hereinkam. Gott, ich war echt sauer auf ihn.

»Wie geht es dir heute, Wilhelmina?«, fragte er und setzte sich mir gegenüber. Er war groß und von schlanker Statur, seine Stimme kraftvoll und doch sanft.

»Es würde mir besser gehen, wenn ich nach Hause könnte«, antwortete ich schmallippig. Ich fühlte mich unendlich ausgeliefert. Hilflos.

»Das ist nicht so einfach, nicht wahr?«, erinnerte er mich und nahm neben mir Platz und nicht, wie erwartet, hinter dem Tisch.

»Eigentlich schon, Sie brauchen nur die Entlassungspapiere zu unterschreiben«, erklärte ich ihm und lehnte mich zurück, ein Versuch, seiner Präsenz zu entkommen. Er lächelte. Nur ein ganz kleines bisschen, aber es erreichte seine Augen.

»Du weißt, weshalb du hierhergekommen bist?«, vergewisserte er sich und schaute auf meine Verbände an den Handgelenken. Auf der rechten Seite war ich mit sechs Stichen genäht worden.

»Sie denken, ich wollte mich umbringen«, antwortete ich und holte tief Luft. Das durfte doch nicht wahr sein! »Ich habe aber schon mehrfach betont, dass das nicht meine Absicht war. Ich habe kein Interesse an Suizid«, erinnerte ich den Arzt, der mich musterte wie ein Forscher sein Studienobjekt. Er sah mich nicht. Ganz klar, er war ebenso blind für mich wie alle anderen auch. Er erkannte lediglich meine Hülle und die Fragmente, die hier und dort durchblitzten.

»Warum hast du dich dann verletzt, Wilhelmina?«, fragte er mich zum wiederholten Mal, und ich spürte, wie sich in meinem Körper die bekannte Taubheit ausbreitete.

Vor der Tür war irgendetwas los. Zwei Mädchen stritten, und eine der Betreuerinnen versuchte zu schlichten. Draußen knallte es, als ein Düsenjet die Schallmauer durchbrach, und ich musste ans Fliegen denken. Früher waren meine Eltern oft mit uns nach Kroatien gereist. Und in einem dieser Urlaube hatten sie mich verloren. Versucht mal, als Sechsjährige in einem fremden Land, wo jeder verfickte Strandabschnitt gleich aussieht, eure Eltern zu finden. Manchmal frage ich mich, ob sie mich überhaupt wiederfinden wollten. Wahrscheinlicher war, dass mein Bruder die beiden mal wieder schwer beschäftigte und ihnen gar nicht aufgefallen war, dass ich fehlte. Einen Tag zuvor in diesem Urlaub hatte er es nämlich beinahe geschafft, zu ertrinken. Er war mir nichts, dir nichts ohne Schwimmflügel in einen der Pools am Hotel gesprungen und untergegangen wie ein Stein. Glücklicherweise hatte seine Windel Auftrieb und trug so seinen Körper mitsamt Blubberblasen wieder aufwärts. Meine Mutter hatte ihn geistesgegenwärtig an seinem blonden Schopf herausgezogen. Ich sehe heute noch das Bild vor mir, wie Henry Wasser spuckte, hustete und am liebsten gleich wieder baden gegangen wäre. Einfach so. Als wäre gar nichts passiert. Und ich sollte also verrückt sein? Diese Erinnerung ließ mich nur schwer wieder los. Trotzdem spürte ich, dass dem Arzt vor mir etwas auf der Zunge lag, was er nur allzu gern loswerden wollte. Ich bündelte mühsam meine Aufmerksamkeit und sah ihm fest in die Augen.

»Nach unseren Gesprächen bin ich der Meinung, dass du unter einer Borderline-Störung leidest«, spuckte er das Unfassbare endlich aus. So, jetzt war es also so weit. Ich konnte quasi fühlen, wie die Erde eine Vollbremsung hinlegte. Nichts mit Sich-langsam-ausdrehen-Lassen.

»Wie bitte?«, hauchte ich und überlegte, ob ich so etwas schon mal gehört hatte. Und ob das Ende der Welt bald auch andere zu spüren bekämen.

»Es handelt sich dabei um eine Persönlichkeitsstörung, die durch Impulsivität und Instabilität von Emotionen und Stimmungen, der Identität sowie zwischenmenschlichen Beziehungen charakterisiert ist. Ein schwerwiegendes psychiatrisches Krankheitsbild, das man auch als ›emotional instabile Persönlichkeitsstörung des Borderline-Typs‹ bezeichnet.«

Persönlichkeitsstörung?

»Aha«, flüsterte ich und knetete meine Hände. Gott, ich will hier raus. Bitte lasst mich gehen! Ich möchte noch einmal den Himmel sehen, bevor er uns allen auf den Kopf fällt! Meine Gedanken brausten aus ihren hirneigenen Regalen und schrien alle das Gleiche.

»Lassen Sie mich bitte nach Hause gehen. Ich brauche meine gewohnte Umgebung«, wiederholte ich meinen Wunsch.

»Hör zu, Wilhelmina. Die Betroffenen erleben sich als Opfer der eigenen starken Stimmungs- und Gefühlsschwankungen, was zu einer extremen innerlichen Anspannung führt. Viele dieser innerlich leidenden Menschen setzen selbstzerstörerische Verhaltensweisen ein, um diese Anspannung zu kompensieren. Vor allem Schmerz spüren viele während der extremen Spannungsphasen kaum. Selbstverletzung ist dann ein großes Thema. Menschen, die an einer Borderline-Störung leiden, fühlen sich wie innerlich zerrissen. Dazu kommt noch ein gestörtes Selbstbild und eine gestörte Körperwahrnehmung«, erzählte mir der Herr Doktor ganz ruhig, während ich mein Leben Revue passieren ließ.»Kommt dir das nicht bekannt vor? Hast du mir nicht erzählt, dass du zudem auch Angst vor dem Alleinsein hast?«, fragte er nach.»Hier bist du nicht allein.«

»Ich habe Angst vor dem Verlassenwerden, nicht vorm Alleinsein«, berichtigte ich mit Nachdruck und rutschte auf meinem Stuhl hin und her. Mir fiel auf, dass der oberste Knopf am Hemd des Arztes mit einem anderen Garn festgenäht war als die übrigen Knöpfe. Lila statt schwarz. Fasziniert starrte ich darauf.

»Dir ist doch klar, dass du Hilfe brauchst, Wilhelmina?« Es gelang mir, mich von der Frage zu lösen, ob er sich den Knopf selbst angenäht hatte, und mir stattdessen das eben Gesagte ins Bewusstsein zu rufen. Hilfe? Meine Ängste vor dem Leben, vor mir selbst und vor diesem Ort begannen zu tanzen, ich konnte sehen, wie sie sich in dem kleinen Raum um mich drehten und lachten.

»Und was schlagen Sie vor?«, wollte ich wissen und spürte die Sekunden in mir ablaufen. Plötzlich hatte ich das Bild von Zwangsjacken und vielen bunten Pillen vor Augen. Ade, schöne Welt. Hallo, Klapsmühle.

»Eine Therapie und Medikation«, antwortete der Arzt und notierte sich weiß Gott was auf seinem blöden Block.

»Nein, eher nicht. Ich glaube, Sie irren sich gewaltig«, zischte ich ungehalten.

»Wilhelmina, warum bist du so erbost?«, wollte er wissen.

»Erbost? Im Ernst? Sie attestieren mir gerade eine Meise. Sie interpretieren meine Probleme falsch.« Ich bemühte mich um Ruhe in der Stimme, während ich über seine Worte nachgrübelte. Oder hatte er recht?

»Ich kann deine Gefühle verstehen. Es ist beängstigend, wenn man mit solch einer Diagnose konfrontiert wird.« Er räusperte sich. »Aber sieh es mal so: Wenn wir erst einmal die Ursache kennen, können wir auch eine Lösung anbieten.«

»Sie sind ja optimistisch«, sagte ich und hatte Mühe, meine Tränen zurückzuhalten.

»Du solltest ebenfalls positiv nach vorn schauen«, meinte der Arzt großväterlich und beugte sich etwas näher zu mir.

Ich starrte auf seine Fußspitzen und versuchte, mich zu beruhigen. Optimistisch, Optimismus, Optimus Prime, optional ... jagten mir alle möglichen Wörter durch den Kopf.

»Wissen Sie, dass Optimismus rückwärts gesprochen *Sumsi mit Po* heißt?«, plapperte ich vor mich hin, und er drückte aufmunternd meine Hand, die kraftlos auf meinem Schoß lag.

»Wir können dir helfen, Wilhelmina«, sagte er sanft, und ich entspannte mich wieder.

Also gut, dachte ich. Dann ist das Glas eben halb voll!

Super, jetzt war ich offiziell nicht mehr ganz dicht. Ich versuchte, Schadensbegrenzung zu betreiben, ging zu einer Jugendpsychologin und nahm Medikamente. Ich strauchelte jetzt so professionell, dass es beinahe so aussah, als würde ich durch mein Leben tanzen. Sämtliches Selbstvertrauen war dabei in Einzelteile zersprengt, und ich konnte sie partout nicht wieder zusammensetzen.

Nach einigen Wochen wollte ich meinen Job im Sonnenstudio wieder aufnehmen. Doch das gestaltete sich schwerer als gedacht, denn die Frau des Geschäftspartners meines Vaters hatte ein dickes Veto eingelegt, da sie der Meinung war, dass ich mit meiner Unzuverlässigkeit nicht tragbar für das Geschäft sei.

Ich grübelte eine ganze Weile darüber nach, ob sie meinen unzuverlässigen Suizid meinte, der ja eigentlich gar keiner war. Mein Vater bestand währenddessen darauf, dass ich mich quasi dafür entschuldigte, dass ich aufgrund des hohen Blutverlustes nicht zu meinem Dienst erschienen war.

»Und, wie geht es dir jetzt, Minchen?«, fragte Britta, eine Mittvierzigerin mit schwarzen Haaren und stahlblauen Augen, die mich streng musterten. Gott, wie ich diese Frage hasste.

»Es geht mir wieder gut, ehrlich«, antwortete ich mit Unbehagen und wich ihrem Blick aus. Es wurde langsam, aber sicher voll in dem kleinen Bistro, die letzten Tische um uns herum füllten sich.

»Du musst verstehen, dass wir uns Sorgen um die Repräsentation des Unternehmens machen«, hörte ich Britta sagen und versuchte, die laute Umgebung auszublenden.

»Repräsentation?«, fragte ich nach. Sie sprach, als handle es sich bei dem Sonnengeschäft um ein Weltmarktunternehmen. Ich schluckte trocken und drehte mein Glas Cola in der Hand. Am Tisch neben uns gab jemand eine Bestellung auf. Baguette Suzette und Wein. Pinot Grigio, um genau zu sein.

»Hörst du mir zu?«, vergewisserte sich Britta ernst und legte den Kopf dabei auf eine Weise schief, die mir verriet, dass sie ungeduldig wurde.

»Ich bin repräsentativ«, antwortete ich schnell. »Repräsentativer geht es gar nicht.«

Ihr Blick wanderte zu meinen langen Pulloverärmeln, die meine noch zu frischen Wunden versteckten. Die Fäden waren gerade erst gezogen worden, und ich fragte mich oft, ob diese Narbe mein Leben lang Dinge über mich verraten würde, die niemanden etwas angingen. Erst neulich hatte mich eine völlig Fremde in der Bahn darauf hingewiesen, dass ich, sollte ich mich ernsthaft umbringen wollen, die Adern doch bitte längs durchtrennen solle. Da es so schwieriger sei, sie wieder zusammenzuflicken. Netter Ratschlag.

»Es reicht nicht nur, hübsch auszusehen«, hörte ich jetzt Britta sagen. Ich starrte auf ihren schmalen Mund.

»Ist mir bewusst.«

»Ich glaube nicht.«

»Soll ich mich dafür entschuldigen, dass ich einen Unfall hatte?«, fragte ich höflich nach. Meine Stimme zitterte ganz leicht. Eigentlich hätten jetzt wenigstens die Vögel wegen des fehlenden Magnetfeldes der Erde vom Himmel fallen müssen. Und wo blieb eigentlich der verfickte Sonnensturm?

»Ich muss mich darauf verlassen können, dass du zuverlässig für uns arbeitest. Nur weil dein Vater Teilhaber ist, heißt das nicht, dass wir so ein Verhalten dulden können.«

Aha.

»Ich brauche den Job«, erinnerte ich die ehemalige Sportlehrerin. Welch Ironie, dass ich erneut ein Problem mit dieser Spezies hatte. Als würde mir mein Vergehen aus Kindertagen nachgetragen, von Sportlehrer zu Sportlehrer übermittelt. Wie Bäume, die unsichtbare Botschaften aussenden können, um sich vor Insektenplagen zu warnen. Ganz nach dem Motto: »Vorsicht, hier kommt Wilhelmina. Unsportlich und eine Nervensäge! Nicht kompatibel mit Sportlehrern und Ausbildern aller Art.«

»Aus diesem Grund nehme ich mir ja die Zeit für dich«, sagte Britta gönnerhaft und strich sich ihre Haare über die Schulter zurück. Ich nippte an meiner Cola und verschluckte mich. »Was war der Grund? Etwa Liebeskummer?« Ekelhaft, wie sie mit ihrem Finger genau in die Wunde traf. Für einen Moment wollte ich sie fragen, was sie an den Wochenenden so trieb. Brach sie Welpen die Beine?

»Es war ein Unfall, ich wollte nicht ...« Ich verstummte.

Ihr Blick sagte, *na, das ist ja noch schlimmer*. Etwa einen Meter neben mir klirrte es. Ich sprang wie von der Tarantel gestochen auf.

»Oh, Gott! Das tut mir aber leid!«, stieß ich aus. Mein Magen zog sich zusammen, und mein Herz polterte in einem unbestimmten Rhythmus in meiner Brust. Ich sah auf die Scherben zweier Gläser und wollte mich gerade bücken, um sie aufzuheben.

»Hey, du«, sagte eine Stimme neben mir. Ich wirbelte herum. »Das war nicht deine Schuld«, erklärte mir eine freundliche Kellnerin. Sie lächelte und legte ihre Hand sacht auf meine Schulter. »Ich bin gestolpert«, erklärte sie. Ihre andere Hand balancierte immer noch das Tablett, auf dem leere Flaschen herumrollten. »Ich mach das schon.« Mit leichtem Druck schob sie mich zur Seite. Meine Finger prickelten vor Adrenalin, während ich mich wieder auf den Stuhl setzte.

»Wie gesagt, es tut mir leid, dass ich euch im Stich lassen musste«, griff ich das Thema wieder auf. Ich wand mich innerlich unter dem Blick, mit dem Britta mich musterte.

»Na, gut. Dann versuchen wir es noch mal mit dir«, verkündete sie nach einer unendlich langen Stille, in der ich mich so stark auf sie konzentriert hatte, dass ich Kopfschmerzen bekam. »Aber eins ist klar:

Ich erwarte von dir, dass du dich zusammenreißt«, sagte ausgerechnet die Frau, die irgendwie immer ein bisschen nach Schnaps roch. »Werde ich. Ganz sicher«, schwor ich und überlegte, ob es jetzt angebracht sei, ihr die Hand oder die Füße zu küssen.

Wenige Tage danach, ich kam gerade vom Einkaufen und belud meine Arme mit Tüten und Katzenstreu, entdeckte ich zwei meiner Freundinnen auf dem Gehweg. Nur peripher bekam ich mit, dass ich meinen Autoschlüssel im Kofferraum ablegte, bevor ich ihn schloss.

»Minchen, wie schön, dass du kommst. Wir wollten gerade wieder gehen«, begrüßten mich Nadja und Elin. Der Blumenstrauß, den sie mir entgegenhielten, stahl mir die Sicht, bis Elin mir eine der Tüten abnahm.

»Wir haben uns solche Sorgen gemacht, wir durften dich ja nicht in der Klinik besuchen«, beschwerte sich Nadja und schnappte sich die Katzenstreu aus meinem Arm, um sich zusammen mit mir in Richtung Wohnung zu wenden.

»Ja, das war alles eine blöde Zeit«, sagte ich schwach und lächelte. Es war schön, die beiden Freundinnen wiederzusehen. Trotzdem war ich fürchterlich angespannt. Vielleicht kam dieses Gefühl aber auch immer noch von dem anstrengenden Versorgungstrip im Supermarkt. Wieso muss es zwanzig Sorten Joghurt geben? Eine reicht doch auch! Und wie soll man sich auf die Auswahl an Käse konzentrieren, wenn sie im hauseigenen Radiosender die Vorzüge von gummierten Fußmatten fürs Auto priesen? *Zwei Stück für nur 12,99 in unserer Non-Food-Abteilung. Gleich hinter den Schreibwaren.*

»Kommt doch bitte mit«, forderte ich die beiden Freundinnen auf und suchte den Schlüssel in meiner Hosentasche, bis es mir wie Schuppen von den Augen fiel. »Mist, der Schlüssel ist im Kofferraum«, stöhnte ich und spürte wieder die Unregelmäßigkeiten im Erdmagnetfeld.

Tja, Glück ist, wenn die Katastrophen mal Pause machen. Kommt bei mir bloß nie vor.

»Soll ich ihn holen?«, fragte Nadja hilfsbereit.

»Da gibt es ein Problem, ich habe nämlich abgeschlossen.«

»Oh, wie doof«, hauchte sie und sah mit meiner Tüte auf dem Arm genauso belämmert aus, wie ich mich fühlte. Bis mir einfiel, dass mein Nachbar einen Ersatzschlüssel hatte. Ich brauchte nur einmal klingeln und – Abrakadabra – hielt er ihn mir ohne ein Wort entgegen. Der Mann hatte verstanden, wie es bei mir lief.

Eins musste man meiner Kraftlosigkeit ja lassen: Ausdauer hatte sie. Denn sie schlug beim Eintreten in mein bekanntes Territorium gnadenlos zu. Ich schätze, es lag an der Anspannung, die in diesem Moment nachließ. Am liebsten hätte ich mich aufs Bett fallen lassen, die Decke über den Kopf gezogen und erst mal zwei Tage lang geschlafen. Oder auch zwei Jahre.

»Setzt euch doch bitte«, sagte ich müde zu meinen Mädels und ließ die Einkäufe einfach in den Tüten vor dem Kühlschrank stehen. Als ich mit Gläsern und Getränken wieder bei ihnen war, setzte Elin zum Sprechen an: »Wie ...«

»Lasst uns die Frage auslassen, okay?«, unterbrach ich sie aus Angst, sie könnten wissen wollen, wie es mir ging. Ich hatte keine Antwort auf diese Frage. Schon lange nicht mehr. »Es läuft bei mir. Zwar rückwärts und bergab, aber es läuft«, scherzte ich halbherzig und füllte die Gläser mit Wasser. Mein hässlicher Kater beobachtete uns vom Fensterbrett aus. Seine gelben Augen blinzelten immer wieder.

»Lässt du dir jetzt helfen?«, stellte Nadja die alles entscheidende Frage, die ihr anscheinend unter den Nägeln brannte.

»Ich war beim Arzt«, gab ich zu.

»Nein, ich meine, lässt du dich auf eine Therapie ein?«, wurde sie deutlicher. Tja ... Wie formuliert man »Aktuell überlege ich, ob ich meine begonnene Therapie wieder abbrechen soll« so, dass es nach »Na klar, denn ab sofort nehme ich mein Leben in beide Hände und werde alles erreichen, was ich mir vornehme, und damit alle Welt glücklich machen« klingt? Ich fand einfach keinen Draht zu der Psychologin, die mich seit einiger Zeit betreute, und die Gespräche kosteten mich mehr Kraft, als sie brachten.

Nadja interpretierte meine Pause richtig. »Hör zu, Minchen. Wir sind hier, um ganz offen mit dir zu reden«, begann sie.

Ich setzte mich und schob meine Hände unter den Hintern, um nicht ständig an ihnen herumfummeln zu müssen.

»So, wie es das letzte Jahr gelaufen ist, geht es nicht weiter.«

»Ach, wirklich nicht? Ich fand's eigentlich ganz lustig«, antwortete ich unsicher. Elin stand auf, um sich neben mich zu setzen.

»Es geht nicht nur um dich. Wir haben dich lieb, aber die Angst um dich frisst uns auf«, sagte sie sehr leise. Ihre Hand legte sich tröstlich auf mein Knie. Und ich mahnte mich, mir nicht immer alles bildlich vorzustellen.

»Tut mir leid«, antwortete ich automatisch.

»Darum geht es nicht«, meinte Elin. »Wir wollen, dass du dir helfen lässt. Wir können sonst nicht mehr so weitermachen.«

»Ihr lasst mich fallen?«, fragte ich benommen.

»Nein, das ist doch Quatsch«, protestierte Nadja. »Aber du musst uns auch verstehen. Wir halten das nicht mehr aus. Wir haben das Gefühl, dass wir die Verantwortung für eine Zeitbombe tragen.« Tränen sammelten sich in ihren rehbraunen Augen und traten über die Ufer.

Dieser Anblick rüttelte an mir, stahl mir den Atem, schmerzte in jeder einzelnen Zelle meines Körpers und in dieser Sekunde beschloss ich, alle meine Monster weiter zu bekämpfen. Und nicht aufzugeben. Obwohl ich das Gefühl hatte, mich gegen die Therapeutin und die Diagnose, die mir gestellt worden war, eigentlich verteidigen zu müssen. Zu vieles wurde mir in den Mund gelegt, ohne dass es zu mir passte und zu dem Bild, das ich selbst von mir hatte.

Andererseits: Hatte ich überhaupt eine konkrete Vorstellung von mir selbst und meinem Zustand?

»Ich habe mir schon so oft den Kopf darüber zerbrochen, was mit mir nicht stimmt«, hauchte ich in die entstandene Stille zwischen uns. »Ist ja klar, dass ich nicht mehr ganz dicht bin.«

»Was haben die Ärzte denn gesagt?«, fragte Elin.

»Borderline-Störung«, antwortete ich beschämt und sehnte mich sofort nach einem Schluck Wein, der diesem lästigen Gefühl entgegenwirken würde.

»Davon habe ich mal gehört«, meinte Nadja. »Was können wir als deine Freunde tun, um dir zu helfen?«

Mich nicht alleinlassen? Ich zuckte mit den Achseln.

»Ich habe zweimal die Woche Therapie und nehme Antidepressiva, um meine temporäre Traurigkeit in den Griff zu bekommen«, erzählte ich und dachte darüber nach, dass es im Grunde genommen keine Medikamente gegen diese Störung gab. Nur gegen die Begleitsymptome wie Wutanfälle und Depressionen.

»Wir sind auf jeden Fall für dich da, wenn du uns brauchst«, meinte Elin mit fester Stimme und eindringlichem Blick. Nadja stimmte ihr zu, was ich beinahe nicht mitbekam, weil meine Aufmerksamkeit wieder einmal flöten ging. Mein Blick fiel nämlich in diesem Moment auf einen Stapel Mahnungen, die ich immer noch nicht bezahlt hatte. Vermutlich würde ich demnächst ohne Strom in meiner Wohnung sitzen, wenn ich das nicht schleunigst nachholte. Daher fiel es mir schwer, bei der Sache zu bleiben, während wir uns verabschiedeten.

Elin und Nadja meldeten sich von da an regelmäßig bei mir, um sich zu erkundigen, wie es mit mir voranging. Und auch Nina blieb bedingungslos an meiner Seite. Und das, obwohl wir von jeher so verschieden waren. Sie gehörte zu den Mädchen, die ihre Unterhosen passend zu den BHs trugen. Ich war schon froh, wenn ich mal zwei gleiche Strümpfe anhatte. Bei ihr musste ich mich für gar nichts entschuldigen, und sie ermunterte mich subtil, an mir zu arbeiten. Trotzdem litt ich an einem richtigen Sorry-Gendefekt. Wenn mich jemand anrempelte, entschuldigte ich mich, und zwar panisch. Wenn mir jemand die Vorfahrt nahm, bat ich um Verzeihung. Womöglich hätte ich mich zu dieser Zeit auch für das Wetter entschuldigt, wenn sich in meiner Gegenwart jemand darüber beschwert hätte.

»Hey, schönes Wetter heute, nicht?«

»Ja, sorry, tut mir sehr leid ...«

Der Fehler in der Matrix

Mit Männern ist es ja ähnlich wie mit Lipgloss: Es gefallen einem immer die gleichen. Und zu Hause angekommen stellt man zum eigenen Entsetzen fest, dass man so einen schon hatte. Irgendwie blöd, aber ich schien ein Faible für egozentrische Arschlöcher zu haben.

Auch wenn ich das nächste Jahr zunächst damit verbrachte, zur Abwechslung mal die Herzen anderer zu brechen – ja, ich konnte auch böse -, traf ich schließlich auf meine nächste große Liebe. Zumindest dachte ich das, als ich Simon das erste Mal durch den Nebel einer Bong hindurch entdeckte. Ich war hin und weg. Die gut antrainierte Gefühlskälte gegenüber dem anderen Geschlecht bröckelte augenblicklich, und mein Inneres begann aufzukochen. Nein, das traf es nicht annähernd: Ich wurde geradezu radioaktiv und setzte alles daran, ihn kennenzulernen.

Simon wirkte sanft und harmlos. Wie ich hatte er eine ganze Masse an Problemen im Gepäck, die sich in seinen smaragdgrünen Augen widerspiegelten und mich faszinierten. Gleich und gleich gesellt sich gern. Oder, wie eine ADS-Freundin von mir so schön sagt: »Kellerkinder kennen sich.« Vielleicht hätte sie mich vor der desaströsen Beziehung retten können, wenn wir uns damals nur schon über den Weg gelaufen wären ... Denn Kellerkinder passen auch aufeinander auf!

Über eine zaghafte Freundschaft fanden Simon und ich zueinander und verliebten uns. Für mich eine Fahrt ohne Wiederkehr. Ich schwirrte sofort weit über den siebten Himmel hinaus in sphärischen Höhen, in denen ich mein gesamtes Leben auf diese Liebe ausrichtete. Für mich war klar, den oder keinen, bis dass der Tod uns scheidet. Für ihn ... Nun ja, im Nachhinein habe ich keine Ahnung.

Im Laufe der nächsten Jahre erlitten wir beide das ein oder andere Schleudertrauma in unserer Beziehung. Denn unsere Meisen waren nicht mal ansatzweise kompatibel. Wir trennten uns ganze achtmal, nur um wieder zusammenzufinden und uns wieder zu trennen. *Verrückt* traf es nicht ganz. Einstein sagte einmal: »Die Definition von Wahnsinn ist, immer das Gleiche zu tun und ein anderes Ergebnis zu erwarten.« Recht hatte er!

Ich für meinen Teil sah den Wald vor lauter Bäumen nicht und drohte mich selbst endgültig im Urwald aus Gefühlen, Bedürfnissen und Angst zu verlieren. Hier ein kleiner Ausschnitt dieser Beziehung, der eigentlich alles widerspiegelt, was sie ausmachte:

Trockeneisnebel hüllte mich ein, und ich drehte mich um die eigene Achse. Der Bass des Trip-Hops wummerte in mir, ließ meine Knochen vibrieren und trug mich im Gleichklang mit der Musik davon. Rhythmus war alles für mich. Ich liebte es und fühlte mich unendlich frei und glücklich. Simon saß am Rand des Raumes mit unserer Clique oder besser gesagt *seiner* Clique. Mir war klar, dass ich nur dazugehörte, weil ich zu ihm gehörte. Also genoss ich weiter die Atmosphäre auf der kleinen Tanzfläche des Undergroundklubs und tanzte meine Sorgen weg. Und davon gab es wie immer einige.

Ein Mädchen mit langen roten Haaren und Undercut tanzte unweit von mir und passte einen Moment ab, in dem ich aus meiner Trance erwachte, um mich anzulächeln. Sie ließ ihre Mähne fliegen, wirbelte herum und bewegte sich dabei so gekonnt, dass es aussah, als wäre sie eins mit den Klängen um uns herum. Sie war so schön, so anmutig, und ich musste sie einfach weiter betrachten und jede Kleinigkeit, die sie ausmachte und sie so sehr von mir unterschied, in mich aufsaugen. Das passierte mir öfter mit Menschen, die eine gewisse Präsenz hatten.

Irgendwann waren wir uns so nah, dass ich ihr Parfüm roch. Süß und blumig kitzelte es in meiner Nase, während sie mich an sich zog und wir uns gemeinsam in der Freiheit unserer Bewegung verloren. Wir waren eins mit der Musik, versanken im Nebel und tauchten in das Flashlight.

Sie sagte irgendetwas, doch ich war zu weit in meiner eigenen Welt, um sie zu verstehen. Also lächelte ich, nickte und hoffte, dass es keine Frage gewesen war. Wie so oft. Plötzlich spürte ich die Lippen des Mädchens auf meinen. Ich war völlig überrumpelt und ließ zu, dass sie mich küsste. Und zwar so richtig!

So viel zu den guten Antennen, die man ADSlern nachsagt, was Situationen und Stimmungen angeht. Das hatte ich ganz sicher nicht kommen sehen.

Der Kuss fühlte sich überraschend weich an und doch so intensiv, dass ich sofort in meinen Bewegungen erstarrte. Behutsam unterbrach ich ihn dennoch, als mein Hirn mir leise zuflüsterte, dass mein Freund ganz in der Nähe war.

»Ups«, sagte ich und überlegte fieberhaft, wie ich aus der Nummer wieder herauskommen sollte.

»Angenehm, Vivien mein Name«, scherzte das schöne Mädchen und hielt immer noch meine Hand in ihrer. Es muss bescheuert ausgesehen haben, als ich so eingefroren vor ihr stand, inmitten der Tanzenden.

»Willst du was trinken?«, fragte sie, ließ meine Hand los und befühlte den Rosenanhänger, den sie um ihren Schwanenhals trug. In ihrem Dekolleté sammelten sich feine Schweißtropfen und benetzten ihr dunkles Top.

»Mein Freund wird das vielleicht nicht wollen«, gab ich unsicher zu bedenken und schaute mich vorsichtig nach ihm um.

»Du hast einen Freund?«, fragte sie leichthin. »Was für eine Verschwendung.«

Ein Blick zum Rand der Tanzfläche offenbarte, dass sich die ganze Clique über meine prekäre Situation amüsierte. Sie scherzten und lachten, während sie in meine Richtung sahen.

»Na gut, dann nicht. Ups«, meinte Vivien und drückte mir noch einen Abschiedskuss auf die Wange. »War schön, dich kennengelernt zu haben«, flüsterte sie mir zu und ließ mich im Trockeneisnebel zurück. Jetzt kam ich mir verloren vor, stolperte durch die Tanzenden hindurch und bahnte mir meinen Weg zu Simon, der mich argwöhnisch musterte.

»Was war das denn?«, fragte er, als ich mich endlich zu ihm setzte.

»Nichts«, antwortete ich ehrlich und nahm mir meinen Sekt vom Tisch.

»Ist das die Retourkutsche für das Wochenende mit Vroni?«, wollte er wissen. Sein Lächeln war nicht echt, und mir wurde kalt, als ich daran dachte, dass er mit seiner Ex und einigen anderen ein Wochenende verbracht hatte, bei dem er mich nicht dabeihaben wollte. Ich hatte ihn daraufhin aus der Wohnung geworfen, nur um ihm dann wie ein Schoßhund in die nächste Bar zu folgen. Ich war halt wirklich konsequent in meiner Inkonsequenz.

»Quatsch. Natürlich nicht«, protestierte ich und spürte seine Wut über diesen seltsamen Kuss auch schon der Gleichgültigkeit weichen.

»Tu doch nicht so, als wärst du eifersüchtig«, stichelte ich und trank mein Glas in einem Zug leer. Es störte mich ungemein, dass er nie wirklich eifersüchtig wurde. Womöglich hätte ich eben auch einen Typen knutschen können, und er wäre halt mit Vroni in den Urlaub gefahren.

»Bin ich auch nicht«, gab er dreist zu, und ich spürte, wie sich ein unangenehmes Gefühl in meinem Magen breitmachte. Tja, so ist das, wenn der eine sich ganz sicher ist, den anderen nicht verlieren zu können. Weil der wie ein Bumerang immer wieder angeflogen kommt, so oft man ihn auch von sich stößt.

»Nur so nebenbei: Du bist absolut zu zutraulich. Das hat doch ein Blinder gesehen, dass die auf dich stand«, spöttelte er.

»Nein, ich nicht.«

Er lachte freudlos. »Ich weiß.«

Ich kramte nach meinem Portemonnaie und sah in die gähnende Leere, die sich darin eingenistet hatte. So was, ich hätte schwören können, dass dort vorhin noch ein Hunderter drin gewesen war.

»Hast du was von meinem Geld genommen?«, fragte ich Simon, weil ich mir so sicher war. Aber was wusste ich schon? Meine Stimme kippte bereits nach den ersten Worten in einen Ton der Entschuldigung.

»Das meinst du nicht ernst, oder?«, fragte er zurück und rückte von mir ab, um mich besser mustern zu können. Sofort stieg die Röte in mir auf, und eine gewisse Überlegenheit huschte über seine schönen Züge.

»So war das nicht gemeint. Es könnte ja sein, dass du dir das Bier davon geholt und das Restgeld nicht zurückgetan hast«, überlegte ich und deutete auf die Flasche Beck's in seiner Hand.

»Die habe ich ausgegeben bekommen«, antwortete er leichthin. Als ich seinem Blick folgte, bemerkte ich ein blondes Mädel, das immer mal wieder zu uns herübersah.

Ich verstummte und rang mit meinen bösen Geistern.

Hirn: *Du weißt schon, dass er dich wieder verlassen wird, wenn ihm danach ist, oder?*

Ich: *Was weißt du schon? Wir lieben uns.*

Hirn: *Das bezweifle ich ja nicht. Ich denke nur, dass er seine Freiheit mehr liebt als dich. Und seine Probleme. Er liebt seine Probleme wie andere ihre Haustiere.*

Ich: *Willst du damit sagen, ich klammere?*

Hirn: *Ich gebe dir mal ein Stichwort:* »rarmachen«. *Schon mal gehört?*

Ich: *Na, das hat ja letztes Mal super geklappt.*

Simon hatte sich während der sechs Wochen recht gut ohne mich arrangiert, in denen ich versucht hatte, mich für ihn interessant und rarzumachen.

Hirn: *Vielleicht solltest du mal glücklich sein ohne einen Typen an deiner Seite. Ich habe gehört, so was geht.*

Ich: *Was du nicht sagst.*

Hirn: *Ja, es gibt sogar Menschen, für die sind die drei schönsten Worte der Welt nicht* »Ich liebe dich«, *sondern* »Ich gehe shoppen«. *Versuch es mal damit.*

Ich: *Gute Idee. Wenn ich mal wieder einen Job habe, der Geld bringt.*

»Wie spät ist es?«, wollte ich nach einer ganzen Weile von Simon wissen, weil ich so gar keinen Bock mehr auf diesen scheiß Klub hatte und am liebsten sofort gegangen wäre. Sein Blick antwortete so was wie *kurz vor Mittelfinger.*

Worauf war er plötzlich so wütend, verdammt? Es brodelte in ihm mit einer Verzweiflung, die ich nicht zuordnen konnte. Und die mich überforderte. Ich stand auf und ging wieder tanzen, um nicht verrückt zu werden. Oder in die Luft zu fliegen.

Als wir nach Stunden endlich nach Hause fuhren, schwiegen wir uns zunächst an, bis unsere Blicke sich schließlich fanden und dann nicht mehr voneinander lösten. Zumindest sofern es der Verkehr zuließ.

Meine Finger strichen über seine, er küsste die Innenseite meines Handgelenkes, was meinen Puls davonjagen ließ.

Sex im Auto ist ja bekanntlich so eine Sache. Es während der Fahrt zu tun, noch eine ganz andere. Nur interessant für die Brummifahrer, die vorbeikommen, ansonsten selten dämlich, was den Risikofaktor angeht.

Aber was Impulskontrolle und Risikobereitschaft bei ADSlern anbelangt, haben wir ja schon einiges gelernt. Nicht wahr?

Während ich meine Kleidung wieder ordnete, fiel mein Blick auf Simons Hosentasche, aus der ein verdächtiges Päckchen herausguckte.

»Was ist das?«, fragte ich und griff danach, weil es ganz nach illegalen Substanzen aussah, denen Simon und ich doch endgültig abgeschworen hatten. Ja, das Kapitel, in dem wir beide tage-, wochenlang völlig stoned in was weiß ich für Ecken lagen und dämlich in die Welt grinsten, gab es auch. Es ist allerdings nicht weiter erwähnenswert.

»Lass das, Minchen«, knurrte Simon und drückte meine Hand unsanft fort, als ich nach dem Tütchen greifen wollte.

»Komm schon, lass mich mal sehen«, forderte ich hartnäckig. Mit einer flüssigen Bewegung schob er mich zur Seite, schnappte das Päckchen und warf es in seinen offenen Rucksack auf der Rückbank.

»Moment mal. Du hast gesagt, du bist pleite. Womit hast du das denn dann bezahlt?«, wollte ich wissen, und mein Gehirn versuchte, seine Zahnräder ineinandergreifen zu lassen. »Du hast mir hoch und heilig versprochen, dass Schluss damit ist«, fiepte ich und versuchte erneut, an das Päckchen zu kommen. Das Auto schlingerte gefährlich, als Simon mich energisch zurückzog.

»Ich liebe dich, aber wenn du jetzt nicht aufhörst, geschieht was«, drohte er mir und stieß mich in den Beifahrersitz meines eigenen Autos zurück. »Du stresst mich so was von. Manchmal ist es nicht zum Aushalten, weißt du das eigentlich? Du bist eine echte Nervensäge.«

Ich schluckte trocken, seine Worte taten weh. Wir bogen um eine Ecke. Ein Audi überholte uns mit einem Affenzahn, und ich löste den Gurt, um den Rucksack zu ergattern – koste es, was es wolle.

»Warum bist du heute so eine Zicke?«, fragte Simon und zerrte an meinem Top, das mit einem lauten Geräusch nachgab.

»Spinnst du?«, zischte ich und schlug nach ihm.

»Hast du deine Tage oder was?«

Ich schnappte empört nach Luft und sah mich zu ihm um, während meine Hände weiter nach dem Päckchen angelten. »Nein, ich kann auch ohne Blutungen pissig werden, wenn man mich verarscht«, stellte ich klar. Er kaute verlegen auf seiner Unterlippe, was ihm einen verletzlichen Ausdruck verlieh. Dann bog er rechts ab, und ich verlor den Halt.

»Süße, jetzt setz dich bitte wieder hin«, begann er ruhiger, als ich den Rucksack schon fast hatte. »Bitte.«

»Ja, sobald ich weiß, was dort drin ist«, antwortete ich und strich mir meine Locken, die mir die Sicht beim Klettern versperrten, nach hinten.

»Wenn du meine Überraschung findest, kann ich sie dir doch nicht mehr geben, hörst du?«, sagte er schnell. Seine Worte überschlugen sich beinahe, während er an meinem Hosenbund zog.

Überraschung?

»Was für eine Überraschung?«, fragte ich irritiert, und meine Gedanken polterten von einer Hirnseite zur nächsten. Simon nahm meine Hand und ließ seine Lippen über meine Finger gleiten, während er mich zurückbugsierte. Wir hatten in einem romantischen Moment übers Heiraten gesprochen. Natürlich nur in weiter Ferne, da er noch studierte und ich in einem brotlosen Praktikum bei einem Werbefotografen feststeckte. Konnte es sein, dass ...?

Wärme flutete mich, als Simon mich nun so intensiv ansah. Seine Augen leuchteten, er zwinkerte mir zu, und ich ließ mich endgültig in den Sitz fallen. Noch während ich darüber nachgrübelte, dass etwas an seiner Haltung nicht ganz zu dem passte, was mir so an Überraschungen durch den Kopf ging, wurde ich nach vorn geschleudert. Simon ging in die Eisen. Die Bremsen kreischten. Mein armes kleines Auto schlingerte. Ich sah nur noch rot. Die Ampel und die Bremsleuchten des Vorgängers. Es knallte. Ich flog in die Scheibe, glücklicherweise nicht hindurch.

»Baby, alles okay?«, hörte ich Simon wie durch Watte sagen, als er mich sacht aufrichtete. Ich blinzelte. Mein Kopf dröhnte, und ich sah alles um mich herum undeutlich und verschwommen.

»Es tut mir so leid«, schluchzte er und küsste meine Wangen. Seine Hände lagen kühl in meinem Nacken. Sie zitterten.

»Nichts passiert«, meinte ich und machte einen kurzen Systemcheck. Alle Glieder ließen sich bewegen.

»Ich liebe dich, Baby«, wiederholte er immer wieder, und ich versuchte festzustellen, ob ihm selbst vielleicht etwas fehlte. Dank seinem Gurt ging es Simon gut, bis auf die Nerven.

Der Audi vor uns stand quer auf der Kreuzung, sein Licht blinkte in einem viel zu schnellen Rhythmus, und der Kofferraum war beträchtlich geschrumpft. Ich besah die Frontscheibe meines Fiestas, mit der eben noch meine Stirn Bekanntschaft gemacht hatte, und wunderte mich über die schöne Form des gesprungenen Glases, die mich unweigerlich an die Spinne Thekla und ihre tödlichen Netze erinnerte. *Und diese Biene, die ich meine, nennt sich Maja ...* Mein Kopf summte beträchtlich. Erstaunlicherweise gelang es mir trotzdem, einen klaren Gedanken zu fassen.

»Wir müssen nachsehen, wie es dem Fahrer geht«, rief ich und wollte meine Tür öffnen. Doch die hatte sich verzogen, da ging gar nichts mehr. Simon raufte sich sein blondes Haar und schlug mit dem Kopf auf das Lenkrad. Sein Gesicht wirkte aschfahl.

»Verdammt, verdammt, verdammt«, brüllte er, und ich schrak zusammen. Ungelenk nahm ich ihn in den Arm. Erst jetzt bemerkte ich die Schmerzen in meiner Schulter.

»Es wird alles wieder gut«, hoffte ich und strich ihm eine Locke aus der Stirn. Er sah zu mir auf, sein Mund zu einem schmalen Strich verzogen.

»Es tut mir leid, echt«, flüsterte er, und ich gab ihm einen Kuss. Nur am Rande bekam ich mit, dass der Fahrer aus dem eingedellten Audi ausstieg und seinen Wagen umrundete. Ein großer Kombi hielt, der Fahrer bot Hilfe an.

»Minchen, kannst du sagen, dass du gefahren bist?«, fragte mich Simon plötzlich mit Verzweiflung in der Stimme. »Ich bin sonst am Arsch.«

Ich überlegte. So gut es ging zumindest. Simon hatte vor nicht allzu langer Zeit meinen Corsa zu einem Totalschaden gefahren. Und jetzt diesen kleinen Fiesta. Ich konnte sein Dilemma durchaus nachvollziehen, ihm drohte wieder ein Fahrverbot und der ganze Ärger, der damit verbunden war. Allerdings hatte ich ebenfalls bereits einige Unfälle zu verzeichnen. Den Fiat Panda hatte ich wegen eines Ausweichmanövers für eine Katze in die Leitplanke gebrettert – was aufgrund der Sommerflaute sogar in der Kreiszeitung gestanden hatte –, mit dem Golf war ich rückwärts vom Hof gefahren, wobei ich die Vorfahrt missachtete, und last but not least zerlegte ich bei Glatteis mit selbigem Gefährt eine Baustellenabsperrung. Mein Vater würde im Dreieck springen und mir diesmal sicher nicht helfen.

»Na ja, ich weiß nicht«, stammelte ich und befühlte meine Platzwunde.

»Komm schon, Baby, bitte rette mich!« Jeder Welpe wäre neidisch gewesen auf den Blick, mit dem Simon sein Flehen unterstrich. Zögernd gab ich nach, während Simon das geheime Päckchen, das mit dem Rucksack zusammen nach vorn geschleudert worden war, an sich nahm und einsteckte.

Den Fehler in der Matrix fand ich tatsächlich erst sehr viel später. Nämlich im Krankenhaus, in dem mir ein Schädelriss über die gesamte Stirn diagnostiziert wurde, der mir bis heute Kopfschmerzen bereitet. Das Päckchen, in dessen Inneren ich fälschlicherweise Romantik vermutet hatte, enthielt Cannabis und war mit ziemlicher

Sicherheit von meinen verschwundenen hundert Euro finanziert worden, die mir im Portemonnaie fehlten.

Damals wollte ich das nicht wahrhaben und blieb somit trotz meiner eigentlich feinen Antennen in dieser Desaster-Liebe hängen. Aufregende Jahre, sage ich euch. Nicht nur für mich. Denn aufgrund meiner Impulsivität hatte auch Simon es nicht immer leicht. Wenn er sich nicht wegen meines selbstverletzenden Verhaltens unter Druck gesetzt fühlte, forderte ich ihn durch meine immer wieder neu aufkommenden Ideen oder Launen heraus. Wie zum Beispiel in einer Nacht- und Nebelaktion eine übrig gebliebene Silvesterrakete mit unseren ersten Schlussmachbriefen vom Marktplatz aus in den Himmel zu schicken und damit die Nachbarschaft wild zu machen. Oder mitten im Winter mit dem Wagen an den Strand des Lieblingssees zu fahren, nur um dann im Schnee festzustecken.

Nun ja, immerhin hatte ich es bis hierhin geschafft, ohne durch Unfälle, den Missbrauch von illegalen oder legalen Substanzen oder durch meine miese Impulskontrolle draufzugehen. Ich hatte die ein oder andere Strategie entwickelt, mich durchs Leben zu mogeln. Trotzdem blieben für mich noch lange Zeit über die gefährlichsten Tiere die Schmetterlinge im Bauch, die mein Leben noch komplizierter machten, als es ohnehin schon war.

Näheres findet ihr auf Seite 272: »Begleiterkrankungen von AD(H)S oder Ein Unglück kommt selten allein«.

Teil 4

ÜBER MEDIKAMENTE UND THERAPIEN

Nachdem ich entschieden hatte, dass ich gesund war und nicht an einer Borderline-Störung litt, weil ich erstens sehr wohl ein ausgeprägtes Ich hatte, während der Borderliner eine wahrnehmbar gestörte Identität sein eigen nennt, und weil zweitens mein Aufmerksamkeitsdefizit und die Desorganisation nicht in die Diagnose passten, ging es mir zunächst besser. Jahre vergingen, langsam, aber stetig. Die Therapie hatte ich lange hinter mir gelassen, und ich lebte in meinem kleinen Hamsterrad aus bedeutungslosen Jobs vor mich hin.

Wenn Erwachsenwerden sich sowieso schon anfühlt, als würde man in einer Sprache, die man nicht kennt, schreiben lernen, dann fühlte es sich für mich so an, als hätte man mir dabei auch noch die Augen verbunden. Und wenn man als ADSler ohnehin stets das Gefühl hat, sich in einem immerwährenden, wabernden Nebel zu befinden, aus dem man jederzeit von gruseligen Dingen angesprungen werden kann, ist das schon hart genug. Mir kam es obendrein noch so vor, als hätte mir irgendein Scherzkeks für den Spaßfaktor einfach mal Beton in die Schuhe geschüttet, damit es noch aufregender wurde. Unschön.

Kennt ihr das Gefühl, wenn einem die Saiten reißen? Ich habe die Metapher einmal irgendwo gelesen. Man stelle sich vor, jeder Mensch käme mit den Saiten eines Musikinstrumentes zur Welt. Dazu bestimmt, seine eigene Melodie darauf zu spielen. Der eine laut, der andere leise, der eine wild, der andere weise. Wenn nun aber diese Saiten nach und nach reißen oder ausleiern, sodass sie nicht wieder repariert werden können, was geschieht dann wohl, wenn auch die letzte fehlt, um ein Lied anzustimmen?

Und die wichtigere Frage: Kann man sie ersetzen?

Dieser Teil des Buches beschäftigt sich mit lebensrettenden Maßnahmen und dem Neubespannen der Saiten.

Rien ne va plus. Nix geht mehr

»Sekt knallt besser als so manche Männer«, sagt meine Freundin Nina gern. Und er minimierte mein Unbehagen gegenüber der Welt und ihren Anforderungen. Leider kann man nicht immer stoned oder angetrunken durchs Leben torkeln, deshalb musste ich mich verdammt oft nüchtern dem Wahnsinn aussetzen, den man Leben nennt.

Ich war bereits Mitte zwanzig, und es wurde immer unangenehmer, mir und anderen einzugestehen, dass ich noch nichts gebacken bekommen hatte, geschweige denn etwas wahrhaft Wichtiges tat. Meine Freunde wurden Lehrer, Kaufleute und Sozialpädagogen. Ich selbst schrieb gern einfach so vor mich hin, fotografierte alles, was ich vor die Linse bekam, und malte die düstersten Bilder meiner Zukunft in Aquarell. Das alles zählte in der realen Welt natürlich so lange nicht, bis ich dadurch reich würde oder spektakulär starb, um meinen Werken Berühmtheit zu verleihen. Nach dem Motto: »Oh, schau. Eine echte Wilhelmina, von dem Mädchen, das ohne Fallschirm vom Hochhaus sprang.« Nichts für mich.

Also hockte ich hier, in dem kleinen Raum, der eher einer Abstellkammer mit Telefonanschluss glich, und wählte fremde Nummern. Meine Kollegin Mandy, eine rundliche Hausfrau mit angenehm leiser Stimme, saß mir gegenüber und kritzelte mit einem Bleistift Herzen an die Ränder der Listen, die wir abtelefonierten.

»Guten Tag, hier ist Wilhelmina von ›Reise ins Glück‹. Spreche ich mit Irma Mindermann?«, fragte ich freundlich und bemühte mich, Mandy auszublenden, die mit ihrem bloßen Gewicht schier den Tisch zum Wackeln brachte.

»Ja, am Apparat«, antwortete die brüchige Stimme am anderen Ende der Leitung, und ich schloss die Augen. Die ältere Dame schien ganz schön aus der Puste zu sein. Wer weiß, wo ich sie hergeholt hatte.

»Ich darf Ihnen herzlich gratulieren. Sie haben eine Ausflugsfahrt mit ›Reise ins Glück‹ gewonnen«, sagte ich fröhlich und wartete auf ihren Jubel.

»Oh, das ist ja fein«, freute sie sich brav, und ich atmete erleichtert auf. Es kam ziemlich oft vor, dass Leute bereits negative Erfahrungen mit dieser Art Anrufe gemacht hatten. Der letzte ältere Mann, den ich in der Leitung hatte, hatte mich in den hintersten Teil der Hölle gewünscht. Wenn der gewusst hätte, dass ich mich bereits dort befand und den Personaleingang benutzte ...

»Ja, nicht wahr?«, jubelte ich mit, bis die Dame mich unterbrach. »Aber ich habe doch bei gar keinem Preisausschreiben mitgemacht«, stellte sie plötzlich fest.

Ich antwortete routiniert: »Das war auch nicht notwendig. Wir wählen per Zufallsprinzip aus, und Sie waren dabei«, verkündete ich mit einem gewissen Hurra in der Stimme.

»Liebes Kind, da freu ich mich aber. Ich bin ja oft allein, wissen Sie«, erklärte Irma leicht bedrückt. »Und ich habe noch nie etwas gewonnen.«

»Sehen Sie, irgendwann ist immer das erste Mal. Es geht in den Teutoburger Wald. In ein herrliches Erholungsgebiet inmitten der Natur«, erzählte ich.

Irma machte eine Pause, und ich wurde von Mandys Stimme abgelenkt: »Nein, es gibt keinerlei Verpflichtungen. Sie machen einfach einen kleinen Ausflug mit Kaffee und Kuchen, der spendiert wird, zusammen mit ein paar anderen Herrschaften«, sagte sie neben mir in den Hörer und verdrehte dabei die Augen. Ich wusste natürlich besser, wie so ein Ausflug ablief.

»Kindchen«, meldete sich Irma zurück. »Ich bin ja nicht mehr so gesund, gell. Ich kann nicht gut laufen. Vielleicht sollte lieber jemand anderes an meiner statt diesen Gewinn bekommen«, überlegte sie laut und fragte dann: »Oder kommen Sie auch mit? Sie hören sich so nett an.« Ich war augenblicklich gerührt. Wie lieb von ihr.

»Oh, nein. Ich muss leider arbeiten. Aber Sie werden bestimmt einen schönen Tag verleben«, wünschte ich ihr aufrichtig.

»Ach, wie schade. Aber wenn Sie möchten, dann können Sie mich mal besuchen kommen«, lud die gutgläubige Dame mich ein. »Ich backe immer noch den besten Apfelkuchen im ganzen Ort. Da können Sie sich gern umhören.«

»Das ist ja toll. Aber leider wohne ich ziemlich weit weg von Ihnen«, gab ich zu. So hundertdreißig Kilometer in etwa.

»Und es kostet mich auch wirklich nichts, wenn ich an dem Ausflug teilnehme? Ich habe nur eine kleine Rente, müssen Sie wissen«, erklärte Irma, die ich mir als weißhaarige, kleine Frau mit Rosenschürze vorstellte. Mit Apfelkuchen in den Händen natürlich.

»Kleine Rente«, wiederholte ich abwesend. Was Irma als Nächstes sagte, kam in meinem Hirn nicht an. Mandys Stimme am Nachbarschreibtisch wurde lauter und angespannter. Das tat sie immer, wenn irgendeine Irma am anderen Ende sie mit der Wahrheit über Kaffeefahrten konfrontierte. Und die war, dass es darum ging, möglichst viele alte Leute in einen Bus zu quetschen und mit ihnen in eine Verkaufsfahrt zu starten, bei der sie überteuerte Heizdecken oder Ähnliches kaufen sollten. Ich hatte gehört, dass die alten Leute durchaus auch mit passiv-aggressivem Druck überzeugt wurden, ihre Börse zu zücken.

»Mhm«, sagte ich in den Hörer, weil ich mir vorkam wie ein Teufel, der um die Seele der netten Dame feilschte. Und ich hatte so gar keine Lust, dem Teufel so einfach in die Hände zu spielen. »Wissen Sie was, ich sehe gerade, es ist ein Wanderprogramm in dem Gewinn inbegriffen. Vielleicht ist das ein wenig anstrengend für Sie?«, fragte ich vorsichtig, weil ich fürchtete, dass die Gute am Ende der Fahrt einen Berg an Heizdecken, aber keine Butter mehr im Kühlschrank haben würde, um ihren Apfelkuchen zu backen.

»Ja, das ist nicht so gut für mich«, meinte sie gedehnt. »Aber jemand anderes wird sich bestimmt freuen über meinen Platz.« Ihre Stimme klang etwas traurig, und mein Herz zog sich zusammen.

»Das ist sehr großzügig von Ihnen, Frau Mindermann. Wirklich sehr liebenswert«, antwortete ich und notierte mir ihre Anschrift, um ihr ein kleines Präsentpaket zu schicken. Das tat ich jetzt schon das elfte Mal auf eigene Kappe bei besonders reizenden Personen. Also kein Wunder, dass ich ständig pleite war, wenn ich Tees, kleine Geschenkbücher oder Seifen von meinem eigenen Geld kaufte. Ich besaß absolut keinen Geschäftssinn.

»Ach, das mach ich doch gern. Und wenn Sie Lust haben, Kindchen, dann kommen Sie mich besuchen, gell?«, wiederholte die gute Irma zum Abschied.

Ich lehnte mich in meinem Stuhl zurück, ließ die Handknöchel knacken und verglich Mandys mit meiner Liste. Sie hatte einen ordentlichen Vorsprung, was Reisezusagen anging. Ich wurde müde. Callcenter-Agent war so gar nicht mein Job. Ich hatte ja noch Glück, dass ich nicht im Raum gegenüber zusammen mit acht anderen Telefonisten sitzen musste. Dort hätte ich über das Stimmengewirr hinweg nicht mal meine eigenen Gedanken gehört. Mein Blick haftete noch auf Mandys viel zu roten Lippen, mit denen sie ihren einstudierten Text herunterleierte, als die Tür aufging.

»Wilhelmina, bitte in mein Büro«, kommandierte der Verlobte unserer Chefin mich plötzlich ab. Ich legte mein Headset ab, verhedderte mich im Kabel und folgte ihm, erstaunlicherweise ohne dabei das Telefon vom Tisch zu reißen. Mandy sah mir mitleidig nach. Alle wussten, dass der überhebliche Typ im Nadelstreifenanzug gern so tat, als hätte er hier das Zepter in der Hand. Und alle wussten, wie ungemütlich er werden konnte, wenn man die Quoten nicht erreichte. Tapfer versuchte ich, Mandys Sorge weitgehend auszusperren, und trat in den Vorhof zum neunten Höllenkreis.

»Setz dich«, sagte unser Kochef knapp und deutete auf den Lederstuhl vor seinem lackschwarzen Schreibtisch. Mir fielen die Fotos an den Wänden auf, auf denen er in modelhaften Gesten posierte.

»Ja, danke«, sagte ich und zwang mich, ihn anzusehen. Seine Glatze glänzte im Schein der Lampen, und ich musste mich anstrengen, mir nicht bildlich vorzustellen, wie ich ein Spiegelei darauf briet.

»Wie lange bist du jetzt bei uns?«, fragte er und lehnte sich auf seinem Chefsessel etwas zu weit zurück.

»Drei Monate oder so«, rechnete ich nach und wunderte mich über mich selbst. So lange schon war ich pünktlich zur Arbeit erschienen und hatte meine vier Stunden pro Tag abgesessen?

Wow! Mein Blick wanderte über die Plakate und Werbebanner der Kaffeefahrten. Eines war bunter als das andere, und alle zusammen schrien geradezu »unseriöse Reise ins Glück«.

»Und das Konzept hast du verstanden?«, vergewisserte er sich.

»Ja, ich erkläre den Leuten, dass sie einen Ausflug gewonnen haben.«

»Warum tun wir das?«

»Um die Busse vollzukriegen?«, schlug ich vor.

Er räusperte sich und beugte sich etwas zu mir. Mit dem Finger trommelte er an der Tischkante herum, was mich echt aufregte. Unbehaglich rutschte ich auf dem Stuhl herum.

»Und wie kann es dann angehen, dass du den Leuten die Fahrt höchstselbst ausredest?«, wollte er jetzt wissen.

»Haben Sie etwa meine Telefonate abgehört?«, stellte ich die Gegenfrage.

»Ja, das machen wir hier so. Das nennt man stichprobenartige Mitarbeiterkontrolle, um das Optimum an Beratung und Service zu gewährleisten«, meinte er. »Steht sogar im Arbeitsvertrag.«

Ups. Den hätte ich dann wohl mal lesen sollen.

»Welchen Service denn?«, rutschte es mir heraus. Mein Hirn riet mir etwas zu spät, diese Frage lieber nicht zu formulieren.

»Du hast eine echt große Klappe. Das ist mir schon aufgefallen, passt ja auch ganz gut, aber wenn es drauf ankommt, bringst du es allem Anschein nach nicht«, sinnierte mein Kochef, und ich konnte die Scheiße namens Kündigung schon fast riechen.

»Eigentlich nicht«, antwortete ich. »Ich meine das mit der Klappe«, ergänzte ich schnell, und mir wurde klar, dass ich damit seiner zweiten Vermutung insgeheim zustimmte. »Was soll ich denn machen? Wenn die alten Leute mir erzählen, dass sie zu wenig Rente haben und krank sind. Und wenn sie fragen, ob sie beim Ausflug auch wirklich nichts kaufen müssen«, sagte ich hilflos und wich dem strengen Blick aus, den der Kochef erbarmungslos auf mich gerichtet hielt. Ich schätze, er versuchte, mich telekinetisch niederzudrücken, was ihm leider bestens gelang.

»Dein Job ist es, die Busse vollzukriegen. Geht das in deinen hübschen blonden Kopf hinein? Oder war es ein Fehler, dich einzustellen?«, knurrte er und sah mich scharf an.

Tja, was sollte ich tun? Ich litt halt an einem ausgeprägten Herzklappenfehler. Klappe zu groß, Herz zu weich. Rentner und Tiere quälen lag mir einfach nicht.

Plötzlich stand mein Möchtegern-Chef auf, umrundete den Tisch und ging hinter mir auf und ab. Ich zählte seine Schritte – drei, vier, fünf und zurück, eins, zwei, drei –, dann stellte er sich direkt hinter mich und legte seine Hände auf die Stuhllehne. Mir schoss das Bild von Nora, einer gerade mal 18-jährigen Studentin durch den Kopf, die letzte Woche heulend aus diesem Zimmer gerannt war und daraufhin nie wieder gesehen wurde. Ich spürte, wie mir der Schweiß ausbrach.

»Hör zu, Wilhelmina.« Er sprach meinen Namen langsam und deutlich aus, als wolle er ihn sich auf der Zunge zergehen lassen. »Du hast von mir einen Vorschuss erhalten, richtig?«

Ich nickte. Genau genommen hatte ich den von seiner Verlobten bekommen, die wirklich nett und außerdem eine Cousine einer Freundin war. Und so gar nicht zu diesem Mann passen wollte.

»Du wirst das ganz flott wieder einbringen, indem du am Hörer dein Bestes gibst, nicht wahr?«, schnurrte er viel zu nah an meinem Ohr. Seine Hände legten sich dabei auf meine Schultern. Ich ertrug das nicht und sprang vom Stuhl. »Sonst müssen wir hier andere Saiten aufziehen.« Er lächelte mich wölfisch an und schien nun wieder etwas bessere Laune zu haben. Musste lustig sein, Angestellte mit Unbehagen zu füllen.

»Klar. Mach ich«, antwortete ich und fühlte neben meiner Ohnmacht leise Wut in mir aufkeimen.

»Dann haben wir ja alles geklärt«, sagte er kühl und richtete sich seine Krawatte. Während ich mich umwandte, konnte ich aus dem Augenwinkel sehen, wie sich seine Miene schlagartig wieder verdunkelte, und hörte, dass er leise »dreistes Flittchen« murmelte.

Memo an mich: nicken, lächeln, abwenden und dann erst Augen rollen. Nicht umgekehrt.

Diese unbewusste Geste kostete mich dann doch meinen Job.

Nach dieser Episode verließ ich nur noch in absoluten Notfällen mein Zuhause und versank in einer Welle aus Schuldgefühlen. Ich beteuerte meiner Umwelt gegenüber, alles sei gut, ließ meine Freunde in Ruhe studieren und steuerte, ohne es zu wissen, auf einen Kollaps zu. Und zwar auf einen richtigen, der sagte: Rien ne va plus. Nichts geht mehr.

Meine schwitzigen Hände umklammerten einen kleinen Karton aus der Kühlabteilung, den ich mit einer Mordsgeschwindigkeit durch den großen Riesensupermarkt balancierte. Nur schnell wieder hier raus, lautete die Baseline. Ich hatte natürlich keine Münze dabei, um einen Einkaufswagen zu leihen. Selbstverständlich hätte ich einen Mitarbeiter ansprechen können, um nach einem Chip zu fragen, aber es klappte einfach nicht. Immer wenn einer in Reichweite kam, versagte meine Stimme.

Also wanderte ich mit dem Hilfsmittel aus Pappe planlos von einem Ende des Ladens zum anderen, um meine Einkäufe zusammenzutragen. Es war ein bisschen wie die Suche nach Ostereiern und dauerte eine Ewigkeit.

Hirn: *Du hast die Seife vergessen, mit der du dir dein Lügenmaul auswaschen musst.*

Ich: *Ich lüge nicht, ich beschönige nur meine Arbeitslosigkeit.*

Hirn: *Nee, du lügst und kommst dafür in den Limbus.*

Ich: *Bin gespannt, ob der Teufel eine geballte Ladung Wilhelmina aushält.*

Hirn: *Wärst du doch immer so lustig, dann könntest du als Clown beim Zirkus anheuern.*

Ich blieb beim Regal für Damenhygieneartikel stehen und überlegte, ob ich nicht ein paar Tampons mitnehmen sollte. Wann hatte ich eigentlich das letzte Mal meine Tage gehabt? Ach ja, ich hatte die Pille mal wieder durchgenommen, weil sich meine Lust auf absterbende Gebärmutterschleimhaut in Grenzen hielt. Vage erinnerte ich mich daran, dass mir jemand gesagt hatte, diese Aktion sei nicht sonderlich gesund. Aber was war schon gesund an meinem Leben?

Ich nahm mir eine Packung und rannte prompt in eine andere Käuferin hinein. Der Karton mit Nudeln, Gemüse und Tampons krachte zu Boden.

»Oh, nein«, hauchte ich erschrocken und sammelte alles hektisch wieder auf. Dabei riss meine Jeans am Hintern noch etwas weiter auf, als sie es eh schon war. Ich hätte schwören können, dass in diesem Moment sämtliche Überwachungskameras zu mir schwenkten, um mein ungeschicktes Tun für die Nachwelt festzuhalten. Und das nur, um mich zu einem späteren Zeitpunkt bei einer Fernsehsendung namens *Upps! – Die Pannenshow* bloßzustellen.

»Sie müssen schon die Augen aufmachen«, meinte die Frau über mir altklug und schüttelte über mein Ungeschick den Kopf. Sofort spürte ich meine Beine zittern. Ich sagte nichts, sah auch nicht auf, blieb einfach vor ihr hocken, bis sie endlich weiterging.

Hirn: *Du brauchst unbedingt Wein.*
Ich: *Mein Arzt hat gesagt, ich soll nicht so viel trinken.*
Hirn: *Eine Alternative hatte er aber auch nicht.*
Ich: *Stimmt.*

Mich überkam das Gefühl, mich auf hoher See auf einem schwankenden Schiff zu befinden. Zweimal krachte ich gegen irgendein Regal, einmal fielen dabei Müslikartons zu Boden. In einem Anflug völliger Verwegenheit ließ ich sie einfach liegen. Vielleicht war aber auch nur mein Fluchtimpuls größer als das schlechte Gewissen.

Auf dem Weg zu den Getränken sammelte ich noch schnell Eier, Dosenravioli und ein Glas Nudelsoße ein, bevor ich von Bord gespült werden konnte. Besser gesagt, ich versuchte, das Glas Nudelsoße zu greifen, denn noch bevor ich es richtig in der Hand hielt, befand es sich bereits auf dem Weg zum Boden. Das Glas zerschellte mit einem lauten Klatsch, und mein Herzschlag setzte einmal aus. Ich sah mich hektisch um – niemand war zu sehen – und flüchtete aus dem Gang in den nächsten. Wow, zweimal Fußgängerflucht an einem Tag! Mein Herz hämmerte hinter meinen Rippen.

Hirn: *Weißt schon, dass sich so was nicht gehört, oder?*
Ich: *Halt doch einfach mal die Fresse an so einem miesen Tag.*
Hirn: *Jeder Tag ist ein mieser Tag. Und morgen kommt schon der nächste.*

Ich drückte mich vorsichtig an einem Kinderwagen vorbei. Das kleine Mädchen, das darin saß, schenkte mir ein süßes Lächeln und zeigte mir seine Puppe.

Hirn: *Schade, dass du dich nicht weiter vermehren solltest.*
Ich: *Hä?*
Hirn: *Hast mich schon verstanden.*
Ich: *Quäl mich ruhig weiter.*

Simon und ich hatten vor einiger Zeit darüber sinniert, ob wir mal Kinder haben wollten. Er hatte gemeint, dass wir wohl kaum dafür geeignet wären, und klargestellt, dass er keinen Nachwuchs in die Welt setzen würde. Zumindest mit mir nicht.

Hirn: *Hast du eigentlich genug Geld auf dem Konto?*
Ich: *Ich habe das durchgerechnet, das passt.*
Hirn: *Nimm's mir nicht übel, du bist ja ein ganz helles Köpfchen, aber hinsichtlich Mathe ist bei dir Stromausfall.*

Ich wuchtete den mittlerweile schweren Karton höher auf meine Arme und griff mir eine Flasche Wein.
»Hallo, Wein. Darf ich vorstellen, beschissener Tag. Beschissener Tag, Wein«, murmelte ich und stopfte die Flasche in die Mitte des Kartons, in der Hoffnung, sie würde gefälligst dortbleiben. Ein obszön gut aussehender Mann beobachtete mich dabei, und ich errötete prompt. Mein Blick fiel auf eine blank polierte Werbetafel vor mir, und

ich starrte mein Spiegelbild an. Die Haare waren zu einem wilden Dutt im Nacken zusammengeknotet, meine Augen hatten diesen dauerhaft überraschten Ausdruck, und meine Wangen trugen Schamesröte. Ich sah nichts, was das Lächeln dieses Mannes rechtfertigen konnte, und ich spürte, wie meine Augenbrauen sich von allein zusammenzogen, während ich seinen Blick erwiderte. Daraufhin wandte er sich recht eilig ab und verschwand in einem anderen Gang.

Hirn: *Gut. Gruselig kannst du also noch.*
Ich: *Ich habe ihn doch nur angeguckt.*
Hirn: *Ja, als würdest du jeden Moment eine Knarre aus dem Karton zaubern und ihn erschießen.*

Die Geräusche an der Kasse lullten mich ein. Ein Piepsen hier, ein Klappern da. Fast war es eine Melodie. Ein Rhythmus, der mich beruhigte. Ich sah hinüber zum Bäcker, der gerade frisches Brot in die Auslage sortierte, dachte an meine Oma, die schon eine ganze Weile tot war, und fragte mich, ob es tatsächlich möglich war, sie irgendwann wiederzusehen. Im Himmel.

»Stehen Sie an?«, fragte mich ein Mann mit Vollbart. Hinter mir hatte sich eine Schlange gebildet, und ich hatte vergessen, weiter aufzurücken. Er drangsalierte mich leicht mit seinem Einkaufswagen. Ich hatte Mühe, den Karton auf meinen Armen gerade zu halten.

Hirn: *Sag ihm, du studierst das Verhalten von Menschen, die zum Zwecke der Nahrungsaufnahme in vollkommene Einkaufswut verfallen. Und um das Ganze anspruchsvoller zu gestalten, tust du das mit einem Karton voller Lebensmittel auf dem Arm.*
Ich: *Genau. Damit er mich mit seinem Einkaufswagen überfährt?*
Hirn: *Vielleicht solltest du ihm den einfach wegnehmen und ihn selbst damit überfahren.*
Ich: *Kann ich nicht machen.*
Hirn: *Wieso nicht? Du bist sicher schneller drüber weg, als du für möglich hältst.*

Ich: *Tolles Wortspiel. Aber lieber nicht.*

Hirn: *Du hast Angst.*

Ich: *Nein.*

Hirn: *Doch, du schwitzt wie ein Ferkel, das man zur Schlachtbank bringt.*

Ich rückte wortlos auf und platzierte die Weinflasche auf dem Band. Die Schachtel mit den Eiern kippte prompt um. Hastig bemühte ich mich, die ovalen Dinger wieder in die Verpackung zu stopfen. Dabei spürte ich die feindlichen Blicke in meinem Rücken. Vor meinem inneren Auge sah ich, wie die Münder der Menschen hinter mir sich zu hässlichen Fratzen verzogen, während sie sich über mich lustig machten oder genervt den Blick zur Decke hoben. Die übrigens beeindruckend nach Fabrikgebäude aussah. Habt ihr in eurem Supermarkt des Vertrauens jemals nach oben geschaut? Tut das mal!

Endlich war ich an der Reihe und stapelte mit zittrigen Händen meine Sachen wieder in den Karton.

»Das macht 35,43 Euro«, sagte die hagere Kassiererin und sah mich auffordernd an. Ich war noch dabei, die Weinflasche auszubalancieren. Weit hinter mir erkannte ich den jungen Mann von vorhin, der immer noch interessiert zu mir herübersah. Vielleicht kannte ich ihn von irgendwoher und hatte sein Gesicht nur bereits vergessen. So was passierte mir öfter.

»Das ist Ihre Krankenkassenkarte«, hörte ich die Kassiererin sagen, als ich ihr meine Karte entgegenhielt.

Verdutzt sah ich sie an und dann auf das blaue Ding in meiner Hand.

»Sorry«, murmelte ich und kramte eine andere heraus. Ihr Blick fragte *Willst du mich eigentlich verarschen?*, und ich stellte mit Bedauern fest, dass ich ihr diesmal meinen Perso entgegenhielt.

»Ihre EC-Karte hätte ich gern«, sagte sie genervt, und mir wurde komisch zumute. Alles um mich herum wankte, und es wurde nass um meine Beine. Mir rutschte die Flasche Wein aus dem Karton. Sie traf auf den Boden und zerschellte so wie mein ganzes Sein in diesem Moment.

Ich machte mir nicht die Mühe, mein auf dem Boden versprengtes Ich wieder aufzusammeln, sondern lief los. Einfach nur fort. Meine letzte Saite war in diesem Moment gerissen, und es war mir nicht mehr möglich, auch nur einen Ton anzustimmen.

Das Nichteintreten der Einsicht meinerseits

Sich nicht mehr unter anderen Menschen bewegen zu können, ohne sich wortwörtlich in die Hose zu machen, eröffnet völlig neue Perspektiven auf das Leben. Plötzlich scheint ein Dasein als alte Dame mit Hunderten von Katzen gar nicht mehr so gruselig.

»Wir müssen los«, sagte mein Vater, der mich zu meiner neuen Therapeutin fahren wollte. Seit geraumer Zeit wagte ich es nicht mehr, ein Kraftfahrzeug zu führen. Zum einen, da ich meinen eigenen Fähigkeiten nicht traute, und zum anderen, weil die Bäume rechts und links am Straßenrand eine enorme Anziehungskraft auf mich ausübten.

»Ich kann wirklich nicht. Mein Kopf implodiert gleich«, erklärte ich mit Nachdruck und verschränkte die Arme schützend vor der Brust. Es fühlte sich an, als würde mein Schädel in einem heißen Schraubstock stecken.

»Hast du deine Medikamente genommen?«, fragte mein Paps und sah besorgt auf mich herab. Gizmo strich mir schnurrend um die Beine, als wollte er sagen: »Hey, beweg deinen Arsch. Ich hatte schon ewig kein Sturmfrei mehr.«

»Natürlich. Dummerweise hilft kein Schmerzmittel der Welt gegen Kopfimplosion«, knurrte ich und ließ mich zurück auf meine Matratze sinken. Die Sorge und Hilflosigkeit im Blick meines Vaters wühlte mich längst nicht mehr so auf wie früher, und ich weigerte mich schlichtweg, das Haus zu verlassen. So ging es nach der Diagnose meines Hausarztes, der ADS als Wurzel allen Übels enttarnt hatte, einen ganzen Monat lang weiter. Resignation ist ja im Grunde eine tolle Sache. Manchmal hat man das Gefühl, dass die Enttäuschung der anderen und das eigene Versagen gar nicht mehr wehtun, und man hört einfach auf, sich zu quälen und zu winden wie ein Fisch am Haken.

»Warum nur wollen alle immer glücklich sein?«, fauchte ich beim nächsten Versuch meiner Eltern, mich zur Therapie zu bewegen. Die beiden hatten sich zu diesem Anlass sogar zusammengetan, um sich gemeinsam um mich zu kümmern – eine höchst seltene Maßnahme, die ich Jahre zuvor viel dringender benötigt hätte.

»Glück ist ein flüchtiger Moment, und ich bin lieber in Ruhe unglücklich, als im Getöse der Welt da draußen für einen Moment gut drauf zu sein, bis dann die nächste Scheiße passiert«, wehrte ich mich gegen ihre vernünftigen Argumente.

»Das ist doch kein Leben, was du führst«, sagte meine Mutter und wanderte rastlos in meiner kleinen Wohnung umher. Gizmo war damit beschäftigt, der Besucherin, so gut es ging, aus dem Weg zu gehen und murrte leise vor sich hin, als er sich erheben musste, um den Mindestabstand von zwei Metern zu wahren. Ich verstand ihn nur zu gut.

»Ich atme, oder?«, antwortete ich lahm. Mama blieb ruckartig stehen und sah mich lange mit Bitterkeit im Blick an.

»Und wie lange noch? Wie lange noch bis du vor Einsamkeit in dieser Bude eingehst?«, fragte sie ernst. »Dein ganzes Leben liegt noch vor dir. Was ist mit deinen Zielen?«

Nun ja, die muss man ja nicht gar so hoch stecken, dachte ich und kaute auf meiner Unterlippe. Mein Hirn schwieg. Und ich fragte mich, warum es keinen Protest von sich gab. Es war erstaunlich ruhig in letzter Zeit.

»Was ist mit deinen Träumen?«, fragte Mama nun, und ich schluckte trocken. Träume hatte ich. Albträume, um genau zu sein, fast jede Nacht. Ich schlief kaum noch.

»Ganz ehrlich, Mama? Ich werde es mir hier in meinen eigenen vier Wänden gemütlich machen. Vielleicht absolviere ich ein Fernstudium oder so. Und dann arbeite ich einfach von zu Hause aus.« Ich tätschelte meinen Kater, der völlig irritiert den Weg zu mir gefunden hatte. Er hatte Besuch noch nie gemocht. Und ich im Augenblick auch nicht.

Jetzt kam mein Vater auf mich zu, kniete sich vor mich hin und sagte: »Hör gut zu, Fräulein Wunder: Entweder du kommst jetzt mit uns mit und gehst brav zu deinem Termin, oder wir lassen dich zwangseinweisen.«

Ach du Scheiße! War so etwas möglich?

»Im Ernst?«, fragte ich schockiert. Mir blieb die Spucke weg. Das war ja mal eine Ansage! Wo blieben denn auf einmal die Samthandschuhe?

»Das ist Erpressung«, gab ich zu bedenken.

»Siehst du, du bist gar nicht so dumm, wie du immer denkst«, antwortete Papa und stand wieder auf.

Okay, jetzt wurden also andere Geschütze aufgefahren.

»Ihr versteht mich einfach nicht«, protestierte ich und raufte mir die Haare.

»Schätzchen, verstehst du dich denn selbst?«, stellte Papa die richtige Frage, und ich geriet ins Grübeln. Musste man sich verstehen? Es reichte doch, wenn die Monster wenigstens für ein paar Stunden die Klappe hielten. Gut, man wusste dann nie, was die Wichser so planten und welche Überraschung sie als Nächstes für einen parat hielten – so wie das plötzliche Einnässen letztens –, aber was soll's?

»Nicht immer«, antwortete ich matt und gab endlich nach.

Im Auto wurde mir prompt schlecht, weil ich hinten saß. Mein Blick heftete sich wie auf hoher See auf den Horizont, während wir über die Autobahn fuhren, und ich dachte darüber nach, ob es noch irgendeine Chance gab, dem Gesprächstermin mit der Therapeutin zu entkommen. Keine Ahnung, was genau mich so in Panik versetzte. Womöglich die Angst, von fremden Menschen mit Gewalt in irgendwelche Schubladen gequetscht zu werden. Wie das letzte Mal.

»Es wird bestimmt anders werden als bei deiner letzten Therapie«, erriet Mama meine Sorgen. »Jetzt haben wir endlich die Ursache und können dir helfen, dein Handicap in den Griff zu bekommen.«

»Ja, großartig«, sagte ich und dachte daran, dass die letzten Medikamente, die ich wegen der Depressionen bekommen hatte, mir meine kreativen Gedanken genommen hatten. Ich funktionierte, aber ich war anders. Was genau diese Antidepressiva mit meinem Mängelexemplar-Hirn anstellten, wusste ich nicht. Es fühlte sich jedoch so an, als zahlte ich einen immensen Preis dafür, dass ich nicht in trübe Stimmungen abtrieb. Nebenwirkungen wie Verstopfungen und Kopfschmerzen inklusive.

»Ich werde aber kein Kinderkoks nehmen«, erklärte ich mit erstaunlich fester Stimme. Mittlerweile hatte ich einiges über AD(H)S gelesen und wusste, dass man hyperaktiven Kindern gern ein Mittel namens Ritalin verschrieb, um sie zu bändigen. Mein Bruder hatte solch drastische Methoden glücklicherweise nicht gebraucht. Bei ihm hatte die zuckerarme, phosphatfreie Diät genügt, damit es ihm besser ging. Oder der Umwelt, je nach Perspektive. Es gibt viele Diäten, die Kindern und Erwachsenen mit AD(H)S helfen können. Jedoch ist keine von ihnen wissenschaftlich belegt, und sie bergen bei strikter Einhaltung auf Dauer auch Risiken. Phosphate zum Beispiel sind ein wichtiger Bestandteil einer gesunden Ernährung.

Henry trug jedoch keinen Schaden davon, schaffte sogar seinen Hauptschulabschluss und begann eine Lehre als Elektriker. Als er die irgendwann abbrach, dachte ich gemeines Wesen bei mir: »Hach, hast wohl auch deine Probleme mit der Karriereleiter, was? Glitschig die Stufen, nicht?« Drei Jahre später hatte er seinen Kaufmannsgesellenbrief in der Tasche. Und ich hatte nichts außer meinem Sarkasmus. Wie blöd.

In vielen Fällen von AD(H)S können sich die Ausprägungen im Laufe der Jahre verändern. Besonders in Bezug auf die Hyperaktivität, die nach der Pubertät oft rückläufig zu sein scheint. Bei etwa sechzig Prozent der Betroffenen bestehen die Probleme nach der Jugend allerdings in gleicher Form weiter und können sich mit den Jahren sogar noch verschlimmern, wenn die Kraft, dagegen anzukämpfen, nachlässt. Zu denen gehöre dann wohl ich.

»Du wirst es ausprobieren. Vielleicht hilft es dir«, unterbrach Papa meine Gedanken.

»Natürlich werde ich das nicht. Es wird mir sowieso nicht helfen. Genauso wenig wie all die anderen erbärmlichen Versuche, mich zu retten«, polterte es aus mir heraus. *Erbärmlich* war immer noch mein Lieblingswort.

»Minchen, hör auf mit dem Unsinn«, sagte Papa streng. Es musste sich auch für ihn komisch anfühlen, seine eigentlich erwachsene Tochter so zu sehen. So unselbstständig und desolat. »Du wirst dich da jetzt durchbeißen. Und kämpfen und gewinnen.«

»Super Ratschlag«, schnappte ich und ballte die Hände zu Fäusten. Ich verspürte gerade so richtig Lust, meinen Kopf gegen das Fensterglas zu donnern. Als Papa diese Worte das letzte Mal gesagt hatte, war ich zehn gewesen und musste mich durchs Sportabzeichen quälen. Der Preis dafür war ein gebrochener Mittelfinger gewesen. Ausgerechnet der wichtigste Finger der ganzen Hand.

»Ganz ehrlich, ich bin einfach zu müde für so einen Mist! Wie oft soll ich denn noch auf die Fresse fallen?«, verlangte ich zu wissen. Zugegebenermaßen vielleicht etwas zu lautstark.

»Hör bitte auf zu streiten«, befahl Papa und drückte aufs Gaspedal. Ich wurde regelrecht in den Sitz gepresst, und Mama hielt sich am Griff fest.

»Ich streite nicht. Und ihr erklärt doch nur, warum ihr im Recht seid und ich im Unrecht«, fauchte ich.

»Liebes, beruhige dich«, sagte Mama besorgt, wagte es aber nicht, sich zu mir umzudrehen, weil Papa gerade einen auf Kamikaze machte. Ich atmete tief ein und wieder aus und merkte erst jetzt, dass meine Beine zitterten.

»Ich will zurück«, forderte ich unwillkürlich. »Ich bekomme das allein in den Griff.« Immerhin hatte ich inzwischen einiges über ADS gelesen. Und ja, es passte. Trotzdem hatte ich absolut keinen Bock mehr, mein Innerstes nach außen zu kehren. Ohne Haut und Kochen um die Eingeweide tat es nämlich doppelt so stark weh, wenn jemand auf einem herumstolzierte. »Ich habe mich doch sogar schon gebessert«, erinnerte ich Mama flehentlich.

»Und worin, deiner Meinung nach?«, fragte sie mich traurig.

»Na, immerhin muss ich niemanden mehr fragen, wie mein Wochenende so war«, versuchte ich zu scherzen und dachte an die verschiedenen Filmrisse, von denen meine Eltern wussten.

»Das ist nicht witzig, Wilhelmina«, mischte sich Papa ein und sah etwas zu lang zu mir nach hinten. Als ich die Bremslichter vor uns wahrnahm, wies ich hektisch nach vorn.

»Wir haben lange mit der Psychologin geredet. Wir alle werden dir helfen, neue Ziele zu finden«, ergänzte Paps, als sei nichts geschehen.

»Was denn für Ziele?«

»Zu lernen, dich zu organisieren, zum Beispiel. Dich selbst besser zu bändigen«, meinte er und ich schaltete auf Durchzug. Ich hatte den Eindruck, das Ziel war mir nur im Weg. Oder besser gesagt: Jegliche Zielsetzung blockierte mir meinen Pfad zurück ins Bett.

»Du sollst sie nicht unter Druck setzen, hat die Therapeutin gesagt«, meinte Mama nun leise.

»Das tue ich doch gar nicht«, protestierte Papa.

»Ach nein? Ich habe aber den Eindruck«, zischte Mama.

»Hör du mir bloß auf mit deinen Eindrücken, das geht mir so auf den Keks.«

Oha!

»Für einen Moment hatte ich fast vergessen, warum wir nicht mehr verheiratet sind«, meinte Mama und setzte sich aufrechter auf den Beifahrersitz.

»Echt jetzt?«, fragte ich und beugte mich zu den beiden Streithähnen nach vorn. »Vielleicht sollte ich euch meinen Therapieplatz überlassen. Ich schätze, ihr braucht ihn dringender als ich.«

»Jetzt mach aber mal einen Punkt, Minchen«, knurrte Papa.

»Wieso, gefällt es dir etwa nicht, dass ich die Vermutung in den Raum stelle, etwas könnte mit deinem Gemüt in Unordnung sein?«, fragte ich und versuchte, nicht allzu provokativ zu klingen.

»Mir gefällt nicht, dass du dich gegen die Hilfe sträubst, die wir dir anbieten.«

»Mir gefällt nicht, dass ihr mich zwingt, etwas zu tun, das ich nicht will.«

»Uns gefällt nicht, dass du uns in den Wahnsinn treibst!«

»Halt mich da raus«, sagte Mama. Ich schnappte nach Luft. Papa setzte den Blinker und fuhr von der Autobahn runter. Komisch. Bis vor Kurzem hatte mich immer ein mordsschlechtes Gewissen befallen, wenn ich den Eindruck gewann, dass ich jemandem zur Last fiel, und schrumpfte dabei gefühlt auf Erbsengröße zusammen. Das blieb gerade aus. Musste wohl Teil der Resignation sein, in der ich mich befand. Fühlte sich fast an wie schwerelos zu sein. Nina schwor ja auf die große Weisheit und Tiefe von »Scheiß drauf!«. Vielleicht konnte ich dieser Einstellung ja doch etwas abgewinnen? In der nächsten Kurve wurde ich ans Fenster gedrückt und sah nach draußen.

»Was soll denn das heißen, ›halt mich da raus‹?«, wollte Papa nun von Mama wissen. »Hast du nicht gesagt, du hältst das nicht mehr aus?«

»Muss das jetzt wirklich sein?«, fragte sie zurück.

»Wollt ihr mir damit durch die Blume sagen, dass ich schuld daran bin, dass ihr in eurem Leben nicht happy seid?«, wollte ich wissen.

»Nein«, sagten Mama und Papa wie aus einem Mund. Oh Wunder, sie waren sich einig.

»Aber du musst uns auch verstehen. Die ewige Sorge um dich ...«, begann Mama. Plötzlich ging Papa in die Eisen. Die Reifen quietschten, und ich wurde nach vorn gerissen. Mama schrie auf. Ein Stofftier flog von der Rückbank an mir vorbei und traf die Gangschaltung, die Paps' Hand fest umklammerte. Der Benz touchierte nur ganz leicht die Stoßstange vom Vordermann, ehe er endlich zum Stehen kam.

»Daran bin ich jetzt natürlich auch schuld, richtig?«, brüllte ich nach vorn und riss wie bekloppt an meinem Gurt herum, der mir fast die Schulter gequetscht hatte. Vieles an mir fühlte sich taub an, diese Region aber allem Anschein nach nicht. Die schmerzte gewaltig. Papa stieß die Tür auf und stieg aus. Er fuhr sich mit hilfloser Geste durch die Haare, während er den Schaden an seinem Baby betrachtete. Der Benz war ihm wirklich heilig. Mama stieg ebenfalls aus, ohne meinen Wutausbruch weiter zu beachten.

Hirn: *Vielleicht kommst du ja doch um deinen Termin herum.*

Ich: *Ach, doch da?*

Hirn: *Immer.*

Ich: *Wieso sind dir in den letzten Minuten dann keine Argumente gegen diesen Ausflug eingefallen?*

Hirn: *Du hast nicht gefragt.*

Ich: *Gott, was stimmt bloß nicht mit mir?*

Hirn: *Ich wette, deine Eltern wissen es. Du kannst bestimmt gar nichts dafür. Der Wickeltisch war sehr hoch und deine Eltern einfach nur ungeschickt.*

Ich: *Ja, klar.*

Hirn: *Es könnte natürlich auch sein, dass irgendein Scherzkeks eine Voodoopuppe von dir angefertigt hat und dich seitdem zwingt, blöde Dinge zu tun.*

Es begann zu regnen und die Tropfen liefen wie Tränen an den Scheiben herab. Mir wurde richtig übel. Meine Hand öffnete die Tür, ich taumelte zum Seitenstreifen des Autobahnzubringers und erbrach mich auf den Löwenzahn. Die Stängel knickten unter der Galle zusammen und sanken zwischen die Grashalme. Die Blüten schwammen in Kotze und Regen. Mama legte ihre Hand auf meine Schulter und hielt mir die Haare aus dem Gesicht.

»Ich will einfach nicht mehr«, stammelte ich zwischen den Würgegeräuschen und wünschte mir zum wiederholten Male einen plötzlichen und schnellen Tod.

»Liebling, sag so etwas nicht«, flüsterte Mama und drückte mich, so gut es ging, an sich.

»Mir ist alles so egal. Ich will einfach nur Stille«, gab ich zu und kotzte einen neuen Schwall in die Gänseblümchen neben dem Löwenzahn. Der Wind trug die unregelmäßigen Geräusche der Reifen, die über die Leitstreifen fuhren, von der Autobahn zu uns herüber.

»Gleichgültigkeit ist ein Ungeheuer«, sagte Mama und legte einen Arm um mich. Der Regen prasselte in dünnen Bindfäden auf uns hinab, während sich mein Magen endlich wieder beruhigte.

Die Monster, die ich rief

Besser mal ab und an zu den Ungeheuern unter das Bett legen und hören, was die zu sagen haben. Das war so ziemlich der erste Ratschlag, den es zu beherzigen galt. Meine Verhaltenstherapeutin war ganz anders, als ich sie mir vorgestellt hatte, und entgegen meiner Befürchtungen nicht übereifrig, was ein mögliches Schubladendenken anging. Sie hatte eine enorm ruhige Ausstrahlung und wissende Augen, die mich allein dadurch, dass sie mich musterten, zum Weinen bringen konnten. So sehr hatte ich das Gefühl, dass sie mich wirklich ansah und nicht schon in Gedanken dabei war, die Fragmente meines Seins mit Hammer und Schweißgerät neu zusammenzusetzen. Dabei gingen nämlich die wahren Formen eines Individuums verloren und es kam etwas Neues dabei heraus, das nicht zum eigentlichen Wesen passte. Das hatte ich schon durch.

»Wie fühlen Sie sich jetzt?«, fragte Frau Sommer mich oft, während wir in meiner Vergangenheit wühlten. Ich hielt jedes Mal für einige Sekunden den Atem an. Es war wichtig, zumindest zu versuchen, sich selbst zu erspüren. So viel war mir mittlerweile klar geworden. Denn einiges, was unter der Oberfläche lag, wurde nur durch Gefühle hervorgelockt und durch genaue Inspektion. Und im Tageslicht betrachtet sollte es seinen Schrecken verlieren. So der Plan.

»Ich weiß nicht. Ich bin wütend, glaube ich«, antwortete ich und nahm das Pochen in meinem Kopf wahr. Es fühlte sich trotz zwei Aspirin so an, als versuche ein Specht, von innen heraus ein Loch in meinen Schädel zu picken.

»Worauf sind Sie wütend?«, fragte Frau Sommer ruhig.

»Auf mich, wie immer«, antwortete ich und dachte an das Malheur beim Versuch, die Fenster zu putzen. Ich hatte vergessen, den Wasserhahn zuzudrehen, und eine Überschwemmung verursacht. Man sollte meinen, dass meine Nachbarn mittlerweile Routine mit so was hätten. Besonders gelassen gingen sie allerdings nicht damit um, dass bei ihnen mal wieder Wasser von der Decke tropfte, und motzten mich einmal mehr an. Ich erwog langsam, aber sicher einen Umzug.

»Ich schaffe es einfach nicht, die Dinge, die auf meiner To-do-Liste stehen, im vorgegebenen Zeitrahmen zu erledigen. Das macht mich schlichtweg wahnsinnig«, gab ich zu und seufzte theatralisch.

»Und wenn Sie ihn einfach ausweiten?«, schlug Frau Sommer vor.

»Den Zeitrahmen?« Ich betrachtete die Pflanze auf dem Fensterbrett. Komisch, die Blumen, die ich mir kaufte, sahen nie so gut aus und hatten eine auffallend kurze Lebensdauer.

»Genau.«

»Aber andere schaffen diese Dinge viel schneller. Wenn ich mir bei den einfachsten Aufgaben noch mehr Zeit lasse, verlieren diese Arbeiten dann nicht an Wertigkeit?«, fragte ich mehr mich selbst und riss meinen Blick von den rosa Blüten los.

»Das denke ich nicht. Wieso denn auch?«, stellte Frau Sommer die Gegenfrage.

Ja, wieso denn? *Zeit ist Geld, der frühe Vogel fängt den Wurm, nur effektives Arbeiten ist gutes Arbeiten,* schoss es mir durch den Kopf. Sofort hatte ich die Gesichter der Menschen vor Augen, die mir das immer gesagt hatten und so wenig Verständnis für meine Art des Arbeitens zeigten. Mein Magen zog sich zusammen, und ich wurde in meinem Sessel spürbar kleiner.

»Sie sind so still«, stellte Frau Sommer fest und beugte sich kaum merklich in meine Richtung. Mein Blick saugte sich an der mächtigen Eiche vor dem Fenster fest. Der Wind zerrte an den Blättern und ich fragte mich, ob ihr Rauschen wohl gerade zu einem Lied wurde, das ich nur zu gern gehört hätte. Denn die Musik in meinem Inneren war ja schon lange verstummt.

»Keine Ahnung«, murmelte ich leise und blinzelte.

»Was bewirkt dieses Thema in Ihnen, Wilhelmina?«, stellte die Ärztin die wichtige Frage. Ich schluckte trocken. Nur am Rande bekam ich mit, dass meine Fingernägel sich tief in das Fleisch der Handgelenke bohrten.

»Wir sprachen das letzte Mal von Ihren Ängsten. Erinnern Sie sich?«

Und ob ich mich daran erinnerte. Ich hatte meinen Monstern in die hässlichen Fratzen gucken müssen. Allen voran der Versagensangst und der Verlustangst.

»Wollen wir einfach noch mal eine Übung machen, zur Entspannung?«, fragte sie, als ich weiterhin unter spontanem Verlust der Sprachfähigkeit litt. Ich nickte.

»Also, Sie wissen ja: Wenn wir Angst verspüren oder unter Druck stehen, verspannt sich unsere Muskulatur. Dadurch können Blockaden entstehen und um diese zu lösen, haben wir in der letzten Sitzung die progressive Muskelentspannung ausprobiert«, erinnerte sie mich.

Ich nickte erneut und versuchte, meine Hände zu entkrampfen, die sich jetzt fest um meine Knie gelegt hatten.

»Als Erstes konzentrieren wir uns auf die rechte Hand, Wilhelmina«, gab Frau Sommer vor. »Wir ballen sie zur Faust und halten diese Anspannung eine Weile.« Die Finger meiner linken Hand zuckten unruhig, als protestierten sie, weil sie nicht mitmachen durften.

»Acht, sieben, sechs, fünf, vier …«, zählte Frau Sommer herunter und ermunterte mich mit Blicken weiterzumachen. Ich atmete tief ein und wieder aus. Und wiederholte das Ganze.

»Zwei, eins und öffnen. Wichtig ist, dass Sie ganz bewusst wahrnehmen, wie locker Ihre Hand jetzt ist. Lassen Sie alles los. Danach beginnen wir mit der anderen Hand.«

Nachdem wir das Ganze mit mehreren Muskelgruppen geübt hatten, spürte ich, dass meine Anspannung sich tatsächlich löste. Leider löste sich auch etwas anderes in meinem Bauch, eine Art Knoten und mit ihm kamen die Tränen.

Ich heulte. Einfach so. Gott, war mir das peinlich! Schließlich gab es ja keinen Grund zum Heulen. Oder doch?

»Das ist okay, Wilhelmina«, sagte Frau Sommer und reichte mir ein Taschentuch, in das ich geräuschvoll schnäuzte.

»Es ist nicht ungewöhnlich, dass sich mit den Anspannungen auch der Kummer seinen Weg sucht, um sich bemerkbar zu machen.«

»Ist doch blöd«, schluchzte ich und wusste gar nicht, wohin mit mir. Frau Sommer manövrierte mich auf die Couch, auf der es sich noch ein bisschen besser weinte. Sie lächelte milde und ließ mir Zeit, mich zu beruhigen. Wer hätte gedacht, wie gut so ein Sofa tat? Es gab einem die Möglichkeit, eine gewisse heimische Ruhe zu finden, die dafür sorgte, dass man nicht mehr ganz so hart gegen seine Emotionen ankämpfte. Ich hatte mich schon oft gefragt, was solch ein Möbelstück bei einem Arzt zu suchen hatte. Nun wusste ich es.

»Erzählen Sie mir, was in Ihnen vorgeht«, bat Frau Sommer nach einer Weile. Schuldgetränkte Frustration und Kälte schossen mir ins Blut.

»Ich bin eine einzige Enttäuschung für meine Eltern«, platzte es aus mir heraus. »Als ich ein Baby war, sah es so aus, als würde ich ein pflegeleichtes Kind werden, an dem sich meine Eltern erfreuen konnten. Ich war eine richtige Prinzessin. Leider hat es sich ganz anders entwickelt.« Verkrampft hörte ich mir selbst zu. »Manchmal frage ich mich, wenn wir Kinder, also auch mein Bruder, nicht so anstrengend gewesen wären, ob die Ehe meiner Eltern vielleicht nicht gescheitert wäre.« Da, ich hatte es ausgesprochen.

»Ich denke, da schreiben Sie sich ein wenig zu viel Macht zu«, meinte Frau Sommer. »Es liegt nicht nur an den äußeren Umständen, ob eine Ehe Bestand hat.« Sie legte ihren Kopf leicht schräg. Ihre silbernen Locken glänzten im einfallenden Licht der Sonne und ließen sie wie einen Engel aussehen.

»Sicher?«

»Ganz sicher.«

»Ich habe einfach das Gefühl, als hätte es eine Zeit gegeben, in der ich fliegen konnte. Kennen Sie diese Träume, in denen man einfach abhebt und sich in die Lüfte schwingt?«

»Ich habe davon gehört«, antwortete sie ernst.

Aha. Also nicht. Ich sah bedrückt zu Boden und zählte die Quadrate im Verhältnis zu den Kreisen auf dem blauen Teppich. Ungefähr drei zu eins.

»Früher habe ich diese Art Träume oft gehabt. Sie waren wundervoll und haben mir so viel Energie verschafft, dass ich glaubte, alles sei möglich. Dass ich im Leben alles sein konnte, was ich mir nur vorstellte. Auch Königin über mein Chaos.«

»Und heute nicht mehr?«

»Heute träume ich, dass meine Beine in sumpfigem Untergrund steckenbleiben, während Ungeheuer und Schlangen hinter mir her zischeln«, sagte ich traurig. »Meine Flügel sind gebrochen.«

»Dann müssen wir einen Weg finden, wie Sie sich wieder in die Lüfte schwingen können, richtig?«, stellte die Ärztin mit so viel Optimismus fest, dass ich beinahe davon angesteckt wurde.

»Und wie ist der Plan?« Mit dem Ärmel wischte ich mir die letzten Tränen aus den Augenwinkeln.

»Zuerst müssen wir schauen, wer oder was die Schlangen und Monster unter Ihrem Bett sind.«

»Klingt logisch.«

»Und was sie zu sagen haben.«

»Okay.« Oder auch nicht. Wollte ich das wirklich wissen?

»Sie fürchten sich davor, den Ansprüchen anderer nicht gerecht zu werden«, sagte Frau Sommer nachdenklich. »In Anbetracht Ihrer Lebensumstände ist das nicht verwunderlich. Sie sagen, Sie hatten viele Situationen im Leben, an denen Sie gescheitert sind?«

»Gescheitert klingt gut«, antwortete ich erheitert, als mein Hirn sich lauthals einmischte.

Hirn: *Sie ist wirklich drollig, wie sie versucht, höflich zu beschreiben, dass du ein Vollversager bist.*

Ich: *Ich wünschte, ich hätte immer noch ein Drogenproblem. Dann würdest du dich wenigstens mal raushalten.*

Hirn: *Du kannst froh sein, dass du mich hast. Sonst wärst du ziemlich allein.*

Ich: *Du kannst dir nicht ansatzweise vorstellen, wie wenig mich das stören würde.*

»Dieses Scheitern ist keine Schande, Wilhelmina«, erklärte Frau Sommer unterdessen. »Es ist lediglich ein Resultat Ihrer Störung. Und vielen anderen geht es im Leben ähnlich.«

»Die ganzen perfekten Menschen dort draußen würden ganz sicher etwas anderes behaupten«, meinte ich.

Hirn: *Hätte sich die Eugenik aus dem 19. Jahrhundert bis heute durchgesetzt, gäbe es solche Probleme gar nicht.*

Ich: *Eugenik, die Selbststeuerung der Evolution?*

Hirn: *Ja, Unzulänglichkeiten und Meisen wären einfach weggezüchtet worden.*

Ich: *Du meinst, Leute wie ich hätten sich nicht fortgepflanzt.*

Hirn: *Sie hätten es nicht gedurft.*

Ich: *Richtig.*

Hirn: *Frau Sommer wäre arbeitslos.*

»Wie sind denn Ihrer Meinung nach perfekte Menschen?«, wollte die Therapeutin jetzt wissen.

»Perfekte Menschen trinken nicht, lügen nicht, streiten nicht, scheitern nicht, beschweren sich nicht ...«

Frau Sommer unterbrach mich und vervollständigte meine Aufzählung: »... gibt es nicht.«

Ich stockte überrascht.

»Diese Wesen, die Sie beschreiben, sind nicht existent. Jeder Mensch hat Laster, Unzulänglichkeiten und Macken. Nicht jeder die gleichen oder in der gleichen Intensität. Aber ausnahmslos jeder hat sie.«

»Sie auch?«, hörte ich mich einfältig fragen.

»Ich auch.«

Hirn: *Die lügt doch.*

Ich: *Könnte sein. Guck sie dir an. Trotz ihres Alters schlank und gut aussehend, mit einer angenehmen Ausstrahlung, die einem den Wind aus den Segeln nimmt. Gebildet, womöglich viele Zertifikate, Diplome, Auszeichnungen und so weiter. Was sollte bei ihr schon schiefgelaufen sein?*

Hirn: *Sie muss so was ja sagen, oder?*

Ich: *Möglicherweise gebe ich dir recht.*

Hirn: *Ich fasse es nicht. Die Therapeutin ist wirklich gut. Du meinst, du hörst mal auf mich? Das hätte dir schon so einigen Ärger ersparen können.*

»Ich denke, Sie sehen die Defizite von anderen gar nicht, weil Sie so auf Ihre eigenen fixiert sind. Sie müssen sich unbedingt davon freimachen, permanent anderen gefallen zu wollen. Das ist nicht die oberste Priorität im Leben, Wilhelmina«, sagte Frau Sommer. »Es gibt doch bestimmt genügend Beispiele, in denen Ihnen nahestehende Leute auch nicht gefallen, oder?«

Ich überlegte, und mir fielen auf Anhieb mindestens hundert Dinge ein. Papa, wenn er Geheimnisse umgehend an seine bessere Hälfte weitergab. Bis heute ist mir nicht klar, was er an »bitte erzähl es nicht weiter« nicht versteht. Mama, wenn sie sich selbst zu laut bemitleidete. Katja, die mittlerweile die Nase so hochtrug, dass sie bestimmt Sauerstoffprobleme hatte. Mein Bruder, der mir erst seine Hilfe anbot, sie dann aber gar nicht oder nur mit viel Murren ausführte, und, und, und ...

»Aber, wie soll ich das denn machen? Es ist mir wichtig, dass andere mich respektieren«, gab ich zu und dachte an Simon, der mich behandelte wie eine Puppe. Er platzierte mich, wo und wie es ihm gefiel, und schob mich fort, wann es ihm passte.

»Respekt erhält man nicht, indem man nur lieb ist und sich alles gefallen lässt«, erinnerte mich Frau Sommer wie schon in den Sitzungen zuvor. »Sie müssen sich nicht brav sagen lassen, wie Sie sich zu verhalten und zu sein haben.«

»Nicht?«

»Nein, Sie sind ja schon groß. Sie können sich ihr Eis doch selbst kaufen, oder?«, scherzte sie lächelnd.

Das Beispiel gefiel mir und ich musste auch ein bisschen schmunzeln. Es war so erleichternd, dass sich meine verkrampften Muskeln ein wenig lockerten und ich spürte, wie sich meine Durchblutung veränderte. Der Schmerz im Gesicht ließ etwas nach.

»Es geht nicht darum, dass Sie jetzt nicht mehr liebenswert sein sollen. Vielmehr sollten Sie beobachten, wer es gut mit Ihnen meint und diese Liebenswürdigkeit verdient hat«, stellte die Therapeutin unmissverständlich klar.

»Ich habe einmal gelesen, dass Angst die Seele auffrisst, wenn man sie nicht in den Griff bekommt«, hörte ich mich sagen und sah mich bildlich mit einem Wesen konfrontiert, das anderen als schwarzer Mann bekannt ist. So in etwa stellte ich mir meine Angst vor.

»Schöne Metapher«, meinte Frau Sommer. »Es ist auf jeden Fall wichtig, ihr ins Gesicht zu sehen, damit wir sie verstehen können. Oft verliert sie damit ihre Macht.«

»Und wenn sie wirklich hässlich ist?«

»Dann lohnt es sich erst recht, hinzuschauen«, meinte Frau Sommer aufmunternd.

Gesagt, getan. Ich sah genau hin und erkannte, dass manche Monster eigene Sorgen hatten.

Die Versagensangst hätte zum Beispiel gern mal Urlaub in der Karibik gemacht. Ich versprach ihr, durch niedrigere Zielsetzung im Alltag meinerseits und das Außerachtlassen der Erwartungshaltung der Umwelt, sie zumindest so weit zu entlasten, dass sie mal übers Wochenende an die Nordsee konnte.

Schwieriger wurde es bei den Verlustängsten. Trotzdem stolperte ich die nächste Zeit nicht mehr ganz so häufig und vollzog eine gewisse Erdung. Ich begann aktiv damit, mein Gemüt mit Achtsamkeit zu beruhigen, und setzte selbst bei Spaziergängen bewusster meine Füße voreinander. Gar nicht so einfach, wenn man so leicht war wie ein Stück Papier und genauso dünnhäutig. Ich hungerte immer noch, um mir ein Gefühl von Macht über mich selbst vorzugaukeln.

»Manchmal denke ich, das Leben ist so wie früher bei Oma: ›Nein danke, ich mag nicht mehr.‹ – ›Doch, doch ... Da, nimm noch.‹« Ich machte eine Geste, als würde ich jemandem einen ordentlichen Schlag Kartoffelsalat auf den Teller geben, und verzog angewidert das Gesicht. »Und dann weiß man nicht, wohin mit dem ganzen Mist, und wünscht sich den blöden, bissigen Dackel unter dem Tisch zurück, der seit Jahren tot ist«, erklärte ich.

»Man könnte aber auch einfach mit mehr Nachdruck ›Nein‹ sagen«, schlug Frau Sommer der Einfachheit halber vor.

»Das mit dem Nein ist bei mir so eine Sache«, gab ich zu.

»Sie sind zu zögerlich. Ihre ganze Körperhaltung schreit ein ›Vielleicht‹ heraus.«

Im Ernst?

»Jetzt wird mir Einiges klar.«

Hirn: *Ah, da lag also der Fehler?* »Hey, Minchen, steigen wir ins Freibad ein?« – »Vielleicht.« – »Hey, Minchen, schenkst du mir dein Auto?« – »Vielleicht.«

Ich: *Hör einfach auf.*

Hirn: »Minchen-Bienchen. Wie wäre es mit ein bisschen Sex?« – »Vielleicht.« *Das erklärt wirklich Einiges, sogar die Beinahe-Vergewaltigung letztes Jahr.*

»Und das wäre?«, fragte Frau Sommer und ich schrak regelrecht zusammen, weil die Erinnerungen so bedrohlich wurden.

»Warum mich so viele Leute zu Dingen überreden, die ich gar nicht will«, flüsterte ich und bemühte mich, die Bilder vom Übergriff wieder aus dem Kopf zu bekommen.

»Zum Beispiel?«

»Also, eigentlich wollte ich keine Therapie machen«, gestand ich, weil ich mich nun über die Präsenz der Geschehnisse ärgerte.

»In diesem Fall glaube ich, dass es jemand wirklich gut mit Ihnen meint«, sagte Frau Sommer. »Ihren Eltern liegt viel an Ihnen.«

»Ja, meinen Sie denn, dass das für andere Dinge nicht auch manchmal galt, wenn andere mich zu bescheuerten Sachen überredet haben?«, stellte ich die Überlegung an und suchte nach Rechtfertigungen, die erklärten, warum anderen vielleicht auch nur mein Wohl am Herzen lag. Ein Einbruch im Freibad für ein bisschen Fun? Ein bisschen Sex mit einem Fremden, um nicht ganz so verklemmt zu erscheinen? Mir wurde übel.

»Wenn jemand Sie fragt, ob Sie die Schuld an einen Autounfall auf sich nehmen ... Was denken Sie, wo liegt da für Sie der Vorteil?«, sprach Frau Sommer den Crash mit Simon an.

Eins zu null für die Therapeutin.

»Ja, aber ...« Ich verstummte und erlebte den Knall noch einmal.

»Sie müssen zugeben, dass die Folgen einer Therapie und ein Schuldeingeständnis bei einem Verkehrsunfall nichts miteinander gemein haben. Und Sie fühlen sich doch ganz wohl mit unseren Gesprächen, oder?«

»Ja, das stimmt.« In meinem Kopf war zwischenzeitlich ein Vakuum entstanden.

»Und Sie konnten aus einigen Gesprächen und Übungen schon etwas Positives ziehen, nicht wahr?«, stellte Frau Sommer fest.

Ich nickte.

»Wenn man eine Entscheidung treffen soll, hilft es im Zweifelsfall, einfach mal zu sagen, dass man darüber nachdenken muss. Keiner muss sich immer sofort entscheiden und das nimmt viel Druck aus solch einer Situation heraus. Probieren Sie das mal aus.«

Das hörte sich ziemlich schlau an und ich würde diesen Rat auf jeden Fall beherzigen.

»Wir hatten ja bereits übers Grenzen-Setzen gesprochen, wenn ich mich recht erinnere«, sagte Frau Sommer etwas später.

»Ja, wenn ich mich in einer Situation unwohl oder auch besonders gut fühle, soll ich innehalten und genau reflektieren, was gerade von mir verlangt wird. Was das eigentliche Anliegen ist und von wem es kommt, beziehungsweise wie ich zu diesem Menschen stehe«, gab ich wieder und flocht meine Finger ineinander.

»Und Sie sollen überlegen, ob Sie wirklich tun möchten, worum Sie gebeten werden«, fügte Frau Sommer hinzu.

»Und ich überlege, ob das Verlangte mir guttut oder mir Ärger bringt und wie viel Kraft es mich kosten wird«, vervollständigte ich.

»Es ist besser, sich vorher klarzumachen, ob man sich zum Beispiel hinterher ausgenutzt fühlt oder ob einem Dankbarkeit entgegengebracht werden wird.«

»Ja, das stimmt«, überlegte ich.

»Wie steht es mit Ihrem Freund? Sie haben erzählt, dass Sie sich bei ihm nicht sicher fühlen und dass Sie darüber nachdenken, sich zu trennen.«

Hirn: *Super. Jetzt geht es ans Eingemachte.*

Ich: *Och nee.*

Hirn: *Es wird Zeit, dass du mich nicht länger unangetastet in der Originalverpackung aufbewahrst, sondern anfängst, meine Ratschläge ernst zu nehmen.*

Ich: *Die da wären?*

Hirn: *Ein Ende mit Schrecken ist besser als Schrecken ohne Ende.*

»Ich denke immer wieder daran, aber ich kann es nicht«, flüsterte ich, als befürchtete ich, Simon könnte es hören.

»Ist es die Angst vor dem Alleinsein, die Sie davon abhält?«, fragte Frau Sommer.

»Das und ich habe immer noch die Hoffnung, dass er sich ändert.« Die Hoffnung stirbt ja bekanntlich zuletzt.

»Wie haben Sie sich denn inzwischen geeinigt, was die Freiräume in der Beziehung angeht?«, fragte Frau Sommer und notierte sich etwas.

Eifersucht ist die Leidenschaft, die mit Eifer sucht, was Leiden schafft, dachte ich und versuchte, ehrlich zu antworten.

»Gar nicht.«

»Er wollte doch mehr Zeit für seine Treffen mit den Freunden, oder?«

»Ja, nur dass ich nicht weiß, ob ich ihm glauben kann. Dafür hat er mich zu oft belogen«, gestand ich.

»Denken Sie, dass sich das Vertrauen wiederaufbauen lässt?«, stellte Frau Sommer die unmögliche Frage. Ich kannte die Antwort und schwieg. »Eine Beziehung ohne Vertrauen kann auf Dauer nicht bestehen«, sprach sie meine Gedanken aus.

»Sie meinen, ich soll es rigoros beenden?«, fragte ich, nur um sicher zu gehen.

»Was ich meine, ist nicht wichtig, Wilhelmina. Wie geht es Ihnen denn bei dem Gedanken?«

Tja, wenn ich das wüsste …

»Das kann ich doch nicht einfach aus heiterem Himmel machen, oder?« Ich war noch nie gut im Entscheidungentreffen, was Beziehungen anging. Und schon gar nicht konsequent. Wenn es einen Klub gäbe für Frauen, die immer nur drohten, Schluss zu machen und kurze Zeit später zurückkamen, wäre ich die Vorsitzende. Mit Auszeichnung.

»Es käme ja nicht wirklich aus heiterem Himmel«, unterstrich die Therapeutin.

»Früher, als ich noch fliegen konnte, in meinen Träumen, da hätte ich mich das getraut«, gab ich zu. »Aber jetzt ist alles schwieriger ... Und außerdem ertrage ich den Gedanken nicht, ihn zu verletzen.«

»Sie sind aber auch ein Engelchen«, sagte Frau Sommer mit einem leisen Lächeln auf den Lippen.

»Mit gebrochenen Flügeln.«

»Ja, aber Sie sind auch eine kluge Frau«, begann Frau Sommer, und ich hob skeptisch eine Augenbraue. »Wie wäre es mit einem anständigen Hexenbesen zum Fliegen? Wir Frauen sind doch anpassungsfähig?«

»Das ist lustig«, gab ich zu und dachte eine ganze Weile über diese Worte nach.

»Was, der Gedanke, dass Sie auch mal böse werden könnten?«, wollte Frau Sommer wissen.

»Nein, böse kann ich hin und wieder ganz gut«, meinte ich. Ein Unschuldslamm war ich schließlich nicht. Im Gegenteil, wenn ich auf Rachefeldzug ging, konnte ich sogar richtig evil: Einmal, als ein Ex mit mir Schluss gemacht hatte, gab ich auf seinen Namen eine Annonce auf, in der er eine männliche Begleitung suchte. Melden sollten sich die Interessierten auf seinem Handy. Das Cabrio eines anderen Verflossenen verzierte ich spontan mit meinem Lieblingsnagellack, und ich stieg in seine Wohnung ein, um Sardinen hinter dem Schrank zu verstecken. Oh, oder kennt ihr diese Universalfernbedienungen? Ich stellte eine auf den Fernseher eines Ex ein und fuhr ab und an vorbei, wenn Deutschland bei der WM spielte, um durch das Fenster der Erdgeschosswohnung auf ein anderes Programm zu wechseln. Ein Mordsspaß, sag ich euch!

»Oder der Gedanke, dass Sie ohne Rücksicht auf andere auf Ihre eigenen Bedürfnisse hören?«, hakte Frau Sommer nach.

Nun hielt ich inne. Wenn ich recht darüber nachdachte, zählte für mich lange Zeit nur der Gedanke, was andere über mich dachten und wie es möglich war, andere Menschen nicht zu enttäuschen. Und das Tag und Nacht.

Die nächsten Monate arbeiteten wir mit Hexenbesen und Schwertern. Wir schlugen Drachen und Schlangen die Köpfe ab – erstaunlich, in wie nahen Verwandtschaftsverhältnissen diese Wesen zu einem selbst stehen konnten – und sperrten Höllenhunde in die Unterwelt. Zum Beispiel akzeptierte ich, dass man Liebe selbst innerhalb der Familie nicht erzwingen kann. Von hinten aufgezäumt bekam die ein oder andere zwischenmenschliche Beziehung eine Chance auf eine gesündere Art des Miteinanders. Von einigen Personen trennte ich mich komplett und schloss sie aus meinem Leben aus. Das ersparte mir weitere Enttäuschungen.

Ich fand heraus, dass ein Hexenbesen sich nicht nur als hervorragendes Fortbewegungsmittel eignete, sondern auch zur Stärkung des Rückgrats eingesetzt werden konnte. Was für ein multifunktionales Putzgerät!

Ich probierte sogar das weltberühmte Kinderkoks, auch Methylphenidat genannt, aus und erlebte mein blaues Wunder. Es lichtete den Nebel, der stets um mich herumwaberte und stülpte gleichzeitig eine geräuschdämpfende Käseglocke über mich. Enorm. Die Wirkung entfaltete sich bereits nach etwa einer halben Stunde und milderte den offenen Reizfilter. Gleichzeitig legte sich das Gedankenkreiseln etwas und ich beruhigte mich innerlich. So also nahmen vermeintlich normale Menschen die Welt wahr? Krass.

Es wäre mein Wundermittel geworden, wenn die Nebenwirkungen mich nicht so geschafft hätten. Ich konnte während der Wirkphase nichts mehr essen. Gar nichts. Erst am Abend wieder und dann wurde mir schlecht. Was zur Folge hatte, dass ich noch mehr abnahm. Außerdem gab es nach Ende der Wirkzeit eine heftige emotionale Talfahrt, die mir ein regelrechtes Schleudertrauma verpasste. Also brachen wir die Behandlung wieder ab. Trotzdem war es für mich kein gescheitertes Experiment, da mir der Versuch aufzeigte, dass ich tatsächlich nicht einfach tiefbegabt war, sondern ein gewisses Potenzial in mir vergraben lag, mit dem man arbeiten konnte. Denn wenn man das Licht anknipste, war ich durchaus ein helles Köpfchen.

Wissenswertes auf Seite 275: »Über Verhaltenstherapien oder Von Hexenbesen, Drachentötern und dem Fliegenlernen«.

Teil 5

DIE ENTDECKUNG DER STÄRKEN

Es gibt immer zwei Seiten einer Medaille, Yin und Yang, das Gute und das Schlechte, Licht und Schatten. Das eine kann ohne das andere nicht existieren. So hat auch AD(H)S seine Stärken, die man den Schwächen gegenüberstellen kann.

Wir Betroffenen sind in den meisten Fällen sehr kreativ, fantasievoll und neugierig. Auch unsere Risikobereitschaft ist in einem angemessenen Rahmen durchaus als Stärke zu sehen. Wir sind flexibel im Denken und gehen oft unkonventionelle Wege, die andere nicht wagen. Eine überdurchschnittlich ausgeprägte Offenheit und Begeisterungsfähigkeit werden uns genauso oft zugeschrieben wie hohe Empathie und ein ausgeprägter Sinn für Gerechtigkeit. Man muss nur den Kopf aus dem Sand ziehen, sich auskotzen, die Krone richten, Nase putzen, durchatmen und mit dem Spielen in der Sandkiste weitermachen. Und dies alles gilt auch für die Hyperaktiven unter uns, für die ich hier genauso spreche.

Manche Menschen haben Nebenwirkungen

Nachdem ich mir metaphorisch gesehen Legosteine, Laufrad und Knete bestellt hatte, um noch mal ganz von vorne anzufangen, ging es also langsam bergauf mit mir. Es dauerte zwar einige Jahre, bis ich neue Strategien entwickelt und mein Selbstbewusstsein mithilfe der guten Fee wieder zusammengesetzt hatte, aber ich schlug mich nicht schlecht. Ich war mittlerweile sogar ganz passabel in der Schwertführung und hieb regelmäßig dem ein oder anderen Drachen den Kopf ab. Und schließlich war es zu großen Teilen auch meinem Mutterinstinkt zu verdanken, dass ich eine gewisse Aggressivität und Konsequenz entwickelte.

Louisa erblickte sozusagen mitten auf hoher See im Meer der Unmöglichkeiten das Licht der Welt. Vollkommen ungeplant wurde ich mit der freudigen Nachricht meiner Schwangerschaft konfrontiert, als ich mich gerade dazu durchringen wollte, meinem Leben noch eine Chance zu geben. Ich weiß noch, wie mein Hirn, das gern mit einem gewissen Sarkasmus und Hab-ich-doch-gesagt-Gehabe auf alles reagierte, einen Kurzschluss erlitt.

Hirn: *Du bist doch in diesem Krankenhaus aufgrund einer Zyste am Eierstock, oder?*

Ich: *Ja. So ist es.*

Hirn: *Was soll das heißen, die können dich nicht operieren?*

Ich: *Die haben routinemäßig einen Schwangerschaftstest gemacht. War positiv.*

Hirn: *Positiv? Also positiv für dich, soll heißen, du bist nicht schwanger. Richtig?*

Den Aufprall auf dem Linoleumboden vor der Liege mit dem Ultraschallgerät bekam ich gar nicht mehr mit. Denn als schließlich zu mir durchsickerte, dass ich es geschafft hatte, mit einem Tropi (Trotz-Pille-Kind) schwanger zu werden, riss es mich einfach von den Beinen.

Seltsamerweise war mir, sobald ich das kleine, neun Wochen alte Wunder auf dem Ultraschall betrachtete, klar, dass ich es behalten würde. Und dass ich alles dafür tun würde, um ihm Sicherheit, Liebe und ein gutes Zuhause zu gewährleisten. Es war wie ein Kickstart in ein neues Leben. Und wer hätte gedacht, wie viele Kräfte man dank so eines Anschubs mobilisieren kann – selbst da, wo man längst keine mehr vermutet hätte.

Aber zurück zum Drachentöten: Sensible Menschen, zu denen ich unweigerlich gehöre, sollten sich unbedingt von manipulativen, egozentrischen und intoleranten Leuten fernhalten. Denn ohne die lebt es sich weitaus gesünder. Natürlich nehmen sich diese Gruppen selbst gar nicht als solche wahr. Deshalb macht es auch keinen Sinn, diese Charakterzüge mit ihnen zu diskutieren oder darüber zu streiten. Denn das ist, als würde man mit Tauben Schach spielen. Egal, wie gut du spielst, die Taube wird alle Figuren umstoßen, auf das Brett kacken und herumstolzieren, als hätte sie das Spiel gewonnen.

»Minchen, wie wäre es denn, wenn du dich auch mal an der Planung der Feier beteiligst?«, fragte meine neue Schwägerin Kerstin und sah mich mit dieser Mischung aus Überheblichkeit und Milde an, die ich überhaupt nicht leiden konnte. Sofort waren sämtliche Blicke am Gartentisch auf mich gerichtet und ich musste mich anstrengen, um mich nicht vor Unbehagen zu schütteln. Louisa spielte unbeeindruckt in der Sandkiste ihrer Cousins weiter und formte Sandkuchen, die sie mir auf den Schoß lud.

»So, Mama. Fertig. Jetzt musst du Buchenkacken«, verkündete die Dreijährige stolz und sah mich erwartungsvoll an, während sie ihre Händchen an ihrem Kleid abputzte.

»Ich soll jetzt Kuchenbacken, mein Schatz?«, vergewisserte ich mich und nahm das Herzförmchen entgegen. Ihre blonden Locken kräuselten sich so süß in ihrem Nacken und ich verspürte den Drang, sie zu entwirren.

»Wilhelmina?!«, krähte Kerstin zu mir herüber und zerstörte damit diesen intensiven Moment, in dem mein Herz für meine Tochter in Flammen stand.

Kerstins Söhne Jonathan und Ansgar tobten währenddessen brüllend durch den Garten. Ein Ball traf den Pfosten des Zaunes und donnerte in die Sandkiste. Louisa hob ihn zögerlich auf und ließ ihn wieder zu den Jungs rollen.

»Ich habe dir die Liste doch schon gegeben, Kerstin. Da steht genau drauf, was ich alles backe und dass ich die Einladungskarten übernehme«, erinnerte ich meine Schwägerin und bekam sehr wohl mit, wie sie etwas zu Tante Amanda sagte, das der ein seltsames Keckern entlockte. Es war kein Geheimnis mehr, dass ich nicht besonders gut backte oder kochte. Leider erzählte mein Mann Hannes das bei jeder Gelegenheit. Kerstin, die Frau seines Bruders, zog ihre Augenbrauen bis zum gefärbten Haaransatz, als sie sich wieder mir zuwandte.

»Das ist ganz wenig hilfreich, du«, begann sie. »Wenn du da hinten bist und dich den Gesprächen entziehst, kommen wir nicht weiter.«

Ehrlich gesagt konnte ich ihr nicht ganz folgen. Ich fand es nämlich ziemlich gut, dass ich überhaupt an die verkackte Liste gedacht hatte, umso mehr, dass ich neben meinem Minijob als Fotografin, dem Haushalt, der Kinderbespaßung und meiner Ehe auch noch so viel Zusatzarbeit einplante. Acht Kuchen wollte ich zur Feier beisteuern. Hundert Einladungen würde ich designen, drucken lassen, sortieren und verschicken. Und das alles für den sechzigsten Geburtstag meines Schwiegervaters, den ich nicht einmal mochte. Genauso wenig wie er mich.

Kerstin hatte bei dieser ganzen Planung sofort das Zepter in die Hand genommen. Im Grunde kam es mir sehr gelegen, wenn jemand die Regie übernahm, allerdings hatten wir beide ein eher gestörtes Verhältnis zueinander und ich mittlerweile große Lust, ihr mit besagter Machtinsignie eins überzubraten.

Kerstin und einige andere Mitglieder der Familie Kamp empfanden meine Blitzhochzeit mit Hannes, Kerstins Schwager, als reine Frechheit. Im Gegenzug empfand ich den Kuss zwischen ihr und dem Bruder ihres Mannes, der jetzt mein Mann war, als unangebracht. Gut, das war vor meiner Zeit gewesen. Aber wer im Glashaus sitzt, sollte doch bekanntlich nicht mit Steinen werfen. Und gefühlt bekam ich davon ständig welche von ihr an den Kopf. Auch wenn sie nur nach Kieseln griff.

Nachdem Kerstin mich nach Hannes' und meiner geheimen Trauung eine ganze Weile lang mit Nichtachtung gestraft hatte, lud sie mich zu einer Aussprache zu sich nach Hause ein. Mir ging erst später das Licht auf, dass es ihr bei diesem Kaffeetreff nicht um eine Aussöhnung ging. Vielmehr wollte sie mich wissen lassen, dass sie mich durchschaut habe. Dass ich für Louisa nämlich ja lediglich einen Versorger gesucht hatte, und Hannes mir auf den Leim gegangen war. Tja, dummerweise hatte ich an jenem Tag mein Laserschwert zu Hause vergessen und schluckte ihre Frechheiten neben Bienenstich und Kaffee einfach hinunter.

»Ich fände es aber besser, wenn wir gemeinschaftlich beschließen, wer was erledigt«, hörte ich Kerstin jetzt in meine Gedanken hinein sagen.

»Setz dich doch zu uns, Wilhelmina«, mischte sich Hannes' Schwester Mirja ein und winkte mich freundlich zu dem freien Platz neben sich. Sie liebte den Frieden und ich lenkte ein.

»Lou, du backst noch ein bisschen für Mama und dann komme ich gucken, was du gezaubert hast, ja?«, bat ich meine Tochter.

Louisa runzelte die Stirn und sah sich besorgt nach den Jungs um. Jonathan hatte sie heute schon zweimal rüde geschubst und die älteren Mädchen, die ebenfalls zu Besuch waren, saßen immer noch auf den Schaukeln und würden die Jüngere in ihrer Kuchenfabrik nicht beschützen.

»Mama passt auf«, versprach ich meiner Kleinen im Blümchenkleid. »Ich bin nur auf der Terrasse. Gar nicht weit weg«, beruhigte ich sie und gab ihr einen Kuss auf die rosige Wange.

»Nicht weit weg«, wiederholte sie und schätzte die Entfernung ab. Vier Meter, drei Stufen und eine kleine Kurve. Das wurde genehmigt.

»Dut, Mama. Ich mache weiter mit der Buchenkäckerei«, sagte sie geschäftig und goss etwas Wasser aus der Kindergießkanne in den Sand.

»Ja, du bist in der Kuchenindustrie tätig und eine Beistermäckerin«, ermunterte ich sie und zwinkerte ihr zu. Oh Gott, wie ich es liebte, wenn sie mich so verschmitzt anlächelte, während wir unser Kauderwelsch sprachen.

Ich setzte mich an den Erwachsenentisch und hakte meine Füße um die Stuhlbeine, damit sie nicht loszitterten. Komisch, dass ich mir jetzt wieder so klein vorkam.

»Also, was kann ich tun, um für Klarheit zu sorgen?«, fragte ich so locker wie möglich und fand ein Loch am Saum der Tischdecke, in das ich prompt meinen kleinen Finger steckte. Löcher übten seit jeher eine magische Anziehungskraft auf mich aus. Es gab so viele Phänomene im Zusammenhang mit ihnen. Schwarze Löcher, die ganze Universen verschlangen. Löcher in Wänden, die einem ganz neue Perspektiven verschafften. Löcher in Socken, Löcher im Kopf.

Apropos Löcher im Kopf: Mein Bruder, der ja bekanntlich einen herausragenden Bewegungsdrang sein eigen nennt, hatte schon mal ganze vier davon. Gleichzeitig. Und zwar durch unseren Nachbarshund Godzilla. Ein weiteres Trauma auf meiner Kindheitsliste, da ich direkt danebenstand, als Henry durch sein ständiges Geflitze den Jagdtrieb des schwarzen und ziemlich großen Köters auslöste. Eine blutige und zutiefst verstörende Sache, wenn so ein Tier plötzlich am Hinterkopf des dreijährigen Bruders hängt. Seitdem mag ich nur noch weiße Hunde. Bestenfalls mit blauen Augen.

»Ich fände es besser, wenn du nicht nur zwei verschiedene Kuchen anbieten würdest«, riss mich Kerstin aus der Vergangenheit und blinzelte viel zu affektiert. Das tat sie oft. Es wirkte dann, als hätten ihre zitternden Lider einen Infarkt oder so was. Es fehlte nur noch, dass sie ihre Augäpfel dabei verdrehte.

»Sorry, wie meinen?« Jetzt hatte ich den Faden verloren. Waren wir nicht eben noch bei Hunden?

»Na, viermal Apfelkuchen und viermal Butterkuchen?«, las sie von meiner Liste und legte sie dann in die Mitte des Tisches, zwischen Kaffeekanne und Sahne.

»Ja, sorry, Torten kann ich nicht«, erinnerte ich sie.

»Warum machst du dann keine Salate und überlässt das Backen jemand anderem? Jemandem, der es kann?«

Ich zuckte die Achseln. »Meinetwegen. Also achtmal Nudelsalat, oder was darf es sein?«, scherzte ich und grinste. Kerstin fand es, glaube ich, nicht so komisch, denn sie verzog keine Miene und starrte mich nur an.

»Ich würde vorschlagen, du backst zweimal Apfel- und zweimal Butterkuchen. Wenn du dann noch einen großen Nudelsalat machst, übernehme ich die Torten. In Ordnung?«, schlug Tante Amanda vor und ich atmete erleichtert auf.

»Sehr gern. So können wir das machen«, antwortete ich und sah mich kurz zu Louisa um. Alles friedlich in der Kuchenfabrik.

»Kommen wir zu den Einladungen«, begann Kerstin und richtete sich noch ein wenig höher auf ihrem Teakstuhl auf. »Ich habe mir Folgendes vorgestellt: Eine 60, umrandet von Rosen, und ...«, setzte sie an, und ich räusperte mich verlegen.

»Du, ich habe die Einladungen schon designt«, gab ich zu bedenken und drehte meine Kuchenliste um. Auf die Rückseite hatte ich meinen Entwurf aufgedruckt. Die Überschrift *Nicht mehr alle Kerzen auf der Torte ...* stand quer über einem Tortenmassaker.

»Oh, das ist doch ... nett«, sagte Kerstin. Ich war mir sicher, dass ihr »nett« in diesem Fall als die kleine Schwester von »scheiße« daherkam.

»Also, ich finde es lustig«, sagte Tante Ursula, eine Mitsiebzigerin im Hippie-Stil. »Wirklich. Respekt, Wilhelmina.«

Mir wurde warm im Bauch. »Danke schön«, hauchte ich etwas verlegen und sperrte Kerstins konsternierten Blick aus.

Am Rande bekam ich mit, wie sich Jonathan wieder zur Sandkiste begab und Louisa die Schaufel wegnahm.

»Nein, nein«, krähte die und der vierjährige Rüpel biss ihr doch tatsächlich in die Hand, als sie nicht loslassen wollte. Ich sprang sofort auf, sah noch, wie Lou vor lauter empörtem Schreien den Halt verlor und kopfüber aus der Sandkiste stürzte. Kerstin rührte sich nicht. Wie die letzten Male zuvor. Und das, obwohl es an diesem Tag bereits das gefühlt hundertste Mal war, dass Louisa wegen ihrem Spross heulte.

»Jonathan, ich möchte bitte, dass du Louisa nicht ärgerst, mein Schatz«, trällerte sie ihm über Louisas Weinen hinweg zu.

»Mach ich nicht, Mama«, antwortete der leichthin und ließ die Schaufel achtlos auf den Rasen fallen. Dann setzte der kleine Mistkerl sich auf seinen roten Trecker und fuhr davon.

»Dann ist ja gut. Mami hat dich lieb«, rief Kerstin ihm nach und warf ihm doch tatsächlich eine Kusshand zu. So werden also Terroristen gemacht! In meinem Bauch summte die Wut. Lou stürzte sich in meine Arme, und ich drückte sie fest an mich.

»Aua«, weinte sie und zeigte mir ihre Hand, auf der sich deutlich die Spuren der kleinen Teufelszähne abbildeten.

»So ein ...«, zischte ich und überlegte, wie lange man wohl für Kindstötung einsitzen würde. Irgendwo in der Ferne fuhr ein Polizeiwagen oder eine Feuerwehr mit Sirene entlang und schickte ein verzerrtes Tatütata zu uns herüber.

»Zeig mal der Mama«, forderte ich und hielt Louisas Finger fest, aber sie schrie ihren Schmerz nur noch lauter in den verdammten Kleingarten hinaus. Wenn sie erst mal so weit war, konnte sie sich richtig ins Brüllen hineinsteigern.

»Oh, Louisa, hörst du das«, flüsterte ich ihr über ihren Protest hinweg ins Ohr. »Hör mal, hör gut zu«, wiederholte ich und hob einen Finger. Jetzt hatte ich ihre Aufmerksamkeit und sie schluchzte nur noch trocken, bemüht, zu lauschen.

»Kannst du das auch hören?«, fragte ich ganz ernst und spitzte meine Ohren.

»N-nein«, stammelte sie und wischte sich die Nase.

»Da weint jemand, hörst du das denn nicht?«, fragte ich und sah mich verdutzt um, nicht ohne Louisa dabei auf meinen Schoß zu ziehen und zu streicheln.

»Nein, Mama. Ich höre nichts«, gab sie zu und ich machte ein nachdenkliches Gesicht.

»Du hast recht. Es hat aufgehört«, antwortete ich und gab ihr einen Kuss auf die bläulich verfärbte Hand.

»Nein. Da«, sagte Louisa jetzt und sah in den Baum hinauf. »Die Zwitscher vögeln«, bemerkte sie und ich schmunzelte.

»Ja, ganz viel Vogelgezwitscher«, bestätigte ich.

Louisas Wunde schmerzte mich immens. Ich richtete meine Tochter wieder auf und gab ihr die kleine Plastikschaufel zurück.

»Louisa, kannst du mir einen Gefallen tun?«, fragte ich sie und sie nickte ernsthaft. »Wenn Jonathan dir wieder etwas wegnehmen will, dann nimmst du die Schaufel und haust ihm damit eine runter, ja?«, sagte ich hoffnungsvoll. Sie schwang die kleine Plastikschaufel probehalber und wog sie in der Hand.

»Hiermit?«, vergewisserte sie sich.

»Ja.« An meinem Heiligenschein leuchtete die Wartungslampe auf.

»Hauen?« Louisa sah mich skeptisch an.

»Ja, unbedingt«, antwortete ich.

Sie lächelte und nickte. Dann ließ ich sie weiterspielen.

Wieder am Erwachsenentisch war ich einfach zu abgelenkt von Jonathan und Ansgar, die immer wieder lauernd um die Sandkiste tigerten. Ich wartete nur darauf, dass einer von den Biestern meiner Kleinen den Ball an den Kopf schoss. Aber dann würde ich mir höchstpersönlich die Schaufel nehmen. Oder gleich einen Spaten, um ein anständiges Loch auszuheben.

»Wilhelmina, während du weg warst, haben wir die Schichten an den Tresen festgelegt«, erklärte Kerstin mir, als wäre ich irgendwie minderbemittelt.

»Hättet ihr nicht eben warten können?«, fragte ich.

»Ich glaube, du bist lieber in der Sandkiste als bei uns. Da waren wir mal so frei. Aber keine Sorge, du hast nur zwei Stunden ab Mitternacht«, klärte sie mich auf.

»Das kannst du gleich wieder vergessen. Da bin ich nämlich schon zu Hause«, lautete meine jetzt etwas angespannte Antwort.

»Hab ich es nicht gesagt?«, wandte sich Kerstin bedeutungsschwer an einige andere Anwesenden, die ich nur als Freunde der Schwiegereltern kannte. »Ich habe zu erklären versucht, dass du nicht so belastbar bist, aber sie wollten es nicht glauben«, erklärte sie scheinheilig.

»Danke, das ist aber freundlich.« Ich drehte mich um, um zu Louisa zu sehen, und bekam gerade noch mit, wie sie die Schaufel schwang. Jonathan war mit seinem Plastiktrecker über ihre Kuchen gefahren und hatte versucht, Louisa aus der Sandkiste zu drängen.

Mit einem hohlen *Klong* traf sie seine dunkelblonde Matte. Zuerst guckte er sie irritiert an, doch als er keine Anstalten machte, den Rückzug anzutreten, hämmerte Louisa wie ein Specht auf ihn ein, und er begann zu brüllen. Ich musste grinsen und jubilierte innerlich. Leider etwas zu offensichtlich, denn einige Anwesende schüttelten den Kopf über mich, während Jonathan flüchtete und bald darauf an Mamas Rockzipfel hing.

Ich reckte Louisa heimlich die Daumen entgegen, und sie backte fröhlich Schlammkuchen.

»So, dann weiter im Text. Du weigerst dich also, am Tresen auszuhelfen?«, vergewisserte sich Kerstin, während sie ihrem Balg den Kopf tätschelte und ihn mit Keksen von der Kaffeetafel versorgte. »Das ist aber wirklich schade, für alle Beteiligten.«

Hirn: *Die macht dich fertig.*

Ich: *Ich werde trotzdem nicht einknicken.*

Hirn: *Bist du sicher? Um des lieben Frieden willen könntest du einfach nachgeben.*

Ich: *Drei Jahre Therapie umsonst, oder was?«*

Hirn: *Hannes würde sich freuen, wenn ihr beide Freundinnen werdet.*

Ich: *Eher friert die Hölle ein. Außerdem, wer bezahlt mir denn anschließend die Delfintherapie?*

»Dann übernehme ich die Stunden eben zusätzlich«, meinte Tante Ursula achselzuckend.

»Das geht doch nicht, du sollst ja auch mal zum Feiern kommen«, protestierte eine weißhaarige Frau, deren Namen ich schon wieder vergessen hatte.

»Ich hab damit kein Problem«, entgegnete Tante Ursula und zwinkerte mir zu.

»Denkst du, dir wird es nicht zu viel? Ich meine ja nur, so lange stehen, mit deinem Wasser in den Beinen«, gab Kerstin zu bedenken. »Wir müssen eine soziale Lösung finden«, fügte sie mit einem kühlen Seitenblick auf mich hinzu.

Ich: *Denkst du dasselbe wie ich?*

Hirn: *Ja, aber wie bekommen wir sie dazu, nachts in unser Auto zu steigen ... Und viel wichtiger, wie kriegen wir sie dazu, die Beine so lange still zu halten, bis der Beton ausgehärtet ist und wir sie im See versenken können?*

Ich: *Das meine ich nicht. Ich glaube, es gibt eine undichte Stelle in unserer Familie. Kerstin weiß von meiner Diagnose, von meinen Problemen. Das ist nicht das erste Mal, dass sie versucht, mich vorzuführen.*

»Also bin ich jetzt asozial, oder was?«, fragte ich langsam etwas angepisst.

»Gott bewahre, das habe ich nicht gemeint«, verteidigte sich Kerstin.

»Gott hat mit deinen Spitzen nichts zu tun, Kerstin«, sagte ich und verschränkte die Arme schützend vor der Brust. Ich zitterte leicht und versuchte meine Aufregung zu verbergen.

»Was denn für Spitzen?«, fragte sie dümmlich und schob sich ihren blonden Pony aus der Stirn.

»Du hast es dir allem Anschein nach zur Aufgabe gemacht, mich anzugehen«, stellte ich fest.

»Sei nicht kindisch«, antwortete sie und goss sich gelassen ihren Kaffee nach. Jetzt war ich kurz vorm Platzen. So wie ich das sah, gab es drei Möglichkeiten. Erstens: Ich würde auf den Tisch springen und ihr das teure Oilily-Service um ihre viel zu kleinen Ohren hauen. Zweitens: Ich sprach aus, was ich dachte. Nämlich dass sie eine missgünstige, eifersüchtige Kuh war. Oder drittens: Ich zog mich tapfer zurück und begnügte mich mit Louisas Triumph über den dicken Jonathan.

»Bin ich nicht.« Ich sah mich um. »Oh, ich muss jetzt gehen. Die Schaukel wird gerade frei«, trällerte ich, lief zu Louisa und trug sie Huckepack hinüber zu der Schaukel. Es kam ja nicht oft vor, dass die großen Mädchen sie freigaben, also mussten wir unsere Chance nutzen. Man muss ja schließlich Prioritäten setzen.

Ich hatte oft mit Leuten wie Kerstin zu kämpfen. Menschen, die einem gönnerhaft aufrechneten, was sie schon alles für einen getan hatten. Freunde, die einem jeden geliehenen Penny aufzählten, jedoch sauer wurden, wenn man ihnen tatsächlich einen Scheck ausstellte. Nahestehende Menschen, die einen mit Tränen zu erpressen versuchten, damit man eine Schwangerschaft abbrach. Leute, die es liebten, einen ins offene Messer laufen zu lassen, weil es so lustig aussah, wenn man sich im eigenen Blut wand. Und weil sie sich gern als Retter in der Not sahen. Menschen, die einem die Worte im Mund umdrehten, weil sie dachten, man könnte sich das Gesagte eh nicht merken. Geliebte, die einen »Psycho« schimpften, wenn man nicht wie die Norm funktionierte.

Manche Menschen haben eben Nebenwirkungen. Wie wahr! Einige verursachen Brechreiz, andere Kopfschmerzen. Leider kann man sich nicht von jedem einfach lossagen. Den Mathelehrer kann man nicht einfach aus dem Fenster schubsen, das verhindert das Strafgesetzbuch. Familienmitglieder kann man nicht so einfach zur Adoption freigeben und/oder austauschen. Also muss man an seinen Grenzen arbeiten und Schutzschilde errichten.

Na ja, und manchmal hilft auch eine kleine Plastikschaufel.

Lebe lieber ungewöhnlich

An all die Menschen da draußen, die immer gesagt haben: »Wenn du groß bist, wirst du das verstehen«: Vielen Dank für euer Vertrauen, aber ich habe ganz schlechte Nachrichten für euch. Ich verstehe nämlich immer noch nicht, warum es so wichtig ist, was die Nachbarn über einen denken. Wenn sie ernsthaftes Interesse an einem hätten, könnten sie doch auch einfach mal nachfragen, was denn so vor sich geht. Oder etwa nicht?

Mir will auch nicht in den Kopf, was der frühe Vogel mit den verdammten Würmern zu tun hat. Würmer gibt es immer und fast überall, besonders bei Regen. Genauso verhält sich das mit Chancen und Möglichkeiten. Die gibt es ganz sicher nicht nur zum Hahnenschrei am frühen Morgen.

Und erst recht verstehe ich nicht, warum »was du heute kannst besorgen«, nicht auf morgen verschoben werden sollte, wenn es nun mal besser passt. Oder warum ein Klapps auf den Hintern noch niemandem geschadet hat. Ihr hättet Louisas Gesicht sehen sollen, als mir einmal die Hand ausgerutscht ist. Diese Erschütterung in einem Kinderblick kann die eigenen Grundfesten ins Wanken bringen.

Nach langen Gesprächstherapien habe ich beschlossen, lieber ungewöhnlicher zu leben, egal, was die Konventionen dazu sagen. Denn wenn ich eines gelernt habe, ist es, dass nichts falsch daran ist, anders zu sein oder andere Bedürfnisse zu haben. Viele Menschen mit ADS, ob mit oder ohne H, wissen oft gar nicht, welches Potenzial in ihnen schlummert. Und wenn sie sich erst mal von den Erwartungshaltungen anderer und dem damit verbundenen

Stress freimachen, ist es gar nicht mehr so schwer, seine Defizite den Ressourcen gegenüberzustellen. Und so in etwa geht's:

Ich hatte noch nie ein Gefühl für Zeit, ständig lief sie mir davon, was ganz klar ein Defizit ist. Wenn man aber die Zeit deshalb immer wieder vergisst, weil man dazu neigt, Dinge zu hyperfokussieren, kann das ein klarer Vorteil sein. Denn im Rausch eines solchen Abtauchens in eine Aufgabe entstanden oft meine besten Werke. Es sei denn, ich wurde dabei unvermutet rausgerissen und das von keinem Geringeren als meiner Tochter, die meinem Tagesrhythmus weitgehend steuerte. Glücklicherweise war sie verdammt zuverlässig, was die Tageszeiten anbelangte, wann man aufstand, wann gegessen oder getrunken wurde oder wann es wieder Zeit fürs Bett war. An manchen Tagen hätte ich das alles sonst glatt vergessen.

Jetzt gerade, auf dem Borgholzhausener Weihnachtsmarkt, stemmte sie urplötzlich ihre kleinen Beinchen in den Boden und blieb ruckartig stehen. Der Schal, mit dem ich uns aneinandergebunden hatte, wie ich es gern inmitten von überschäumenden Eindrücken tat, zog an meinem Gürtel. Schnell sah ich mich über die Schulter nach ihr um.

»Ich will nach Hause, Mama«, maulte sie und ich grübelte anhand des Sonnenstandes darüber nach, ob die Mittagszeit schon vorbei war. Ich hatte keine Ahnung. Und Nina, meine Freundin, die für einige Tage zu Besuch war, lebte als kinderlose Businessfrau sowieso nach einem ganz anderen Tagesrhythmus.

»Sag mal, wie spät ist es eigentlich?«, fragte ich sie leicht gehetzt und beobachtete, wie sie unter dem Hutrand hervor einen recht hübschen Mann an einem der Basarstände musterte.

»Halb zwei, wieso?«, fragte sie zurück, während ich Louisa an ihrer Schalleine einholte. Meine Kleine verzog säuerlich ihr Gesicht, als sie zu allem Überfluss auch noch einen Schubs von einem Kinderwagen abbekam und beinahe gestrauchelt wäre. Die dazugehörige Mutter sah erst den bunten Schal, an dem ich Louisa wie einen Drachen an einer Schnur einzog, und dann mich komisch ein.

»Sag mal, Minchen, macht man das heute eigentlich so mit seinen Kindern?«, fragte Nina grinsend. Das Naserümpfen einiger Passanten war ihr nicht entgangen.

»Wenn du dein Kind erst einmal in solch einem Getümmel verloren hast, sprechen wir uns wieder«, antwortete ich und nahm Louisa auf den Arm. Nicht, dass mir das schon passiert war. Aber die Gefahr bestand bei solch vielen Eindrücken, die meine Aufmerksamkeit überall hin ablenkten, allemal.

Louisas Wangen waren schon leicht rot gefroren von der Mordskälte dieses Nikolaustages.

»Mama, ich hab Hunger«, jammerte sie und zappelte auf meinem Arm herum, sodass ich fast das Gleichgewicht verlor. Sofort war die unangenehme Erinnerung wieder da an jenen Tag, als ich mit meinem Baby im Arm die steinerne Treppe eines Mietshauses heruntergestürzt war. Äußerst unangenehm. Für mich hatte nur gezählt, dass Lou nichts passierte, sodass ich mich im Fallen drehte und den Boden als Erste zu spüren bekam. Louisa landete weich auf mir drauf und ich brach mir den Steiß. Was für ein Scheiß!

»Tante Nina kauft dir eine Wurst«, sprach ich einen Blitzgedanken aus und zwinkerte Nina neckisch zu. »Weil Mama ihr Geld zu Hause vergessen hat«, erklärte ich, und Louisa strahlte bis über beide rosa Backen.

»Ja?«, fragte Louisa und streckte ihre Arme nach meiner Freundin aus, die brav ihr Portemonnaie zückte. Ich setzte Louisa ab und sie umklammerte prompt Ninas Beine, als könnte die es sich anders überlegen und fortlaufen wollen.

»Nehmen die auch Kreditkarten? Hab doch vorhin mein Bargeld am Schmuckstand ausgegeben ...« Nina blickte mich verlegen an, als ihr klar wurde, dass außer der hübschen Karte bei ihr Ebbe herrschte.

Ich überlegte, wie ich Louisa erklären sollte, dass sie wohl doch bis nach Hause warten musste. Kleine Kinder können ja so ungnädig werden, wenn ihnen die elementare Nahrungsaufnahme versagt wird. Auch wenn es sich nur um einen Aufschub von einer halben Stunde handelt. Andere Mütter haben für solche Notfälle immer einen Dinkelkeks dabei. Aber ich war ja nicht andere Mütter.

Louisa sah mit ihren blauen Kulleraugen zu Nina auf, als wäre sie eine gute Fee.

»Ich schätze nicht«, antwortete ich und grübelte.

»Das ist wirklich schade. Tante Nina hat nämlich kein Bargeld«, gab sie gegenüber der Dreijährigen zu.

»Dann holen wir Geld«, antwortete Lou ganz selbstverständlich und drückte Ninas Beine etwas fester.

»Die Bank ist aber sehr weit weg«, überlegte ich und sah Nina nachdenklich an, während Lou wie ein Äffchen zu schreien begann. Das tat sie manchmal, wenn sie fürchtete, dass sie nicht bekam, was sie wollte.

»Ich hab da eine Idee. Du kannst dein Äffchen ja an der Schal-Leine tanzen lassen und wir lassen meinen Hut rumgehen. Soll sie sich ihre Wurst doch verdienen«, schlug Nina vor, als Lou ihr Gekreische noch steigerte.

»Gar keine schlechte Idee«, stellte ich fest. Meine Finger fanden Louisas Kazoo, ein kleines pfeifenähnliches Ding, in meiner Tasche. »Und Musik hätten wir auch«, freute ich mich. Nina sah mich seltsam an.

»Das ist jetzt nicht dein Ernst, oder?«, fragte sie grinsend.

»Hey, Monsterchen. Wenn wir kein Geld haben, dann müssen wir es uns verdienen«, erklärte ich und fasste den kleinen Brummkreisel an der Schulter, um sie an den Rand der Gasse zu manövrieren, wo ein wenig Platz für eine derartige Darbietung war.

»Ich mache Musik und du tanzt«, erklärte ich Louisa den Plan. »Tante Nina geht mit ihrem hübschen blauen Hut herum und die Leute werfen uns dann ein paar Cents für eine Wurst hinein.«

Lou war begeistert. Seit einigen Monaten ging sie zum Babyballett. Und ganz ehrlich, sie war bezaubernd. Ihre Arabesque war die einer ganz Großen und ihre Pirouette wirkte trotz des dicken Wintermantels, der sie aussehen ließ wie ein Michelinmännchen, ziemlich gekonnt. Vor Kurzem hatte die Tanzschule sogar eine Aufführung im Gerry-Weber-Stadion gehabt und die ganz Kleinen führten ihr Ballett in fantastischen Kostümen auf. Die Kinder aus Louisas Gruppe hatten die Luftwesen getanzt. Gut, meine Tochter zog es als Jüngste im Klub eher vor, von der Bühne aus den vielen Menschen in den Reihen zuzuwinken, als die Choreografien einzuhalten. Dennoch war es der niedlichste Anblick, den ich bis dahin gesehen hatte, als sie in ihrem Windelhintern im Ballerina-Tutu über die Bühne hüpfte.

Es dauerte nicht lange, und wir hatten tatsächlich 1,80 Euro zusammen und kauften Louisa ihre hart verdiente Wurst. Wie ich fand, eine schöne Lektion fürs Leben: kreative und legale Geldbeschaffung mit Mut und vollem Körpereinsatz.

Im Auto angekommen bemerkte ich dann, dass ihre Windel randvoll war.

»Scheiße«, sagte ich knapp.

»Das kannst du aber laut sagen«, meinte Nina, als sie den Geruch wahrnahm, den unsere Primaballerina im Innenraum des Kleinwagens verströmte.

Louisa hob ihren Finger, als ich sie auf die Rückbank meines Fiats legte und die Hose öffnete.

»Scheiße sagt man nicht«, erinnerte sie mich altklug.

»So was Dummes. Mami hat ja gar keine neue Windel mehr mit«, murmelte ich und schlug mir innerlich an den Kopf. Wie konnte ich das schon wieder vergessen? Das nächste Defizit: mein löchriges Gedächtnis.

»Na und, dann mach halt erst zu Hause eine Neue drum«, schlug Nina vor und drehte sich mit Schwung zu uns nach hinten um. Der alte Wagen quietschte.

»Geht nicht. Louisa neigt zur Dermatitis«, erklärte ich ihr und zog Lous Jeans etwas hinunter, um mir das Malheur genauer anzusehen. »Und die haben wir gerade erst wieder im Griff«, murmelte ich mit schlechtem Gewissen. Solange Lou sich nicht beschwerte, vergaß ich schlichtweg, dass ihre mobile Toilette nicht unbegrenzt aufnehmen konnte.

Nina hielt sich die Hand vor den Mund, als ich das volle Paket entfernte und zusammenfaltete. Ein Glück, dass auf dem Parkplatz ein Mülleimer stand. Ich flitzte hin, schnell wieder zurück und schloss die Autotür hinter uns. Louisa wackelte mit ihrem nackten Hintern, und ich zog ihr die Unterhose wieder drüber. Dann nahm ich meine Mütze, riss zwei Löcher in die Wolle und missbrauchte sie als Notfallwindel. Die würde zumindest ein bisschen aufhalten. Nina sah mich verblüfft an.

»Das nenn ich mal kreativ«, sagte sie staunend. »Und bescheuert. Das war eine Stefanel.« Sie schürzte betroffen die Lippen.

»Ich weiß«, seufzte ich, schnallte Louisa in ihrem Kindersitz fest und versuchte auszublenden, wie teuer die Mütze gewesen war.

»Also, schnell nach Hause«, verkündete ich und startete den Wagen. Daheim angekommen manövrierte ich Nina zwischen Körben mit ungebügelter Wäsche hindurch ins Wohnzimmer. Dort wärmten wir uns am Ofen und tranken Tee.

»Und, wie läuft es so?«, fragte ich und sortierte meine Klebezettel der heutigen Woche auf dem Wohnzimmertisch. Bis jetzt hatte ich alle Termine eingehalten. Fehlte nur noch morgen die Taufe von Sophia, der Tochter einer Freundin.

»Super«, meinte Nina etwas zu schmallippig. Ich horchte auf, wenngleich mir das nicht ganz leichtfiel, weil Louisa währenddessen nackt umherlief und ein Lied von Barbie und Pegasus trällerte. Und das äußerst schief.

»Spuck es aus«, forderte ich. »Mit Moritz alles tutti?« Ich zerknüllte einige Zettel mit erledigten Aufgaben.

Nina wischte sich unruhig die Haare aus der Stirn. »Ich bräuchte da mal deinen Rat«, sagte sie und nippte anschließend etwas zu lang an ihrem Früchtetee. »Du hast ja immer so feine Antennen. Bist du auch der Meinung, dass Moritz und ich uns voneinander entfernt haben? Und wenn, denkst du, wir sollten uns trennen?«, wollte sie dann plötzlich von mir wissen. Ausgerechnet von mir. Das war fast so, als wolle jemand bei Douglas sein Pferd beschlagen lassen.

Ich machte: »Hmpf.«

»Du hast uns doch auf Miriams Hochzeit live erlebt«, erinnerte sie mich.

»Wo du die Tischkärtchen mit dem Argument vertauscht hast, dass du ihn ja schließlich jeden Tag siehst und mich nicht, weshalb du lieber neben mir sitzen wolltest? Diese Hochzeit?«

»Genau.«

Louisa verschwand im Flur und kam mit Keksen wieder.

»Hey, Süße. Es gibt gleich Abendessen«, erinnerte ich sie.

»Zuerst baden«, erinnerte sie mich zurück, und ich nickte gedankenverloren.

»Habt ihr denn Streit?«, fragte ich Nina nun.

»Nein, wieso?«, fragte sie verdutzt. Natürlich nicht. Nina stritt nie.

»Ja, und was stimmt dann nicht?«, wollte ich wissen und fragte mich, ob »feine Antennen« ein Defizit oder eine Ressource waren.

Es klingelte an der Tür.

»Jeder von uns macht irgendwie sein eigenes Ding. Ich frage mich, ob einfach die Luft raus ist, bei Mo und mir«, meinte Nina bedrückt.

»Man kann einer Liebe doch neues Leben einhauchen«, schlug ich vor und hatte das Klingeln bereits wieder vergessen, als Louisa zu uns gerannt kam.

»Da sind bestimmt Kinder an der Tür. Die wollen sicher Süßigkeiten«, befürchtete sie. »Kommt, auf den Loden begen«, kommandierte sie und rutschte bäuchlings über das Laminat.

»Was?«, quiekte Nina, als Louisa mit der Hand an ihren Füßen zog.

»Auf den Boden legen. Ganz flach«, wiederholte Louisa im Flüsterton und Nina gehorchte. Wenn auch irritiert.

»Wieso das denn?«, fragte sie an mich gerichtet, als ich den Spaß mitmachte.

»An Halloween hatte ich vergessen, Süßigkeiten für die Kids zu kaufen. Da haben wir das Licht gedimmt und uns versteckt.«

»Pscht«, zischte mir Louisa zu und kicherte.

»Ah, so löst ihr also Probleme, ja?«, fragte Nina leise.

»Nicht immer. Aber manchmal.«

Es dauerte etwa zwei Minuten, dann durften wir uns wieder auf die Stühle setzen und weiter Beziehungsprobleme wälzen. Bis mir auffiel, dass Louisa schon eine ganze Weile nicht mehr bei uns war. Und dass es erstaunlich still war. Beängstigend still. Wenn man mal von dem häufigen Türenklappern im anderen Teil des Hauses absah.

Ich ging also mal nachsehen, wobei mir ein flüchtiger Blick auf die Uhr verriet, dass ich mit dem Einlassen von Badewasser im Verzug war. Eine ganze Stunde, um genau zu sein. Aber wenn Besuch die Routine stürzte, durfte es doch auch mal etwas anders laufen. Oder nicht? Ich zuckte die Achseln und versuchte zu glauben, dass es kein Problem war, Ausnahmen zu machen. Meine selbstständige Tochter hingegen hatte das Problem schon auf ihre Weise gelöst.

»Louisa«, hauchte ich erschrocken, als ich in ihr Zimmer kam. »Was hast du getan?«

»Ein Schwimmbad hab ich getan. Wieso?«, fragte sie mich sichtlich vergnügt und nahm Anlauf, um mit dem blanken Arsch über das mit einigen Zentimetern Wasser bedeckte Laminat zu rutschen. Sie quietschte, als mich dabei ein Schwall Wasser traf.

»Das darfst du doch nicht«, sagte ich fassungslos. Begriffe wie »aus«, »pfui«, »mach Platz« jagten mir durch den übervollen Kopf. Meine Unterlippe bebte verdächtig, während ich mir ganz langsam die Tragweite des Ganzen bewusst machte. Barbie als Meerjungfrau dümpelte vor meinen Füßen, und ein Legoboot schwamm heran und strandete vor meinen patschnassen Socken.

»Krasse Scheiße!«, sagte eine Stimme hinter mir. »Deine Tochter ist genauso erfinderisch wie du, wie mir scheint.« Nina klang richtig beeindruckt.

»Meinst du, das könnte ein Problem mit dem Strom geben?«, fragte ich mehr mich selbst, als mir bewusst wurde, dass an einigen Stellen des Kinderzimmers das Wasser bis kurz unter die Steckdosen stand. Mit einem schnellen Griff schnappte ich mein glitschiges Kind, hechtete in den Flur zurück und kommandierte Nina hinter mir her.

»Strom aus!«, krächzte ich. Louisa krähte vor Lachen während unseres Schweinsgalopps zur Hauptsicherung. Im Null Komma nix standen wir im Dunkeln.

»Bist du sicher, dass du das richtig durchdacht hast?«, wollte Nina wissen.

Nur die Ruhe bewahren, sagte ich mir. Ausflippen kannst du später noch.

»Wie willst du im Dunkeln das Wasser aus dem Zimmer bekommen?«, bohrte sie weiter nach, und ich spürte Tränen in den Augen.

»Ich mach das schon«, sagte ich tapfer. »Halt mal.«

Ich setzte Louisa auf Ninas Arm, lotste die beiden ins Schlafzimmer und setzte mir meine Leselampe auf den Kopf. Tolle Erfindung, sage ich euch. Funktioniert mit Batterie, erinnert an eine Höhlenforscherlampe und hält bombenfest, wenn es drauf ankommt. Sicher auch für Headbanger geeignet.

Kurzerhand öffnete ich Louisas Fenster und schmiss erst mal alles, was nicht niet- und nagelfest war, hinaus. Dann machte ich mich daran, das Wasser mit einem Kehrblech in einen Eimer zu schippen, und begann zu wischen. Als ich mich traute, den Strom wieder anzustellen, war ich völlig fertig. Mein Herz raste, ich schwitzte. Und zwar so richtig.

Am nächsten Morgen krabbelte Louisa in mein Bett und weckte mich eine Stunde früher als sonst.

»Mama, es hat geschneit«, verkündete sie laut und hüpfte auf der Matratze umher. »Alle meine Sachen sind eingeschneet.«

»Eingeschneit?«, fragte ich müde. Ich hätte gestern keinen Wein mehr auf die Katastrophen kippen sollen. Aber Nina war so bedrückt wegen ihrer Beziehungskiste gewesen, da hätte ich sie schlecht allein trinken lassen können.

»Alles weiß«, sagte Louisa in meinen Kopfschmerz hinein.

Auch das noch. Das würde das Aufräumen vor dem Fenster nicht einfacher machen. Ich seufzte laut. »Süße, du bist doch bestimmt noch müde, oder?« Hoffnungsvoll hob ich die Bettdecke an und winkte sie zu mir. »Es ist Samstag, wir können heute ausschlafen.«

»Müssen wir aber nicht«, antwortete Louisa und machte eine Arschbombe auf mir. Autsch!

»Doch, wir müssen heute ausschlafen, Schatz«, sagte ich ernst.

»Wieso?«

Keine Ahnung wieso. Weil ich saumüde bin, wahrscheinlich.

»Wer einatmet, muss wieder ausatmen. Wer einschläft, der muss auch ausschlafen. Zumindest an den Wochenenden«, erklärte ich logisch.

Louisa konnte mir nicht ganz folgen, guckte mich fragend an und krabbelte dann vom Bett. »Aber die Pflicht ruft«, ahmte sie ihren Stiefpapa Hannes nach, der beruflich ein paar Tage unterwegs war, und zupfte an der Bettdecke.

»Sag ihr, ich rufe zurück«, murrte ich.

»Dann weck ich Tante Nina«, schlug Louisa vor und stemmte die Arme in die Hüften. Elmo aus der Sesamstraße verhöhnte mich von ihrem T-Shirt aus. Als wollte er sagen: *Schlafen kannst du, wenn du tot bist.*

»Warte«, sagte ich schnell. »Dann komm ich doch lieber mit.«

Wer wusste schon, ob Nina nicht Kinder, die sie in aller Herrgottsfrühe störten, auffressen würde? Soweit ich wusste, war eines der wenigen Dinge, die sie im Bett gar nicht mochte, geweckt zu werden. Und schon gar nicht mit Louisas Vorschlaghammermethode.

Später, als wir mit Kaffee und Toast auf Nina warteten, spielte ich auf dem Klavier, und Louisa schmetterte dazu eines ihrer Lieder. Ein Wochenendritual, das wir fast nie ausfallen ließen.

»Seit wann spielst du Klavier?«, fragte Nina verdutzt, als sie taufrisch aus dem Bad stolzierte.

»Einige Zeit schon«, gab ich zu und wechselte den Akkord.

»Aber du konntest dir doch die Noten nie merken«, warf sie misstrauisch ein und legte ihren Kopf schief.

»Wer braucht denn Noten?«, antwortete ich lahm. Louisa setzte sich zu mir und stimmte den Flohwalzer an. Mit fast vier kann man so was.

»Mit dem Lied habe ich angefangen«, erzählte ich Nina, ein bisschen zu stolz für dieses banal einfache Stück.

»Wo hast du denn Unterricht genommen?«, wollte Nina wissen und Louisa sah sie verständnislos an.

»Ich hatte keinen. Ich spiele nach Gehör.«

»Cool«, sagte Nina, während sie in die Küche zu ihrem Kaffee schlenderte. »In dir schlummern ungeahnte Fähigkeiten. Wenn wir das früher gewusst hätten ...«, sinnierte sie. »Dann wärst du jetzt vielleicht ein Mozart.«

»Ja, klar«, sagte ich und lachte. Im Grunde spielte ich hundsmiserabel. Denn sobald ich darüber nachdachte, was meine Finger tun sollten, verspielte ich mich.

Während ich Nina folgte, dachte ich darüber nach, dass diese Fähigkeit trotzdem zu den wenigen Talenten gehörte, die ich meinen Defiziten gegenüberstellen konnte. Denn wie ich irgendwann später erfuhr, kann längst nicht jeder nach Gehör spielen. Ebenso wenig wie Geschichten aus dem Bauch heraus erzählen.

Nach unserem Frühstück zogen wir uns alle dick an und gingen nach draußen. Es war arschkalt, und unser Atem gefror zu weißem Nebel vor unseren Gesichtern. Louisa half brav, ihre Spielsachen in Kisten aufzuteilen, damit sie je nach Härtegrad drinnen auftauen konnten.

»Ich geh mal eben in die Garage, die Meerschweinchen füttern«, verkündete ich mit Salat und Möhren im Arm, als der extra für die Tiere gestellte Wecker in meinem Handy zu piepen begann.

»Gut, mach ruhig. Louisa und ich, wir kommen schon klar, oder?«, fragte Nina meine Tochter, die sich gerade mit ihrer Zunge den Schnodder weglutschte.

»Ja«, antwortete sie knapp und hob zwei gefrorene Bücher auf.

»Oder meinst du, wir brauchen einen Lawinenhund, der uns hilft, die Puppen unter dem ganzen Schnee zu finden?«, fragte Nina und schlüpfte in die Handschuhe, die ich ihr gegeben hatte.

»Was ist das?«, fragte Louisa.

»Ein Hund, der im Schnee verloren gegangene Leute findet«, erklärte Nina.

»Lawinenhund«, stimmte Louisa zu und fischte eine Babypuppe hervor. Die Kleider waren steif gefroren, und Louisa lachte erheitert. Ein Glück, dass sie ihr angerichtetes Desaster so gut aufnahm.

»Guck mal, Mama. Sieht komisch aus«, grunzte sie.

»Jahaha«, antwortete ich weniger froh. Ich hatte keine Ahnung, wie viele der Spielzeuge man später wegwerfen musste.

»Mama füttert jetzt die Tiere und schaut mal, ob sie in der Garage einen Bernhardiner für uns findet«, sagte Nina und zwinkerte.

»Da sind doch nur Bernhard und Bianca drin, du Dummerchen. Und Hops. Keine Bernhardiner«, antwortete meine Kleine.

»Sind das denn keine Hunde?«, fragte Nina und Louisa holte tief Luft. Das tat sie immer, wenn sie vorhatte, so fürchterlich unwissende Personen ausführlich aufzuklären.

»Nein, das sind zwei Meerschweine und ein Hase«, begann sie, während ich nun in die Garage ging.

Nanu? Was war das denn? Gar kein Willkommensgefiepe? Normalerweise wurde der heilige Futterüberbringer mit lautem Gequieke in Empfang genommen. Heute blieb alles still.

»Hallo, Bernhard!«, sagte ich in Babysingsang und öffnete die Gittertür. »Na, haben wir gut geschlafen?« Bianca saß in einem Haufen Stroh am anderen Ende des Stalles und rührte sich nur kurz. »Na, ihr seid ja heute agil. Habt ihr genauso schlecht geschlafen wie ich?«, scherzte ich und schob die Möhrchen hinein. Hops, das Kaninchen einen Käfig weiter, sprang unruhig hin und her und stampfte mit den Hinterläufen wütend auf. Er war gern der Erste, der zu Fressen bekam.

»Bernhard, schau mal, Futti«, lockte ich den Meerschweinmann und stupste ihn mit der Karotte an den dicken Hintern. Draußen hörte ich Nina und Louisa lachen.

»Tante Nina, guck mal! Ein Eis am Stiel«, blödelte Louisa.

»Nicht dran lecken, das ist schmutzig«, mahnte Nina.

»Bernhard?«, flüsterte ich und fasste seinen kleinen, eiskalten Fuß an. »Scheiße!«, schrie ich und zuckte zurück. »Bernhard ist auch Eis am Stiel!«, krähte ich, obwohl ich es gar nicht wollte. Bianca unter dem Stroh gab einen kläglichen Laut von sich. In meinem Magen zog es sich heftig zusammen, als ich Bernhard vorsichtig anhob. Der Arme war total steif gefroren. Alarmiert durch meinen Schrei, der wohl lauter gewesen war, als ich gedacht hatte, tauchte Nina in der Garagentür auf.

»Was ist passiert?«, fragte sie panisch.

»Oh Gott! Raus. Lass Lou hier nicht rein!«, brüllte ich. Es brauchte nur wenige Sekunden, und Nina hatte die Situation erkannt und fing meine Tochter gerade noch rechtzeitig ab. Ich sah ihre Mütze schon im Hintergrund hin und her huschen.

»Fiep, fiep«, ahmte sie die plötzlich so stummen Schweinchen nach. »Fiep, fiep, Futti!«

Nix Futti – futschi … Memo an mich: Meerschweinchen überstehen keine zehn Grad minus. Sie sind keine Kaninchen und haben allem Anschein nach zu wenig Fell.

Bernhard fiel mir leider auf den Boden, als ich mit zitternden Händen Bianca einsammelte, um sie ins Warme zu bringen. Fast rechnete ich damit, dass er in tausend Teile zersprang. Tat er aber nicht.

»Komm, schnell. Ich taue dich wieder auf«, flüsterte ich der armen, kleinen, jetzt verwitweten Meersau zu. Sie blinzelte traurig, und ich begann zu heulen, während ich sie zum Haus trug.

»Mama, was hast du?«, wollte Louisa wissen und taperte hinter mir her. »Mama, weinst du?«

»Nein«, antwortete ich erstickt.

»Mama? Bist du traurig?«

Ja, ich habe Bernhard umgebracht, wollte ich sagen und schluckte schwer.

»Hey, Süße. Warte mal kurz«, sagte Nina und nahm ihre Hand.

»Nö, ich will mit Mama mit«, sagte sie und löste sich von Nina. Ich sah auf meine Kleine hinab, als sie mit schiefer Mütze, die fast ihre Augen verdeckte, und mit rot gefrorenen Wangen vor mir stand.

»Was hast du da auf dem Arm?«, fragte sie.

»Wir nehmen Bianca mit rein, der ist nämlich kalt«, erklärte ich mit wackeliger Stimme.

»Und Bernhard?«, stellte Louisa leider die richtige Frage. Sie klimperte mit ihren langen Wimpern.

»Ähm …«

»Sag es ihr«, forderte Nina ungerührt und schloss die Terrassentür hinter uns. Einen Moment lang standen wir drei belämmert mitten im Wohnzimmer. Louisa zog laut die Nase hoch.

»Mama?«

So ein Mist. Mein Kopf war plötzlich leer und mein Blick hing an dem Häufchen Elend auf meinem Arm.

»Also, Schatz. Ich muss dir was sagen«, begann ich, während wir in Richtung Küche gingen. Nina setzte sofort heißes Wasser für eine Wärmflasche auf. »Bernhard ist leider gestorben«, gab ich zu und schluckte gegen die Tränen an. Gott, wie schrecklich für mein armes Kind ... und für Bernhard natürlich. Der kleine braune Rosetten-Mann war schließlich eines ihrer ersten Haustiere gewesen.

»Ohoho«, sagte Louisa erschüttert und riss ihre blauen Kulleraugen auf. Ich balancierte immer noch Bernhards Frau vor mir her und rechnete damit, dass sich Lou jeden Moment bitter weinend in meine Arme schmeißen würde.

»Der arme Bernhard«, sagte sie und schlug sich ihre behandschuhten Händchen vor den Mund.

»Sei nicht zu traurig. Er hatte ein wirklich schönes Leben«, tröstete ich, während Louisa aufgewühlt mit ihren Schneestiefeln den Flur hinauf- und wieder hinabwatschelte. Ich wusste nicht so recht wohin mit mir und lehnte mich haltsuchend in den Türrahmen zur Küche.

»Ein kurzes Leben, aber sonst sicher schön«, konnte sich Nina nicht verkneifen.

»Das ist nicht hilfreich«, zischte ich.

»Oh, Mama. Das ist ja schrecklich«, sagte Louisa, kam zu mir und streichelte Bianca über ihren Kopf. »Kann ich ihn mal sehen?«

»Bernhard?«

»Ja.«

»Hahaha«, kam es aus der Küche. »Der Forscherdrang ist stärker als die Trauer.«

»Kann ich?«, fragte Louisa noch mal und zupfte an meinem Jackenärmel.

»Aber ... es sieht nicht hübsch aus, wenn man tot ist«, sagte ich verzweifelt. Aus demselben Grund hatte ich nicht mal meine geliebte Oma zu Gesicht bekommen, nachdem sie von uns gegangen war. Papa und Mama hatten das für mich entschieden, weil ich erst elf gewesen war. Und zu sensibel. Im Nachhinein hätte ich mich lieber verabschiedet. Das hätte meine Trauerphase sicherlich um einige Jahre verkürzt, denn mit vierzehn trug ich immer noch schwarz.

»Macht nichts«, sagte Louisa ungerührt.

»Aber zuerst müssen wir Bianca retten und wieder auftauen«, sagte ich und richtete in einem Karton mit Wärmflasche ein Nest ein. Dann folgte ich Louisa in die Garage, wo der steife Bernhard noch auf dem Boden ruhte. Louisa ging vor ihm in die Hocke.

»Nicht anfassen, hörst du?«, sagte ich.

»Warum?«

»Weil ...« Im Grunde hatte ich keine Ahnung, warum man die Finger von toten Tieren lassen sollte. Es war das, was meine Eltern immer zu mir gesagt hatten, wenn ich etwas Totes im Garten entdeckt hatte. Und dank der Nachbarskatze waren da einige Leichen gewesen. Ich glaube, es fiel oft das Wort »Leichengift«.

»Du kannst krank davon werden«, sagte ich schließlich.

»Ist tot ansteckend?«

»Manchmal.«

Louisa stupste Bernhard interessiert mit dem Fuß an.

»Er ist eingefroren wie mein Teddybär«, stellte sie fest.

»Ja«, sagte ich bedrückt.

»Wikromelle?«, fragte sie.

»Mikrowelle?«, fragte ich irritiert zurück, und sie nickte eifrig.

»Nein, Schatz. Das geht nicht.« Mir wurde bei dem Vorschlag ganz anders, und ich spürte, wie mir das Blut aus dem Gesicht wich.

Es dauerte eine ganze Weile, bis ich Louisa die Auftauversuche ausgeredet hatte. Während wir mit vereinten Kräften das Kinderzimmer auf Vordermann brachten, gewann auch Bianca wieder an Kraft. Glücklicherweise, denn ich wusste nicht, ob meine Kleine einen weiteren Verlust genauso locker weggesteckt hätte. Oder wie ich die ganzen Fragen über den Tod, und wie man ihn besiegen kann, weiter ausgehalten hätte.

Am Mittag machten wir uns hübsch für die geplante Taufe der Tochter einer Freundin und waren dank Nina nicht mal spät dran.

»Ich würde mich wirklich freuen, wenn du die Silberhochzeit meiner Eltern fotografisch begleiten könntest«, sagte sie, während ich den Schotterparkplatz der Kirche ansteuerte.

»Bist du dir sicher? Ich meine, du weißt, was das letzte Mal passiert ist, als ich einen so wichtigen Termin hatte«, erinnerte ich sie an das Desaster mit der verloren gegangenen Speicherkarte einer Kommunion.

»Du machst das schon«, beruhigte mich Nina und zog sich ihre Jacke über das feine Tweed-Kleid. »Und ganz ehrlich, keiner fängt die Momente und Emotionen so gut ein wie du«, lobte sie meine Arbeit, während sie Louisa abschnallte, die im Kindersitz neben ihr saß. Noch eine Ressource gegen die Defizite.

»Warum ist denn hier eigentlich niemand zu sehen?«, fragte ich mich selbst und zählte die vielen Fahrzeuge, die brav nebeneinander aufgereiht parkten. »Sind wir doch zu spät?«

»Sie sind sicher schon in der Kirche. Ist doch arschkalt hier draußen«, meinte Nina, stieg aus und nahm Louisa mit. Ich schnappte mir die Blumen und folgte den beiden.

»Überleg es dir. Ich fänd's toll, wenn du es machst«, meinte Nina, während sie die Tür zur Kirche aufstieß.

»Ja, ich denke, ich bekomme das hin«, sagte ich zuversichtlich und angelte nach Louisas Hand, als sie voranpreschen wollte. Plötzlich lief ich in Nina hinein, die abrupt stehen blieb.

»Was ist?«, fragte ich.

»Hier wird geheiratet?«, fragte sie tonlos, und ich schob sie etwas zur Seite.

»Sophia, Sophia! Wir kommen!«, krähte Louisa und hüpfte ungeduldig auf und ab. Einige Gäste drehten sich zu uns um – ich erkannte keine Menschenseele.

»Mist.«

»Die Taufe findet doch in der Sankt-Peters-Kirche statt?«, fragte Nina und trat langsam rückwärts, während der Pfarrer begann, das Brautpaar vor uns zu segnen.

»I-i-ich dachte, dachte, dachte Sankt-Petri-Kirche«, stammelte ich und schnappte mir Louisa, die im Begriff war, auf die letzte Bank zu krabbeln.

Ich muss zugeben, wir flüchteten, als wäre der Teufel hinter uns her, und düsten in einem Affenzahn zur anderen Kirche. Warum mussten sie ihren Gotteshäusern denn auch so verdammt ähnliche Namen geben? Geht da nicht auch mal etwas Originelleres?

»Sankt-Nimmerleins-Kirche« zum Beispiel? Oder »Petri-Heil-Kirche« – *das* hätte ich mir mit Sicherheit gemerkt!

Meine Gedanken kreiselten wie verrückt und um die unmöglichsten Dinge. Wir hatten Bernhard noch nicht beerdigt und ihn stattdessen in die Tiefkühltruhe gebettet. Der Boden war so hart gefroren gewesen, dass mir kein Spatenstich gelungen und mir gar nichts anderes übrig geblieben war. Unterdessen fragte ich mich, was mein Mann wohl von mir wollte, der die ganze Zeit versuchte, mich anzurufen. Ob er inzwischen zu Hause angekommen und sich über das tote Schwein neben seinem Mittagessen gewundert hatte oder über die lebendige Sau in der Küche, wo wir doch beschlossen hatten, keine Tiere im Haus zu beherbergen? Ich entschied, das Gespräch jetzt lieber nicht anzunehmen.

Endlich hatten wir es zur Sankt-Peters-Kirche geschafft und setzten uns zwischen die anderen Gäste, überwiegend junge Eltern, die ich kaum kannte.

»Mama, wo ist denn Gott?«, fragte Louisa mich nach einer Weile, während sie ihre Beine von der Kirchenbank baumeln ließ.

»Im Himmel, mein Schatz«, erklärte ich und blätterte im Gesangbuch. Die Buchstaben verschwammen vor meinen Augen; ich war viel zu überreizt, um sie aneinanderzureihen.

»Er ist nicht da?«, fragte Louisa entsetzt und guckte mich angestrengt an.

»Nein.«

»Dann will ich jetzt auch gehen«, verkündete sie und sprang auf.

»Hiergeblieben«, zischte ich und hielt sie an ihrem Arm zurück.

»Mama, lass los«, protestierte sie viel zu laut.

»Wir müssen warten, bis Sophia getauft ist, Lou. Das weißt du doch«, mahnte ich sie, während sie auf der Stelle hüpfte wie ein Flummi.

»Aber Mama! Gott ist nicht hier und ich will dann auch nicht hier sein!«, kreischte sie so laut, dass der Pastor aus dem Tritt kam und sich verhaspelte.

»Pscht«, machte eine Frau hinter uns.

»Gott ist weg«, krähte sie und ich hatte ernsthaft Angst, dass jemand der Anwesenden sie für den Antichristen halten könnte.

Oder für einen der Boten, die die vier Reiter ankündigten, die wiederum das Ende der Welt einleiten würden.

»Lou, Ruhe jetzt«, sagte ich genervt.

»Aber warum?«, maulte sie.

Tja, wo sie recht hatte, hatte sie recht. Denn was sollte man schon in einer Kirche, wenn der Chef des Ganzen durch Abwesenheit glänzte?

»Denn Weisheit wird in dein Herz eingehen und Erkenntnis wird seiner Seele lieblich sein, Besonnenheit wird dich bewahren und Einsicht dich behüpfen ... ähm, behüten«, sagte der Pastor und sah zu uns herüber. Ich wurde augenblicklich zehn Zentimeter kleiner auf meiner Bank.

Ein Raunen ging durch die Kirche und wurde von der Kuppel vielfach zu uns zurückgeworfen. Louisa holte tief Luft und wollte gerade losbrüllen, da zog ich sie blitzschnell auf meinen Schoß.

»Wir spielen ein Spiel, Louisa. Und wenn du gewinnst, bekommst du später ein Eis, okay?«, schlug ich vor. Nina sah mich skeptisch an und Louisa hielt die Luft an, während sie noch überlegte, ob sie jetzt weinen sollte.

»Jedes Mal, wenn der Pastor ›Gott‹ sagt, darfst du einmal leise pfeifen. Und wenn der Pastor ›Amen‹ sagt, darf ich mit dem Finger schnipsen. Und wer öfter pfeifen oder schnipsen darf, der hat gewonnen«, schlug ich wahnwitzig vor.

Was soll ich sagen? Louisa gewann.

Auf Seite 279: »Die Defizite den Ressourcen gegenüberstellen oder Wie man Superheldenkräfte entdeckt«.

Unikate und ihre kreativen Verhaltensweisen

Wäre es nicht super, wenn man den Schwierigkeitsgrad eines Tages selbst wählen dürfte? So nach dem Motto: Heute wähle ich Entenhausen oder Hogwarts. Westeros spare ich mir für den nächsten Tag auf.

An diesem Morgen, ein Sommertag, wie er im Buche stand –
ich glaube in der Heiligenschrift, in dem Teil mit der Arche Noah –,
musste ich versehentlich die Kategorie Panem gewählt haben. Denn
mein ganzes Leben geriet spontan aus der Bahn und mächtig ins
Schleudern. So sehr, dass ich plötzlich das Gefühl hatte, es ginge
ganz klar um Leben und Tod.

»Minchen, warum zum Teufel ist der Gefrierschrank nicht
zu?!«, brüllte jemand die Treppe herauf. Ich stand sofort senkrecht
im Bett und mein Gesicht schmerzte wie Feuer. Dieser Schmerz
löste sich gern mit den starken Spannungskopfschmerzen ab, unter
denen ich beinahe jeden Tag litt. Ich weiß nicht, ob es damit in
Zusammenhang stand, dass ich mich in meinem Leben so oft wie
ein Tier in der Falle fühlte.

»So eine Scheiße!«, wurde von unten in nochmals erhöhter
Lautstärke geflucht.

»Ich komme schon«, brüllte ich zurück und dachte fieberhaft darüber nach, wer diesmal die Schuldige war. Hatte ich selbst es wieder
einmal verkackt? Nicht unwahrscheinlich. Oder war Louisa mit ihren
Freundinnen am Eisschrank gewesen? Immerhin auch eine Möglichkeit.

»Hier steht alles unter Wasser! Kann mir vielleicht mal eine von
den Grazien helfen?«, rief Hannes ungehalten. »Ihr seid solche Penner!
Echt jetzt!«, gab er sauer hinterher. Irgendwas knallte. Ich sah auf
den Wecker: 8.30 Uhr. Die Pflicht rief. Nein, sie brüllte. Vorsichtig
schob ich meinen Hintern aus dem Bett und torkelte ins Bad, um mein
Gesicht ins Wasser zu tauchen. Sterne tanzten vor meinen Augen.

»Das ist mir echt zu doof«, rief Hannes. »Ich geh joggen.« Damit
verließ er das Haus ungeachtet des strömenden Regens. Ich wollte
ihm noch etwas Beschwichtigendes nachrufen, kam aber nicht mehr
dazu, da mein Blick an meinem Spiegelbild festklebte. Mein bleiches Gesicht wollte mir etwas sagen. Seit Jahren schon, doch ich war
nicht bereit, zu hören, was meine stummen Lippen mir zuflüsterten.

Nachdem ich die Schweinerei im Vorratsraum beseitigt hatte,
sank ich nach einer Kopfschmerztablette für einen kurzen Moment
auf meinen Lieblingssessel im Wohnzimmer zusammen. Draußen
hatte der Regen eine Pause eingelegt und die Vögel zwitscherten, als

gäbe es kein Morgen mehr. Der Silberstreif am Horizont? Ich konnte ihn nicht erkennen. Zu verschmiert waren die Fensterscheiben, durch die ich mein Leben mal wieder betrachtete. Natürlich hätte ich nicht damit gerechnet, dass mein kleiner Managerschlaf eskalierte und ich mich hinterher fragen würde, welchen Tag wir gerade hatten.

»Das ist jetzt nicht dein Ernst?«, hörte ich Hannes fragen, nachdem mich irgendetwas empfindlich im Gesicht getroffen hatte.

»Wie?« Ich zuckte zusammen, blickte mich um und identifizierte das unbekannte Flugobjekt als Sofakissen. Flauschiges Teil, hellblau. Mit Kaffeefleck. Ob der wohl wieder rausging? Was hatte Mama noch gesagt? Salz? Nein, das kommt auf Rotweinflecken. Nicht auf Kaffeeflecken. Ich musste an Salz in Wunden denken. »Was?«

»Du hättest wenigstens schon mal Kaffee aufsetzen können«, beschwerte sich Hannes und ich nagte schuldbewusst an meiner Unterlippe.

»Mir ist nicht gut«, erklärte ich und richtete mich ungelenk auf.

»Du hast doch immer irgendwas«, stellte Hannes kühl fest und ging in die Küche. Mein Blick fiel auf die Bratpfanne, die deplatziert auf der Ablage stand. Ob er meine Schmerzen nachvollziehen konnte, wenn ich damit seinen Schädel bearbeitete?

»Sorry«, sagte ich und überlegte, wie ich für Frieden sorgen konnte. Wenngleich ich Lust verspürte, Hannes für alles die Schuld zu geben. Ihm einfach die Verantwortung zu übertragen für das miese Wetter, für die Entscheidung, ein Unikat geheiratet zu haben, und für den Umstand, dass wir keine gemeinsamen Kinder bekommen konnten. Obwohl das eindeutig dem Fehlen meiner Gebärmutter zuzuschreiben war. Die musste nämlich kurz nach Louisas Geburt aufgrund der Diagnose Gebärmutterhalskrebs raus.

Louisa kam im Pyjama die Treppe herunter, witterte die dicke Luft und machte auf dem Absatz kehrt. Kluges Kind.

»Und, ist es deine Leistung des Tages, heute aufgestanden zu sein, oder können wir etwas planen?«, stichelte Hannes, während er das Kaffeepulver suchte. In seinem Blick schwang ein Hauch von

Verachtung mit, der mir Übelkeit bereitete. In unserer Ehe hatte sich schnell herausgestellt, dass er mit meinen Defiziten nicht ganz so gut klarkam wie erwartet. Er bemühte sich stets, es sich nicht allzu stark anmerken zu lassen. Dennoch blitzte es immer wieder durch.

Jetzt hingen wir im verflixten Siebten fest und es ging steil bergab mit uns. Die Tatsache, dass meine Gefühle ihm gegenüber abnahmen, machte ihn zusätzlich mürbe.

»Sehr nett, danke«, knurrte ich, inzwischen ebenfalls angriffslustig.

»Bitte schön«, antwortete er und stellte die Kaffeemaschine an. Geschirr klirrte und ich konnte an der Art, wie Hannes sich bewegte, sehen, wie er sich innerlich krümmte.

Die Wut über mich selbst, über unsere gescheiterte Ehe, eigentlich über alles, was die letzten Monate schwer gemacht hatte, schäumte in mir hoch. In einer gewaltigen Welle schlug sie über mir zusammen und ließ mich explodieren.

Ich verschweige an dieser Stelle, was so alles aus mir heraussprudelte an diesem regenreichen Tag. Schließlich bin ich eine Lady mit dem Vokabular eines gutgebildeten ... Kesselflickers.

In jedem Fall wurde das Ende einer vielversprechenden Freundschaft und Ehe in genau diesem Moment eingeläutet. Denn noch am selben Abend trennten sich unsere Wege. Was mich wahrscheinlich mehr überraschte und überforderte als Hannes. Unter meinen Füßen bröckelte der Boden, und ich starrte hinab in einen Abgrund mit scharfen Kanten und spitzen Felsen, die sich wie Zähne eines hässlichen Maules vor mir entblößten. Gewohnheit und Sicherheit sind so unerlässlich für uns ADSler. Wie also damit umgehen, wenn mal eben der Ehemann auf Nimmerwiedersehen verschwindet?

Andererseits: Wozu hatte ich kämpfen gelernt, wenn ich es nicht ab und an einfach mal wagen musste, um eine neue Melodie anzustimmen?

So fand ich mich also schon wenige Tage später inmitten von Umzugskartons wieder. An jedem Finger ein andersfarbiger Faden, der mich an wichtige Dinge erinnerte. Grün am Ringfinger:

Umzugswagen bestellen. Rot am Daumen: den Mietvertrag für eine kleine Wohnung unterschreiben. Blau: Papierkram bewältigen – Gott, du weißt, dass du in Deutschland lebst, wenn du der Krankenkasse bestätigen musst, dass deine Achtjährige kein Einkommen aus Arbeit oder Mieteinnahmen bezieht. Gelb: Papa zu Hilfe holen. Peinlich? Na klar! Aber wer erfuhr das denn schon? Und inmitten dieses ganzen Königreich Chaos verguckte ich mich zu allem Überfluss auch noch in einen echt süßen Landwirt. Und das nur, weil eines schönen Sonntages eine verirrte Kuh mitten auf der Straße stand und ich mich berufen fühlte, jemand Zuständigen darauf hinzuweisen. Was das Minenfeld, auf dem ich tanzte, meiner Meinung nach noch gefährlicher machte, war die Tatsache, dass er fast acht Jahre jünger war als ich. Denn wenn ich von mir ausgehe, sind Leute unter dreißig so fürchterlich unbeständig wie das Wetter.

»Hey, hast du Zeitungspapier, um die Gläser einzupacken?«, fragte Nina, die mir mit dem Umzug half.

»Im Abstellraum draußen«, antwortete ich, während ich den Topf mit den restlichen Nudeln vom Mittagessen auf dem Herd abstellte.

»Okay, ich hole welches«, sagte Nina, und an Louisa: »Und du steckst bitte alle deine Kleider in einen blauen Sack, ja?«

Louisa verschwand die Treppe hinauf, während ich die Spülmaschine anstellte und danach das Klebeband suchte. Die Kartons mussten schließlich auch während des Transportes geschlossen bleiben. Und da ich einige etwas überladen hatte ...

»Endspurt, Mädels«, kommandierte Nina, während ich mich den letzten Kisten auf dem Dachboden widmete.

»Sag mal, ist das dein Ernst?«, fragte sie plötzlich, und ich sah die alte Holztreppe hinab.

»Was denn?«

»Den hast du immer noch?« Sie zeigte mir meinen uralten Teddy, der seinen Platz in meinem Bett hatte. Und das nicht erst, seitdem ich wieder allein schlief.

»Ja, wieso?«, fragte ich zurück. »Man kann nie wissen, wozu es mal gut sein kann, einen Teddybären des Nachts an seiner Seite zu haben. Vielleicht kämpft er um Mitternacht mit Ungeheuern, während du nichtsahnend schläfst. Womöglich rettet er dir unzählige Male deine Seele!«

Nina tippte sich an die Stirn und grunzte vor Lachen. »Echt, Minchen. Dein Taschenrechnerverlauf ist nicht das Peinlichste in diesem Haus.«

»Ich weiß gar nicht, was du hast. Louisa besitzt Hunderte davon«, verteidigte ich mich grinsend.

»Die ist ja auch noch ein Kind. Außerdem sind ihre Kuscheltiere wenigstens nicht blind, zerfetzt und ... Wonach riecht der zum Teufel?«, wollte Nina wissen und hielt das Tier mit den Fingerspitzen etwas weiter von sich fort.

»Nach alter Spucke, denke ich«, sagte ich locker und setzte mich in die Dachbodenöffnung.

»Igitt!«, stieß sie aus und rümpfte die Nase.

»Aber weißt du was? Wenn du schon dabei bist, deine Meinung so unverschämt preiszugeben, dann sag mir lieber, wie ich mich in Bezug auf mein Dilemma verhalten soll«, verlangte ich.

»Du meinst deine Schwärmerei?«

»Ja.« Ich nahm mir einen Karton und versuchte, mit ihm die schmale Treppe hinabzusteigen.

»Wenn es unbedingt sein muss, lern ihn einfach kennen und stell fest, dass er nichts für dich ist«, begann meine älteste Freundin und warf meinen Teddy zurück aufs Bett. »Ich meine, du weißt, ich weiß, ein jeder weiß, dass Männer mit Traktoren keine verpeilte Prinzessin an ihrer Seite gebrauchen können, sondern eine Arbeitsbiene. Und du bist schon irgendwie ... etwas zu zart.«

Ich grübelte darüber nach, ob Nina mich gerade beleidigt hatte, als ein lautes Piepen die Stille des Hauses durchschnitt.

»Ach du meine Güte, ist das ein Rauchmelder, der da Krach macht?«, fragte Nina alarmiert und sah sich hektisch um.

»Ich schätze nicht, dass irgendein Teil des Hauses versucht, rückwärts einzuparken«, stieß ich panisch aus und verfehlte die Stufe vor meinen Füßen. Der Karton ruckte nach vorne und riss mich mit sich. Ein Schrei löste sich aus meiner Kehle. Nina konnte nur noch hilflos ausweichen, als ich mit einem Poltern auf dem Laminat aufkam, das sämtliche Luft aus meinen Lungen presste.

»Ach du Kacke!«, stieß sie aus.

»Mama, es brennt«, schrie Louisa.

»Gottverdammt! Wo ist der Feuerlöscher?«, hörte ich Nina rufen, während ich versuchte, wieder zu Atem zu kommen.

»Mama, du blutest.« Louisas Gesicht tauchte vor mir auf. Ich blinzelte.

»Ist nicht so schlimm«, stammelte ich und ließ mich wie ein Maikäfer auf den Rücken rollen. Was für hübsche Sterne …

»Hey, nicht schlappmachen«, befahl Nina und rüttelte an meiner Schulter.

»Feuerlöscher … neben Gefrierkombi«, murmelte ich und fragte mich, ob Nina wohl die Erziehung von Louisa übernehmen würde, wenn ich jetzt abnibbelte. Wir hatten mal drüber geredet, als ihre Tochter geboren war, die jetzt bald zwei wurde. Mein Blick hing an den bunten Fäden um meine Finger. Irgendwas hatte ich übersehen … ganz sicher.

Glücklicherweise starb man an geprellten Rippen nicht, und der kleine Brand war schnell gelöscht. Den Topf musste ich allerdings wegwerfen. Ich sollte mir wirklich irgendwo eintätowieren lassen, dass man den Herd überprüft, bevor man die Kochstelle verlässt.

Ansonsten verlief der Umzug gut und ich beherzigte Ninas Rat, meinen Schwarm kennenzulernen, um festzustellen, dass er nichts für mich war. Oh, halt, so war der Plan, es verlief jedoch ganz anders: Ich verknallte mich bis über beide Ohren in meinen Jungbauern. Und wer hätte gedacht, dass dies mein Schlüssel zum Glück werden sollte?

In der Nacht vor dem dritten Treffen lag ich in meinem neuen Miniaturschlafzimmer und starrte an die Zimmerdecke. Louisa schlummerte nebenan selig und freute sich auf den nächsten Tag. Es waren Sommerferien und morgen wollte Oma mit ihr den Vogelpark besuchen. Also ein ganzer Tag Freizeit für mich!

Eigentlich wollte ich nur noch schlafen, damit ich für meinen Schwarm gut aussah, denn in meinem Alter machte sich schlechter Schlaf unweigerlich im Gesicht bemerkbar. Und das konnte ich nun wirklich nicht gebrauchen. Und da ich endlich mit dem Sorgenmachen fertig war, wurde ich schwerer auf meiner Matratze.

Hirn: *Ladys and Gentlemen!*
   Ich: *Bitte nicht. Lass mich pennen!*
   Hirn: *This is* Macarena!

Der Ohrwurm schlängelte sich die halbe Nacht durch meine Träume und ließ sie noch bizarrer wirken, als sie ohnehin schon waren. Perfekt also, um am nächsten Morgen taufrisch in eine neue Liebe zu starten.

Als ich mit dem Auto zu besagtem Hof unterwegs war, fühlte ich mich wie ein Teenager, der sich in den falschen Typen verliebt hatte. Eine Liaison ohne Aussicht. Eine Verabredung, die schlimmstenfalls gefährlich werden konnte. Tatsächlich hatte ich wirklich Angst, dass ich das Ganze nicht richtig einschätzte. Dass ich mich verrennen würde, eine miese Bruchlandung erlitt und die Schmetterlinge aus dem Bauch nicht schnell genug wieder auskotzen konnte.

Meine verrückte Freundin Daphne, die ADHS mit einigem an Hyperaktivität hat, wäre sicher einfach in die Vollen gegangen und hätte ganz schnell die Fronten geklärt. Sie hätte ihrem Schwarm ihren frechen Mund auf die Lippen gepresst, um zu schauen, wie dieser schüchterne Mann reagierte.

So taff war ich leider nicht.

Wenn es darum geht, worauf Männer bei Frauen am meisten stehen, dann würde ich sagen: auf dem Schlauch. Ganz eindeutig! Denn mein Landwirt hatte keinen Schimmer, dass ich mich nicht wegen einer Fotostrecke über die gläserne Landwirtschaft mit ihm treffen wollte, was ich mir als Vorwand ausgedacht hatte, sondern weil ich Interesse an ihm als Mann hatte.

Nachdem wir ein wenig zwischen Kühen und Strohballen herumgekraxelt waren und ich bestimmt die Hälfte aller Bilder vor Nervosität total verwackelt hatte, wurde ich von Minute zu Minute unruhiger.

Hirn: *So geht das nicht.*

    Ich: *Was du nicht sagst.*

    Hirn*: Sag es ihm.*

    Ich: *Vielleicht besser nicht. Er ist locker fünf Jahre jünger als ich.*

    Hirn: *Das hört sich ja richtig abwertend an.*

    Ich: *Findest du? Ich meine ja nur, ich bin so alt. Und ich habe ein Kind.*

    Hirn: *Was heißt denn hier alt? Dreißig ist das neue Zwanzig! Frauen müssen reifen wie ein guter Wein. Erst ab Dreißig haben sie so richtig einen an der Murmel und den richtigen Grad Verrücktheit erreicht. Dann kann man ordentlich Spaß mit ihnen haben. Hab ich mal gelesen.*

    Ich: *Vielleicht hat er ja eine Freundin.*

    Hirn: *Ja, aber dann weißt du es wenigstens. Außerdem wäre das höchstens ein Grund für Zurückhaltung, aber sicher kein Hindernis. Also bitte.*

    Ich: *Aber dann hätte ich mich schon ziemlich bloßgestellt. Wenn er mich abblitzen lässt.*

    Hirn: *Darin hast du doch Übung.*

    Ich: *Du bist so ein Arschloch-Hirn.*

Ich fasste mir ein Herz, als wir uns gerade in meinem Auto befanden, in das wir uns nach einem Rundgang um die Weiden vor einem Regenguss geflohen hatten. Und ganz ehrlich, Mut ist ein glitschiges Ding, das einem schnell wieder entgleiten kann.

    »Du hast dich sicher schon gefragt, was ich wirklich von dir will, oder?«, begann ich und knetete das Lenkrad.

    »Eine Fotostrecke zum Thema Landwirtschaft?«, antwortete er ahnungslos grinsend.

    Also anders. »Was wäre, wenn das nicht der Grund für unser Date wäre?«, fragte ich vorsichtig.

    »Date?«, hörte ich ihn antworten.

Oh, Mann. Das wird schwer. Lange Rede, heißer Brei ...

»Also, pass auf. Ich mag dich. Und das, obwohl wir uns eigentlich gar nicht kennen, und deshalb sehe ich diesbezüglich nur zwei Möglichkeiten. Erstens: Du sagst mir, dass du eine Freundin hast oder dass du mich nicht magst oder kein Interesse daran hast, mich näher kennenzulernen. Zweitens: Wir können uns näher kennenlernen und herausfinden, was wir füreinander sein könnten«, schlug ich wahnwitzig vor.

Er geriet sichtlich ins Schwitzen. Die Scheibe an seiner Seite war beinahe vollständig beschlagen. Man hätte Herzchen darauf malen können. Lief gut, würde ich sagen. Es gab immerhin eindeutig körperliche Reaktionen auf meine Wenigkeit.

»Da muss ich drüber nachdenken.«

Holler the wood fairy! Das war ein Schlag mitten auf die Nase. Eigentlich eine kluge Reaktion, sich erst einmal ausreichend Zeit zu verschaffen, um über mögliche Konsequenzen nachdenken zu können. Und war das nicht auch eines der Dinge gewesen, die mir Frau Sommer angeraten hatte? *Wenn man eine Entscheidung treffen soll, hilft es im Zweifelsfall, einfach mal zu sagen, dass man darüber nachdenken muss*, klangen mir ihre Worte durchs Hirn. War es ein gutes Zeichen, dass mein Schwarm nach derselben Devise zu handeln beziehungsweise das Handeln aufzuschieben schien?

Wusstet ihr übrigens, dass viele ADSler auf alles, was so auf sie zukommt, erst einmal ablehnend reagieren? Es sollte sich herausstellen, dass Jonas, der Landwirt, in seiner Kindheit tatsächlich ebenfalls mit der Diagnose ADS konfrontiert worden war. Wenn auch nur in sehr leichter Form. Der Selige. Tatsächlich dachte er eine ganze Woche darüber nach, ob er sich noch einmal mit mir treffen wollte oder nicht. Eine ganz schön lange Zeit, in der ich fast verrückt wurde. Na ja, verrückter als eh schon.

Kennt ihr das Gefühl, endlich mal alles richtig gemacht zu haben? Ich auch nicht. Bevor die Woche nach diesem Treffen ganz rum war, fuhr ich mit meiner ADHS-Freundin Daphne und Louisa über die Autobahn und grübelte über die letzten Tage nach. Über den chaotischen Umzug, nach dem ich erstaunlich viele Möbel falsch zusammengebaut hatte – die Schranktür stand jetzt irgendwie auf dem Kopf – und über die Hauruck-Trennung von Hannes und meine wahnsinnige Überforderung, was meine Gefühle anging. Mein Hirn wurde von Kummer regiert und das, obwohl ich mir versprochen hatte, alles positiv zu sehen. *Sumsi mit Po* lautete die Devise!

Hirn: *Ach, ich kann es nicht fassen, dass wir das sichere Nest verlassen haben.*

Ich: *Ich auch nicht, aber es ist besser so.*

Hirn: *Ich bin traurig, weil wir einen Menschen verletzt haben, der uns liebte.*

Ich: *Wir müssen trotzdem nach vorn gucken.*

Hirn: *Er war sehr diplomatisch, findest du nicht?*

Ich: *Ja, du hast recht.*

Hirn: *Ist Diplomatie nicht, jemanden so in die Wüste zu schicken, dass er sich auf den Ausflug freut?*

Ich: *Oh Gott! Du meinst, er wird uns über den Tisch ziehen?*

Hirn: *Möglich. Aber, wer anderen eine Grube gräbt, ist selbst ein Schwein.*

Ich: *Vielleicht hätte ich heute lieber nicht wegfahren sollen, wo doch der Makler wegen des Hausverkaufes kommt.*

Aber ich musste ja unbedingt zu dem Handballspiel einiger Freunde nach Porta Westfalica. Und jetzt düsten wir in Daphnes Passat über die A30.

Hirn: *Außerdem scheint es Hannes gar nicht mehr so wütend zu machen, dass du dich für einen anderen erwärmst.*

Ich: *Was soll er denn auch tun?*

Hirn: *Oder er weiß etwas, das du nicht weißt.*

Ich: *Was willst du damit andeuten?*

Hirn: *Dass er weiß, dass es mit dem Neuen niemals gut geht, und du dann zu ihm zurückwillst.*

Ich: *Bullshit!*

»Ich kapiere nicht, warum Jonas noch nicht nach einem neuen Treffen gefragt hat«, murmelte ich bedrückt und nahm mir noch einen Keks aus der Packung.

»Warum fragst du ihn nicht einfach?«, wollte Daphne wissen und scherte hinter einem Lkw aus. Sie hatte gerade einen ihrer für ihr ADHS typischen Laber- und Meckerflashs hinter sich und ich war froh, dass ich auch mal zu Wort kam. Eigentlich war es ein Wunder, dass wir so gut miteinander auskamen. Denn diese hibbelige Art, die Daphne aufgrund ihrer Hyperaktivität nun einmal hatte, stand konträr zu meiner Verträumtheit und trieb mich manchmal an den Rand des Wahnsinns. Trotzdem verstanden wir einander blind, weil wir wussten, wie die Welt für den jeweils anderen aussah. Zumindest ungefähr. enn ob mit oder ohne Hyperaktivität, im Grunde geschah in unserem Hirn das Gleiche.

»Na, weil jetzt mal was von ihm kommen muss«, stellte ich meinen Standpunkt, was Jonas anging, klar.

»Ja, aber er schreibt dir doch SMS, oder?«

»Ja.«

»Und er hat gefragt, ob du bei Facebook angemeldet bist«, hakte sie nach und fuhr dem Vordermann ein bisschen zu dicht auf.

»Super, jetzt will er mir nur noch mit Sicherheitsabstand begegnen, oder was?«, befürchtete ich und stopfte mir einen weiteren Keks in den Mund. Daphnes Fingertrommeln wurde lauter.

»Dann sag ihm halt, dass man dich nur live genießen kann. Diese Art der Kommunikation ist doch eh total überbewertet, diese ganzen dämlichen Portale. Was ist bloß aus den Leuten geworden? Jeder Hans und Franz hat nur noch sein Handy vor dem Zinken. Ein wahrer Verfall der Gesellschaft, wenn du mich fragst ...«

Okay, das konnte jetzt wieder dauern, wenn Daphne erst einmal in Rage kam. Während sie sich über den Untergang der Zivilisation auskotzte, stolperten meine Gedanken durcheinander. Hin und wieder nickte und brummte ich zustimmend und hoffte, dass Daphne gerade keine Fragen stellte. Wie konnte es eigentlich sein, dass ich mit einem Mal wieder wahnsinnig verliebt war? Jonas sah gut aus, keine Frage. Erschreckenderweise war er etwas kleiner als ich, was ich normalerweise unsexy fand, aber ich versuchte, das zu ignorie-ren. Sollte es seine Schüchternheit sein, die mich anzog? Oder besser die Frage, wer zog wen zuerst aus? Und wenn, würde ich mich wegen meiner Narben schämen? Und in welchem Ort steht eigentlich die Apotheke, die im Sortiment die Zeit führt, die alles heilt?

»Hallo?!«, sagte Daphne und stieß mich an. »Sag mal, hast du ernsthaft alle Kekse gegessen?«

»Fimffallabim«, antwortete ich und wischte mir die Krümel aus dem Gesicht. Unter Stress bekam ich neuerdings immer Hunger. Und mit der lieben Daphne unterwegs zu sein, war für mich Stress pur.

»Pass bloß auf. Du hast schon ganz schön zugenommen«, sagte sie schnippisch.

»Stimmt nicht. Ich habe mich nur ein wenig auseinanderge-lebt«, antwortete ich.

»Ganz im Ernst. Das ist nicht nett, dass du uns nichts abgege-ben hast«, murrte meine Freundin und hielt mir einen Vortrag über die Sozialkompetenzen innerhalb der Evolution. Mann, konnte die negativ sein!

Als wir an einem Schild vorbeikamen, auf dem so etwas stand wie »Welkom in Nederland«, verschluckte ich mich an den restli-chen Kekskrümeln.

»Scheiße«, krächzte ich und deutete hinaus. Louisa sah nur kurz von ihrem Nintendo auf. Als sie sicher war, dass ich nicht erstickte, spielte sie seelenruhig weiter.

»Du sagst es. Alles geht den Bach runter. Würden wir von den Bonobos abstammen, wäre längst nicht alles so brutal in diesem Leben ...«, hörte ich Daphne weiterreden.

Bonobos? Waren das nicht diese nahen Verwandten der Schimpansen, die alle sozialen Konflikte mit Sex lösten? Na, groß-artig! Während ich mich einer kurzen Horrorvorstellung hingab, in der ich mir ausmalte, welche Konsequenzen so eine Strategie beim Winterschlussverkauf am Wühltisch mit sich bringen würde, türmten sich über uns schwarze Wolken auf. Sie erinnerten mich an letzten Sommer, als ein Blitz in die Eiche vor unserem Haus einge-schlagen hatte, und fast vergaß ich das Wesentliche.

»Wir sind in Holland!«, stieß ich endlich aus und zeigte auf das nächste Schild mit einem verdächtig niederländischen Namen.

»What the fuck!«, fluchte Daphne und wollte schon fast eine Vollbremsung einlegen. Einfach so. Auf der Autobahn.

»Bloß nicht wenden, du Geisterfahrer in spe. Wir nehmen die nächste Ausfahrt und fahren dann einfach in die richtige Richtung!«, kommandierte ich.

»Oh, Mann. Das ist ja mal wieder zu doof«, seufzte Daphne und biss einmal herzhaft ins Lenkrad. »Das schaffen wir nie rechtzeitig zum Spiel. Bis wir da sind, ist alles gelaufen.«

»Da könntest du recht haben.« Ich zog einen Schmollmund. Glücklicherweise flippte ich nicht mehr sofort aus, wenn mal wieder etwas gründlich schieflief.

»Wir sind ja schon eine ganze Weile unterwegs. Hätte das nicht jemandem auffallen müssen? So lange hätten wir bis nach Porta gar nicht brauchen dürfen«, stellte Daphne mit einem Blick auf die Uhr fest und rutschte unruhig auf ihrem Hintern hin und her und hin und her. Sie hörte gar nicht mehr auf damit. Ich kaute auf der Lippe und atmete tief durch.

Na ja, bei dem ganzen Gequatsche ... und meinem Gedankenkarussell.

»Tja. Willkommen im Klub!«, sagte ich nur.

»So eine Scheiße«, fluchte Daphne jetzt leise.

»Scheiße sagt man nicht«, meldete sich Louisa von der Rückbank.

»Wie wäre es, wenn wir einfach hierbleiben?«, schlug ich vor. »Groningen ist jetzt auch nicht mehr weit weg.« Ich war schon ewig nicht mehr dort gewesen.

»Bist du nicht mehr bei Sinnen?«, stieß Daphne aus. Erst jetzt fiel mir auf, dass sie ihren Pullover auf links trug, und ich musste lächeln.

»Ist das eine Fangfrage?«

»Das ist ja schon irgendwie typisch für uns, oder?«, fragte sie mich und sah mich etwas zu lange an. »Du plus ich gleich Totalschaden. Die anderen killen uns.«

»Die anderen kennen uns. Die werden drüber wegkommen, dass wir nicht da waren«, stellte ich klar und dachte daran, dass ich ebenso gut den Maklertermin hätte wahrnehmen können.

»Ist schon nicht ganz einfach mit uns, oder?« Sicherlich dachte Daphne an ihren aktuellen Liebhaber, der noch keinen Schimmer hatte, was auf ihn zukam.

Ich zuckte die Achseln.

»Ich meine, wie verstrahlt muss man sein, es fast anderthalb Stunden lang nicht zu merken, dass man in die falsche Richtung fährt«, überlegte sie.

»Mama merkt manchmal gar nichts«, meldete sich Louisa wieder und grinste breit.

»Danke, mein Schatz«, sagte ich, während ich mich zu ihr umdrehte.

»Papa sagt, dein Gehirn hat zu viele Tabs offen«, meinte sie und lachte laut. Damit konnte nur Hannes gemeint sein, denn ihren Erzeuger kannte Louisa nicht. Und auch wenn ich es unverschämt fand, steckte mich ihr Lachen an.

»Das macht nichts«, mischte sich Daphne ein. »Wusstest du, dass ganz viele berühmte Leute zu viele geöffnet Tabs haben? Die haben alle ADS oder ADHS und sind trotzdem was geworden«, fügte sie an, während sie einen Kleinbus überholte und nur knapp vor ihm wieder einscherte. »Also besteht noch Hoffnung für deine Mutter.« Der Kleinbus hupte empört.

»Hey«, protestierte ich.

»Ja? Wer denn?«, wollte Louisa wissen und legte ihren Nintendo tatsächlich zur Seite.

»Na, im Internet steht, dass zum Beispiel bei Will Smith ADHS diagnostiziert wurde«, erzählte Daphne.

»Echt?«

»Ja, und es gibt tausend andere von uns«, sprach sie weiter, als würde es sich bei »uns« um eine versteckt lebende außerirdische Rasse handeln, die im Begriff war, heimlich die Welt zu erobern.

»Liv Tyler, Megan Fox, die Olsen-Zwillinge, Emma Watson, Emilia Clark ...«

»Oha«, staunte Louisa.

»Und das stimmt auch?«, unterbrach ich Daphnes stolze Ausführungen. Sie hob ihre Augenbrauen an.

»Hab ich gelesen, also wird es auch stimmen«, lautete ihre selbstsichere Antwort.

»Ob Pippi Langstrumpf auch ADHS hat?«, scherzte ich. »Auf jeden Fall hat sie alles richtig gemacht. Sie ist mein Popstar. Mein Vorbild.«

»Zwei mal drei macht vier, widde-widde-wer will's von mir lernen? Ich mach mir die Welt, widde-widde-wie sie mir gefällt«, sang Daphne, und Louisa lachte schallend.

»Kennst du noch den Satz: ›Und dann muss man ja auch noch Zeit haben, einfach dazusitzen und vor sich hinzugucken‹?«, fragte ich meine Freundin, und ein strahlendes Lächeln zog sich über ihr Gesicht.

»Ich liebe Astrid Lindgren. Eine so weise Frau«, trällerte Daphne, und ich schaute wieder aus dem Fenster. Bäume flogen an uns vorbei. Die Farben des Herbstes verschwammen zu einem leuchtenden Orangerot.

»Ich muss gerade an das Gedankenkreiseln denken«, sagte ich nach einer Weile.

»Das kenne ich«, meinte Daphne. »Mozart begann schon als Kleinkind, Melodien in seinem Kopf kreiseln zu lassen und komponierte später schneller, als er aufschreiben konnte. Und Einstein, der ganz nebenbei mit dieser Denktechnik und der Refokussierungstechnik die Relativitätstheorie entwickelt hat, ist auch nicht zu verachten.«

»Oh, ja. Ich sehe mich gern auf einer Stufe mit Einstein«, witzelte ich.

»Es gibt auch namhafte Schriftsteller, die damit auf hohem Reflexionsniveau schreiben. Hermann Hesse zum Beispiel«, erklärte Daphne und erinnerte mich an mein unfertiges Skript zu Hause auf dem Schreibtisch. Sicherlich kein Hermann Hesse, aber immerhin ganz passabel bis jetzt.

Wir unterhielten uns noch eine ganze Weile über beeindruckende Persönlichkeiten mit und ohne AD(H)S. Und über andere Macken und psychische Störungen, die Menschen so haben können. Daphne zum Beispiel setzte sich, wenn sie einmal ohne Grund so richtig unglücklich war, erst einmal hin und dachte intensiv darüber nach, bis es wieder ging. In einer Welt, die sich so schnell dreht, dass der ein oder andere ein Schleudertrauma erleidet, sollte es nicht ungewöhnlich sein, dass man manchmal einfach stehen bleiben muss, um zu verschnaufen.

Unglück geschieht einfach. Misserfolge oder Tragödien stehen hier und da eben ins Haus und Unfälle treffen jeden. *Unter jedem Dach ein »Ach«*, hatte meine Oma immer gesagt. Der Mensch plant, das Schicksal lacht sich tot.

Mittlerweile leiden etwa vierzig Prozent der Bevölkerung mindestens einmal in ihrem Leben an einer psychischen Erkrankung. Und den, den es mit irgendeiner solchen Störung erwischt, den erwartet oft nur Unverständnis. Dabei ist es doch gar nicht so schwer, die Betroffenen zu verstehen. Bei all dem Kummer auf der Welt müsste man blind und taub sein, um nicht dann und wann einmal depressiv zu werden. Wer für etwas brennt und mit aller Kraft in seiner Leidenschaft aufgeht, der kann auch schon mal einen Burnout erleiden. Das tägliche Hinterherhecheln in einer Welt, die immer unübersichtlicher wird, kostet nicht jeden gleich viel Kraft. Warum also gibt es so wenig Toleranz, was das Leistungsvermögen der unterschiedlichen Menschen angeht? Als wäre es tatsächlich normal, dass das Leben immer in gleichmäßigen Bahnen verläuft. Als wäre es normal, kontinuierlich Zufriedenheit und Glück zu empfinden. Als dürfe man nicht stolpern. Und wenn doch, dann muss man ganz schnell wieder aufstehen.

Ich finde ja, man sollte diesen Menschen dort draußen, die ständig mit einem breiten Grinsen durch ihr heiles Leben laufen, einfach mal Besessenheit unterstellen. Oder ihnen sagen, dass es doch irgendwie krank ist, immer so happy zu sein. Dann wissen sie mal, wie sich so eine Schublade anfühlt und wie eng es in ihr werden kann.

Als wir in Groningen ankamen, brach die Sonne durch die Wolkendecke.

»Hey, wer hätte das gedacht? Wir sind dem guten Wetter entgegengefahren«, meinte Daphne und stieg aus.

»Gehen wir shoppen?«, fragte Louisa fröhlich.

»Vielleicht ein bisschen, meine Maus«, versprach ich und kramte mein Handy aus der Tasche, als es piepte.

»Na also. Geht doch«, zwitscherte ich vergnügt. »Jonas will sich endlich mit mir verabreden.« In diesem Moment war auch ich beängstigend happy. Aber immerhin nicht ohne Grund. Meine ausgeprägte Intuition flüsterte mir zu, dass jetzt alles gut werden würde, und meine Saiten stimmten ein neues Lied an. Eine Melodie, die mich lange begleiten sollte.

Wer anderen die Show stiehlt, meint es gar nicht so

An dem Tag, als ich meine Testung zur ADS-Diagnostik hinter mich bringen sollte, war es Henry, der mich begleitete. Ich weiß noch zu genau, dass ein Patient, ein Mitvierziger im Wartezimmer, unaufhörlich mit seinem Bein wippte und mit den Fingern schnipste. Ganz offensichtlich ein Fall von hochgradigem ADHS im Erwachsenenalter, der an meiner Geduld nagte, weil ich weder meinen Blick von seinem Gezappel abwenden, noch mein Gehör vor seinen Geräuschen verschließen konnte. Und neben mir saß mein Bruder. Ein Berg von einem Mann, der unbeeindruckt der Situation, der Nervosität des Typen und des lauten Tickens einer Wanduhr gelassen eine Zeitschrift las.

Ich weiß noch, dass ich mich die ganze Zeit über fragte, wie das möglich war. Dass Henry nur noch sehr wenige Merkmale unserer gemeinsamen Störung aufwies, während bei mir das volle Programm lief. Was hatte ihm geholfen, das bei mir versagt hatte? Warum saß heute ich mit anderen Betroffenen in dieser Klinik und wartete auf das Ergebnis des Fragebogens, während mein kleinen Bruder, der einst meine Hilfe als Übersetzerin, Beschützerin und lebendigem Fallschirm gebraucht hatte, mir metaphorisch die Hand hielt? Ich konnte nicht anders, als ihn immer wieder von der Seite anzusehen und mich zu wundern.

»Weißt du noch? Früher?«, fragte ich ihn irgendwann.

»Was meinst du?«

»Na, die Zeit, als *du* noch das ADHS-Sorgenkind in der Familie warst.«

Er richtete sich zu seiner vollen Größe auf dem knarrenden Stuhl auf und runzelte die Stirn. Ich schaute zu ihm auf, in seine immer noch so wasserblauen Augen.

»Hast du Hirnblähungen?«, fragte er und ich musste mich entscheiden, ob ich lachen wollte oder mich beleidigt fühlte.

»Nein. Du weißt genau, was ich meine«, sagte ich lahm.

»Ach, was du immer hast. Ich hatte kein ADHS, ich war nur ein sehr, sehr lebhaftes Kind«, antwortete er gelassen.

Ich lachte. »Doch, und du hast es immer noch. Und eine riesige Macke dazu.«

»Sagt die, die gerade in einer psychiatrischen Klinik sitzt?« Er grinste. »Nein, ich habe keine Probleme. Ich bin mit mir und Gott und der Welt im Reinen«, bekräftigte er und nahm meine Hand.

»Nee, die Probleme haben die in deinem Umfeld«, antwortete ich und ein albernes Kichern steckte in meiner Kehle fest. »Und hör mir bloß auf mit Gott. Der alte Knauserer hätte mir ruhig ein paar bessere Gadgets mit auf den Weg geben können.«

»Als Gott dich schuf, Schwesterchen, hat er sich gedacht: ›Egal, ich lass das jetzt so. Das übernimmt bestimmt die Krankenkasse.‹«

Ich kniff Henry ordentlich in den Oberarm und antwortete: »Einer von uns beiden ist definitiv blöder als ich.«

»Das mag schon sein, aber ich bin schlau genug, um zu erkennen, dass du eine echte Fee bist, Minchen«, sagte er plötzlich ernst und beugte sich näher zu mir herüber.

Oh, eine Fee? Ich dachte gerade, dass ich rot werden würde vor Rührung, da bemerkte ich das Zucken in seinem Mundwinkel.

»Meinst du nicht ernst«, stellte ich fest.

»Doch, doch«, begann er, sich zu verteidigen. »Eine echte Katastro-Fee. Aber ich mag dich trotzdem.«

Und dann kam ein großer Tag für Henry: Mein Bruder heiratet, und ich bin aufgeregt wie Bolle. Es ist immerhin die erste gleichgeschlechtliche Trauung in der kleinen, manchmal etwas verklemmten Gemeinde und ich rechne die ganze Zeit damit, dass eierwerfende Protestierer um die Ecke kommen und die schönen Apfelschimmel vor der weißen Kutsche verschrecken. Nicht auszudenken, was passiert, wenn sie durchgehen und mit dem Gefährt im Gefolge durchs Dorf preschen, als sei ihnen der Metzger auf den Fersen.

Ich mache innerlich drei Kreuze, als ich sehe, wie Henry und sein frisch gebackener Ehemann Manuel endlich aus dem Märchengefährt steigen und in die Lokalität schreiten. Und wenn ich schreiten sage, dann meine ich das auch. Ich schätze, keiner kann so elegant über den roten Teppich gleiten wie Manuel in seinem weißen Anzug. Mein Bruder sieht dagegen beinahe ein wenig blass aus, und ich muss an den Kampf beim Herrenausstatter denken, als Regina, mein Vater und ich versuchten, ihn zu einem teuren Smoking zu überreden.

»Ich finde, fünfhundert Euro sind echt zu teuer«, maulte er den Verkäufer an, der sich daraufhin aus dem Staub machte und eine ganze Weile nicht wiederkam. »Minchen, du hast doch auch nur zweihundertfünfzig für dein Brautkleid letztes Jahr ausgegeben«, hakte er nach.

»Ja, weil ich es in China habe schneidern lassen«, erinnerte ich ihn. »Die haben eine gewisse Lieferzeit aufgrund der Entfernung. Da hättest du früher kommen müssen.« Angespannt kaute ich auf meinem Daumennagel herum. Henry begann zu schwitzen. Kein gutes Zeichen während eines Einkaufsbummels. Es konnte passieren, dass ihm die Hutschnur platzte und er wie ein wilder Stier die Flucht nach vorne antrat. Dann würde dieser Ausflug sehr schnell sehr viel mehr kosten als nur fünfhundert Euro.

»Wenn ich gekonnt hätte, hätte ich übrigens mehr für mein Kleid ausgegeben«, fügte ich an und zeigte ihm einen weiteren Anzug mit Nadelstreifen.

»Oder du nimmst meinen Smoking. Der ist noch nagelneu«, versuchte es mein Papa, mittlerweile selbst am Ende seiner Nerven.

»Denk daran, egal, welchen du nimmst, er muss auch noch zum Schneider«, mahnte Regina ernst.

»Schneider, wieso?«, fragte mein Bruder am Rande der Fassungslosigkeit und ließ den Anzug, den er sich gerade vor dem Spiegel anhielt, wieder sinken. »Och nö, oder?«

»Na, der wird sicher nicht hundertprozentig passen. Er muss natürlich an den Beinen etwas gekürzt werden und ...«

Henry unterbrach Regina unwirsch. »Das kostet ja noch mehr!« Er hängte den Anzug etwas zu hektisch wieder auf den Kleiderständer. Das ganze Ding schwankte bedrohlich.

»Stell dir vor, heiraten ist teuer«, erinnerte ich ihn und tätschelte den Rücken des großen Mannes, der er geworden war. »Das weiß ich«, gab er etwas atemlos zu und verlor die Hemden, die er auf seinem Arm trug. »Mist«, raunte er, bückte sich und stieß sich den Kopf an einer Auslage. Es schepperte gewaltig.

»Irgendwie bin ich heute etwas neben der Spur«, gab er zu und rieb sich den Hinterkopf.

»Und wie ist es da so?«, fragte ich und freute mich insgeheim, dass ich mich selbst inmitten der Shoppingwütigen ausnahmsweise mal ganz gut schlug.

»Super, super ist es da«, antwortete Henry und knuffte mich leicht. Ich wich unwillkürlich zurück. Und prallte gegen eine Schaufensterpuppe.

Schlussendlich entschied Henry sich für eine schlichte Sparversion, die ihm trotz des Preises ziemlich gut stand.

Jetzt geht er durch die Tür des gutbürgerlichen Restaurants und wir setzen uns in Bewegung.

»Yeah, Party on!«, rufe ich, als uns von einer Kellnerin Hugo angeboten wird. Während wir dem Strom der Gäste zu den Tischen folgen, kämpfe ich eine Erinnerung an den Polterabend meiner Schwägerin nieder, bei dem ich selbst am Tresen aushelfen sollte. Damals waren Jonas und ich erst wenige Wochen zusammen gewesen und ich fürchtete mich immens vor den vielen fremden

Menschen, die ich bewirten sollte. Natürlich hätte ich »Nein« sagen können, als man mich fragte. Aber ich wollte einen guten Eindruck erwecken und mich außerdem pflichtbewusst zeigen. Tatsächlich war ich dann auf dem Weg dorthin mir nichts, dir nichts in Tränen ausgebrochen.

Immerhin hatte ich bis zu diesem Tag bereits gelernt, mich zu erklären, sodass Jonas wenigstens die Chance hatte, meinen kleinen Zusammenbruch richtig einzuordnen. Ich glaube, er verstand zunächst nur Bahnhof. Zumindest guckte er eine ganze Weile so, während ich versuchte, nicht zu hyperventilieren. Bis er mir mit seiner unaufdringlichen und bezaubernd selbstverständlichen Art über die Hürde half. Wir gingen Hand in Hand zur Location. Wie jetzt.

»Mach langsam, mein Chaoskeks«, mahnt Jonas lächelnd und stößt sachte mit mir an. Ich versuche, mein Kleid mit den Wallawalla-Ärmeln, wie Jonas meine Hippie-Ärmel nennt, diskret zu ordnen. Es ist ein wenig lang und ich muss aufpassen, dass ich mir nicht selbst auf den Saum trete.

Etwas weiter entfernt poltert es plötzlich, als Henry die eigens für das Brautpaar aufgestellte Staffelei mit der Sitzordnung auf Leinwand umstößt. Mein Vater eilt sofort an seine Seite und beeilt sich, alles wieder an seinen Platz zu bringen. In Schadensbegrenzung ist er inzwischen echt gut.

»Hey, Mama. Hast du das gesehen?«, fragt Louisa breit grinsend und dokumentiert den kleinen Unfall mit ihrem Handy. »Hochzeiten sind nicht so Onkel Henrys Ding, oder?«, stellt sie beim Blick auf seine Miene fest.

Meine Mutter versucht währenddessen herauszufinden, wo sie sich setzen kann, und wir schlendern gemächlich hinterher.

»Wie kommst du denn darauf?«, will ich von meiner Tochter wissen und verrenke mir den Hals, um einen Blick auf Henrys Gesichtsausdruck zu erhaschen. Dabei laufe ich fast in meine Mutter hinein und stoppe abrupt.

»Na, er sieht ziemlich verkniffen aus«, meint Louisa und zeigt mit dem Finger auf ihn.

»Louisa, man zeigt nicht mit dem nackten Finger auf angezogene Leute«, erinnere ich sie wie in Kleinkind-Tagen. »Und außerdem ist er nur aufgeregt.«

»Er hat während der Trauung geheult«, gibt sie mit vielsagendem Gesicht zu bedenken, als wir unseren Tisch finden und unsere Plätze einnehmen.

»Ja, weil er so glücklich ist«, erkläre ich. Es kann ja nicht jeder während der gesamten kirchlichen Zeremonie über das seltsame Schuhwerk der Pastorin kichern. So wie ich.

Endlich haben alle gratuliert oder kondoliert, wie einige überwitzige Fußball-Macho-Freunde, die von einer Ehe allem Anschein nach nichts halten. Die letzten Gäste finden ihren Platz.

Eines muss man Henry ja lassen: Obwohl er sonst sehr ... ähm, nennen wir es mal *sparsam* ist, hat er sich mit der Tischdeko und dem Essen nicht lumpen lassen. Meine Finger befühlen die geprägten Speisekarten und staunen über das teuer wirkende Papier.

»Es gibt eine Eisbombe«, freut sich Louisa. »Das ist ja zum In-die-Luft-Gehen.« Sie stupst Jonas an. »Und extra für dich Rosenkohl«, ärgert sie meinen Mann.

»Igitt«, ekelt der sich und verzieht sein Gesicht.

»Jonas ist Rosenkohl-Vegetarier. Er isst alles, nur den nicht«, scherze ich und meine Mutter fragt: »Und wie nennst du das, wenn du keine Leber isst?«

»Leberveganer?«, schlage ich vor.

»Zum Schlachlappen, äh, Schlapplachen«, mischt sich Louisa ein, bevor sie sich plötzlich viel zu schnell zur Tür umdreht. Mein Magen sackt eine Etage tiefer. Einfach nur, weil diese Bewegung so hektisch ist und meinen Fluchtinstinkt alarmiert.

»Es geht los! Da kommen sie!«, sagt sie aufgeregt, als das Paar zu *Highway to Hell* hereintanzt. Alle erheben sich und klatschen laut zum Rhythmus. Ich kann beinahe körperlich spüren, wie die dumpfe Welle der Musik mit Gewalt an mir zerrt. Sie erinnert mich unweigerlich an meine beiden Hochzeitstänze und den Teil, als Henry mir bei der zweiten Hochzeit prompt auf die Schleppe trat und mein Kleid zerstörte. Ungeschickt? Das können wir beide.

Ich hebe die Hand und winke ihm zu, als er zu mir herüberschaut. Seine Augen strahlen und seine Wangen glühen. Meine Mutter macht die ganze Zeit Fotos und heult.

»Irgendwie süß, die beiden, oder?«, fragt mich meine Tischnachbarin Lisa, eine Kollegin meines Bruders, die auf ihren Mann wartet, der im Stau auf der A1 festhängt.

»Ja, das stimmt«, antworte ich und schiebe meinen Stuhl ein Stück zurück, um nach meiner Tasche unter dem Tisch zu angeln. Immer wenn ich gerührt bin, fließen gleich die Tränen. In diesem Fall heule ich aber möglicherweise aus Solidarität zu meiner Mutter, die permanent gerührt schnieft.

»Ich hoffe ja, Oliver kommt bald, sonst verpasst er noch das Essen«, redet Lisa neben mir weiter, während ich meine Augenwinkel trockne. Sie grinst schon, seitdem ich sie kennengelernt habe. Ich hätte längst Muskelkater im Gesicht.

»Das wäre echt schade. Es gibt sogar Tiramisu«, berichte ich stolz, weil es auf meinen Wunsch hin ins Menü aufgenommen wurde.

»Nein, wirklich?«, antwortet sie, und ich erkenne zu spät, dass es eine rein rhetorische Frage ist.

»Ja, klar. Hier steht es schwarz auf weiß«, erkläre ich ernst und angle nach der Karte. Dabei guckt die Gute längst woanders hin und beginnt ein Gespräch mit meiner Mutter. Als alle sich wieder an die Tische setzen, habe ich vergessen, dass ich meinen Stuhl fortgeschoben habe, und lande etwas unsanft auf dem Boden.

»Minchen, was machst du da unten?«, fragt Jonas und springt, ganz der Gentleman, auf, um mich wieder aufzurichten. Nicht nur körperlich, wohlgemerkt.

»Das sah kunstvoll aus«, meint er. »Deine Drehung, sehr elegant.«

»Du Spinner«, flüstere ich, schaue mich mit Unbehagen um und richte mein viel zu langes Kleid und meine wallenden Ärmel. Wie konnte ich mich bloß für dieses Outfit entscheiden? Gut, es sieht wirklich genial aus, passt zu meinen Locken und meinem unkonventionellen Stil. Aber es ist so unpraktisch.

»Eine Beleidigung für ein Kompliment?«, fragt Jonas gespielt empört.

»Du kennst mich doch«, antworte ich und zwinkere ihm zu.

»Ich hab das dann mal auf Snapchat gepostet, Mama. Du hast schon einen Like«, berichtet Louisa frech und mein rechtes Augenlid zuckt nervös. Hätte ich ihr diese Plattform doch bloß auch verboten! Aber es ist die einzige, auf der Bilder und Videos nach 24 Stunden selbstständig wieder gelöscht werden und nicht auf ewig im Netz herumschwirren.

»Du Biest«, rüge ich sie ärgerlich.

»Berichtige, sechs Likes«, sagt sie grinsend.

»Hat fast keiner gesehen«, spricht meine Nachbarin mir gut zu, die allem Anschein nach nicht weiß, was Snapchat ist. Und wie viele Follower meine Tochter hat.

»Meinst du?«, frage ich lächelnd und zupfe an dem Gummiband an meinem Handgelenk. Dieses Accessoire ist kein exzentrischer Schmuck. Es hilft mir, Unbehagen niederzukämpfen, wenn das Band schnalzend auf meine Haut trifft.

Lisa hebt so ruckartig die Hand, um jemandem zu winken, dass ich zurückzucke.

»Oh, da ist er ja. Oliver, hier sind wir«, ruft sie freudig über die vielen Unterhaltungen hinweg. Ich nippe an meinem Wein und verschlucke mich bei dem Anblick des Ankömmlings so heftig, dass Jonas schon befürchtet, ich bräuchte ein Sauerstoffzelt.

»Guten Abend«, grüßt Oliver in die Runde. Ich schaue stur auf meinen leeren Teller und erzähle Jonas nicht, dass dieser Mann Zeuge eines meiner peinlichsten Momente im Fitnessklub war. Den besuche ich nämlich, seitdem Regina ziemlich trocken feststellte, dass ich ganz schön zugenommen habe. Holler the wood fairy! Eine gewisse Schadenfreude war ihr dabei anzusehen, da sie selbst altersbedingt schon seit vielen Jahren mit den Pfunden zu kämpfen hat und sich gravitativ benachteiligt fühlt. Und jetzt trifft das Problem zu ihrer Belustigung auch mich. Tatsächlich ärgern mich seit diesem Tag meine Frühlingsrollen an den Hüften und ich versuche, sie mir abzustrampeln. Meistens auf einem Foltergerät namens Crosstrainer.

Und eines anstrengenden Nachmittags geschah Folgendes: Vom Laufband zu fallen, das kennt man ja von Bridget Jones. Das ist nichts Neues. Ich habe allerdings festgestellt, dass es noch weitaus peinlicher wird, wenn man vor Anstrengung nicht mehr denken kann und trotzdem weiterredet.

»Sieht doch gut aus. Du schwitzt ja sogar mal«, hatte der Fitnesscoach nach dem Ausdauertraining zu mir gesagt. Ich freute mich über das Kompliment und ignorierte den Sauerstoffmangel im Hirn.

»Ja, oder? Trotzdem, ich hasse Sport«, bekräftigte ich wie so oft meine Abneigung gegen einen zu hohen Puls. Der Trainer lächelte und zuckte die Achseln.

»Sport ist gesund. Wer rastet, der rostet«, warf er mit Floskeln um sich und ich folgte ihm zur Bar, um einen Eiweißshake zu trinken. Er hatte ja recht. Seitdem ich nicht mehr ritt (ja, ich habe mich in meinem Leben auch schon auf Pferderücken getraut und mich dabei gar nicht mal schlecht geschlagen), knackte gefühlt jeder Knochen in meinem Leib.

»Das stimmt. Aber wenn ich mich schon anstrenge, dann brauche ich wenigstens etwas Anständiges zwischen den Beinen«, sagte ich. Sofort drehten sich zwei Männer an der Bar zu mir um. Einer von ihnen war eben jener Oliver meiner dauergrinsenden Tischnachbarin. Zuerst begriff ich gar nicht, wie sich das angehört hatte. Bis der Groschen sich ganz langsam der Erde näherte.

»Tja, jeder hat seinen Lieblingssport, nicht wahr?«, sagte der Trainer, und sein Mundwinkel zuckte verräterisch. Er hatte sichtlich Mühe, nicht loszulachen.

»Oh Gott«, stieß ich aus. »Reitsport! Ich meinte Reitsport. Ich bin mal geritten, auf Pferden«, erklärte ich und merkte, wie mir das Blut in den Ohren rauschte.

»Natürlich, ich spreche von nichts anderem«, antwortete der Trainer und lachte jetzt ganz ungeniert. Die anderen beiden musterten mich von oben bis unten.

»Ich weiß, wie sich das angehört hat. Holt mal die Gedanken aus der Gosse. Solche Themen würde ich nicht hier besprechen«, erklärte ich so cool wie möglich und vergaß dabei, meinen Bauch einzuziehen. Das hatte ich mir unter den ganzen verteufelt sportlichen Leuten mühsam angewöhnt.

»Wir denken gerade an Pferde. Aber woran denkst du?«, fragte besagter Oliver und ich schnappte mir meinen Shake und trat den Rückzug in die Kabinen an.

Ich muss gestehen, ich habe mich noch nicht entschieden, ob ich dieses Fitnessstudio je wieder betreten werde.

Oliver reicht mir die Hand. »Ach, wie schön. Wir kennen uns doch aus dem Sportklub«, höre ich ihn sagen, und ich begrüße ihn zögerlich. »Du warst schon eine ganze Weile nicht mehr da«, stellt er fest, und ich zupfe wie verrückt an meinem Gummiband. Schnipp, schnipp, schnalz.

Aha, hat er also schon auf die lustige Nudel mit dem Hang zur Zweideutigkeit gewartet?

»Ja, ich hatte zu viel zu tun«, entschuldige ich mein Fehlen trotzig.

Nach dem Drei-Gänge-Menü unterhält Jonas sich angeregt mit Oliver, der glücklicherweise unsere erste Begegnung für sich behält.

»Ich betreue zurzeit acht Baustellen einer Wohnungs-baugesellschaft. Und das Problem sind ja meist die Sonderwünsche der zukünftigen Besitzer. Der eine möchte das WC mit dem Waschbecken tauschen, der nächste keine Fußbodenheizung und dafür zwei Heizkörper. Das ist es, was wirklich aufhält und dafür sorgt, dass es Ärger mit dem Zeitplan gibt, sag ich dir«, erklärt er meinem Mann.

Ich kneife mir in die Nasenwurzel. Mein Reizfilter ist vollends *out of order* und meine Aufmerksamkeit kann sich einfach nicht ent-scheiden, welchen Stimmenfetzen in meiner Umgebung sie folgen will.

»Das kann ich mir vorstellen«, antwortet Jonas. Am Tisch nebenan wird über Frisöre und ihr Können diskutiert. Louisa tippt eine Nachricht auf ihrem Handy, das Klackern und Piepen dröhnt in meinen Ohren. Der DJ hat es überhaupt nicht raus, saubere Übergänge zwischen seinen Lieder zu schaffen, und ich angle mit einer gewissen Verzweiflung nach der Weinflasche.

»Da geht es um schlichte Brillen, bunte Brillen, schwarze Brillen ...«, filtere ich aus dem Tischgespräch und denke an meinen letzten Besuch beim Optiker. So wie es aussieht, bekomme ich nicht nur einen quadratisch praktischen Hintern, sondern eine Sehschwäche obendrauf.

»Also, ich bin ja immer noch der Meinung, es geht nichts über schwarze, klassische Brillen. Bunte stehen mir persönlich ja gar nicht«, beteilige ich mich am Gespräch und alles wird still.

»Mhm, ja«, sagt Oliver nach einer Weile und mustert mich nachdenklich.

»Die Farben müssen ja nicht nur mit dem Kleidungsstil harmonieren, sondern auch mit der Gesichtshaut- und Augenfarbe. Viele Leute denken darüber gar nicht nach und kaufen sich einfach das schrillste Modell, nur weil es gerade etwas Neues ist«, sage ich. »Finde ich blöd«, gebe ich hinterher, als mir die Ruhe am Tisch zu doof wird.

»Schatz, es geht nicht um ...«, beginnt Jonas, und ich unterbreche ihn.

»Ja, ich weiß. Manchmal geht es nur ums Auffallen«, sinniere ich und muss mich nach einem Mann umsehen, der durch sein auffälliges Lachen, das eher einem Grunzen gleicht, aus dem Rahmen fällt.

»Also, ich habe mir über die Wahl der Klobrille noch nie so viele Gedanken gemacht wie du. Ich bevorzuge in der Regel elfenbeinfarben, so kennen mein Hintern und ich das schon seit unserer Kindheit«, meint Oliver jetzt mit einem süffisanten Grinsen.

»Elfenbeinfarben?«, frage ich irritiert, während das Wort »Klo« vor der Brille nur langsam in mein Bewusstsein sickert. »Oh, du bist Klempner. Es geht gar nicht um ...«

»Richtig, du bist so schlau, mein Chaoskeks«, scherzt Jonas und küsst mich. Ich nehme einen großen Schluck Wein, einen sehr großen, und muss selbst lachen.

Die nächsten dreißig Minuten sortiere ich meine Gedanken über den Lärm hinweg nach Größe und Farben. Kennt ihr das? Es ist ein wenig wie bei diesen Steckspielen aus der Kindheit: Warme Gedanken aus der Kindheit sind quadratisch und rot. Aktuelle meist gelb und dreieckig. Ich habe es schon immer geliebt, Dinge zu sortieren und irgendwo reinzustecken. Einmal habe ich sogar die Perlen eines kaputten Armbands meiner Mutter in meine Nase gestopft.

Allerdings war das nicht so schön. Die Prozedur beim HNO, um sie wieder hinauszubekommen, ist eine Erinnerung mit vielen Zacken und popelgrün.

Nach unendlich langen Spielen und Vorträgen geht die Party endlich richtig los. Jetzt stehen wir Gäste am Rande der Tanzfläche und klatschen im Takt der Musik, während Henry und Manuel den bewegten Teil des Abends eröffnen.

»Scheiße, du brennst!«, schreit Jonas plötzlich neben mir und ich runzle die Stirn. *Wie meint der das denn jetzt wieder?*, frage ich mich. Während er sich vom Tisch eine Cola schnappt und sie über meinem Arm leert, taumle ich rückwärts. Sofort weichen die umstehenden Gäste zurück. Erst jetzt erkenne ich die Flammen am äußersten Zipfel meines wallenden Ärmels, der in eine der Kerzen geraten sein muss, und beginne hektisch zu zappeln. Krasser Mist! Ich brenne!

Oliver erstickt geistesgegenwärtig den Rest des Feuers mit seinem Jackett, und ich erstarre zur Salzsäule.

»So, ich hätte vielleicht doch bei der Feuerwehr bleiben sollen«, höre ich ihn locker sagen, während ich mich bemühe, Haltung zu bewahren. Gar nicht so leicht, wenn man als menschliche Fackel am Boden liegt.

»Du warst mal ein Held?«, frage ich dümmlich.

»Aber natürlich. Das Retten von Jungfrauen in Not, die gern Pferdestärken zwischen den Beinen haben, ist meine Spezialität«, sagt er so leise, dass nur ich es verstehen kann. Mit wackeligen Beinen taumle ich zum nächsten Stuhl.

»Oh, Gott, mein Schatz. Alles okay?«, fragt Jonas mich und beugt sich zu mir herunter. Etwas in mir bahnt sich seinen Weg, schüttelt mich, und ich schlinge meine Arme um meine Mitte. Mist, muss ich heulen oder lachen?

»Zeig mal, bist du verletzt?«, will Jonas wissen. Vor uns schließt sich der Kreis der Zuschauer wieder, und ich kann meinen tanzenden Bruder nicht mehr sehen. Kaum jemand nimmt Notiz von meinem Feuerdesaster. Jonas besieht meine Haut. Alles ist unversehrt, nur ein paar versenkte Haare, aber gegen die wollte ich eh längst etwas tun. Jetzt sind sie weg. Zumindest an einem Arm.

»Das wäre aber blöd gewesen, wenn wir Henrys Tanz die Show gestohlen hätten, oder?«, flüstere ich Jonas zu und muss kichern. Mit einem Schlag löst sich die Anspannung, und ich lache laut los. Und zwar so richtig. Jonas stimmt mit ein.

»Du bist mir ein schöner Master of Disaster«, sagt er, während er sich vor Lachen den Bauch hält.

»Alles gut gegangen?«, vergewissern sich Oliver und Lisa.

»Yeah, Hexenverbrennung«, scherze ich und lasse mich von Jonas wieder auf die Beine ziehen. Henrys Blick findet meinen, als ich mich neben Lisa und Louisa stelle. Der DJ spielt *Happy* von Pharrell Williams, und ich lächle. Selig. Endlich ein Lied, das ich mag.

Ich bin trotz aller Peinlichkeiten dieses Abends ganz ruhig und wundere mich einen klitzekleinen Moment darüber. Ich sinniere über die Dinge, die für mich vorbei sind. Wie zum Beispiel die heftigen Panikattacken. Auch wenn ich mich manchmal tagelang zu Hause einigele, um mich der Welt zu entziehen. Oder übermannt von heftigen Trauergefühlen unter meiner Bettdecke hervorlinse, um sicherzustellen, dass niemand die Tür eintritt. Vieles ist anders. Ich fürchte mich zwar noch immer vor dem Versagen, fühle mich unwohl inmitten von vielen Menschen und traue meinem überschwänglichen Ich nicht über den Weg, da es mich so gern in Schwierigkeiten bringt. Aber ich habe tatsächlich ein dickeres Fell als früher. Zumindest zeitweise. Und ich habe meine Stärken entdeckt und teile sie mit meinen Lieben.

Ich habe ADS. Den einen bringt es ins Grab und den anderen vor Publikum. Freiwillig oder nicht. Auch wenn ich Respekt vor der Bühne habe, ziehe ich das Rampenlicht dem Am-Leben-Scheitern ganz klar vor. Ich habe endlich meine Melodie gefunden. Meinen Rhythmus. Und gerade in einem lauten Leben mit ADS ist der Beat, der mit deinem Herzen im Einklang schlägt, maßgebend!

In diesem Sinne: Rhythm is it, Chaosqueens and Kings ... Und du kannst alles sein!

ANHANG

AD(H)S für Dummies

ADHS ist eins der am häufigsten beschriebenen Krankheitsbilder im Kindes- und Jugendalter. Wie viele junge Menschen genau darunter leiden, ist nicht zu sagen, da die zugrunde gelegten Diagnosekriterien international sehr verschieden sind. Laut des Robert Koch-Instituts wurde in Deutschland bei knapp fünf Prozent der Kinder und Jugendlichen AD(H)S diagnostiziert, bei weiteren fünf Prozent liegen Hinweise auf eine Störung vor. Bei Jungen wird häufiger AD(H)S festgestellt als bei Mädchen, bei denen oftmals das Symptom der Hyperaktivität fehlt.

Die Suche nach der Ursache für AD(H)S hat bislang keine klaren Erkenntnisse geliefert. Fachleute gehen aber davon aus, dass neurobiologische und psychosoziale Faktoren zusammenwirken müssen, damit AD(H)S auftreten kann.

Die körperlichen Faktoren knapp erklärt: Laut vieler Untersuchungen heißt es, dass bei AD(H)S-Patienten die Wirkung wichtiger Botenstoffe in vielen Teilen des Gehirns beeinträchtigt ist. Neurotransmitter wie Dopamin, Noradrenalin oder Serotonin werden häufig nur unzureichend ausgeschüttet oder viel zu schnell abgebaut. Diese Hirnbotenstoffe sind somit ständig auf Sparflamme und regulieren das Fließen von Signalen zwischen den Nervenzellen nur unzureichend. Einströmende Reize werden nicht normal verarbeitet und gefiltert. So passiert es, dass Noradrenalin störende Signale in Bereiche überträgt, die für die zielgerichtete Aufmerksamkeit und Aktivität zuständig sind.

Das Hormon Serotonin ist in Gehirnzentren für die Impulskontrolle aktiv und bei AD(H)Slern ebenfalls in zu geringen Mengen vorhanden. Ebenso Dopamin, das bei der Steuerung der Aufmerksamkeit, Motivation und Konzentration eine wichtige Rolle spielt.

Eine fehlerhafte Regulierung dieses Hirnstoffwechsels äußert sich in einem schlecht funktionierenden Reizfilter, wodurch die für die Betroffenen typischen Symptome entstehen wie leichte Ablenkbarkeit, mangelnde Konzentration oder Impulsivität. Es wird hierbei von einer verminderten Fähigkeit zur Selbststeuerung gesprochen.

Die Bundesagentur für gesundheitliche Aufklärung (BZgA) hat eine Broschüre herausgegeben, die Betroffene und Angehörige umfassend über das Thema AD(H)S aufklärt und Auskunft gibt über Symptomatik, Behandlungsmethoden und Stellen, die Hilfe anbieten. Man kann sie im Internet bestellen oder direkt herunterladen unter http://www.adhs-deutschland.de/Home/ADHS/ADHS-ADS/adhs-was-bedeutet-das.aspx.

To-do-Listen und Was-soll's-Listen

Meine Probleme sind offensichtlich:
- Es fällt mir schwer, meine Zeit einzuteilen und meinen Alltag zu planen.
- Oft erledige ich Aufgaben erst in letzter Minute.
- Manchmal vergesse ich Verabredungen oder Anrufe, die ich tätigen sollte.
  Gut, seien wir ehrlich: *Häufig* trifft es besser.
- Ich verlege alles, was mir nicht angewachsen ist – nur mein Kind habe ich noch nie verloren. Manchmal finden sich Handy oder Schlüssel zusammen mit der Butter und der Milch im Kühlschrank wieder.
  Und nein, ich habe keinen Alzheimer!
- Ich finde selten Zeit für Hobbies, oder ich bin einfach zu müde von der Überbelastung, in die ich regelmäßig verfalle.

Womit wir bei einem für AD(H)Sler wichtigen Thema wären: Sich selbst organisieren und kontrollieren!

Was mir hilft:

1. To-do-Listen

Ich erstelle mir jeden Abend eine Liste für die anstehenden Aufgaben des nächsten Tages. So behalte ich den Überblick und kann gezielter abschätzen, wie viel Zeit ich für diese Punkte einplanen muss. Wichtig ist, dass man einen ungefähren Zeitraum festlegt, gleichzeitig aber genügend Pausen einplant.

Oh, und noch ein Tipp: Das Unliebsame besser weit nach vorne setzen. Denn manchmal überlistet man sich selbst, wenn man wie ich nur das erste Drittel der Listen abarbeitet.

Übrigens sollte man sich nicht fertigmachen, wenn man seine To-do-Liste nicht wie geplant schafft. Es gibt schließlich auch Was-soll's-Listen, auf denen ja ebenfalls etwas stehen muss. Also, immer mit der Ruhe und einen kühlen Kopf bewahren.

2. Störfaktoren ausschalten

Wenn ich konzentriert arbeiten muss, versuche ich Eventualitäten, die mich davon abhalten könnten, aus dem Weg zu gehen.

- Ich hänge ein »Bitte nicht stören«-Schild an die Bürotür. Wenn es sein muss auch an die Haustür.
- Ich stelle mir Getränke und Obst auf den Schreibtisch, damit ich nicht in die Küche laufen muss, wenn der Magen knurrt.
- Wer kann, sollte das Telefon während der Arbeitszeit stummschalten. Ich mag das nicht, weil meine Tochter mich jederzeit erreichen können soll.
- Und jetzt das Wichtigste: Ich kann mich erfahrungsgemäß zwischen zehn und 15 Minuten am Stück konzentrieren. Danach übernimmt das vom Zufallsprinzip gelenkte Chaos und ich starre Löcher in die Luft. Deshalb stelle ich mir einen Timer, der jede Viertelstunde piept, damit ich mich fragen kann: »Bin ich noch bei der Sache?« Und der mich, falls nicht, wieder auf Kurs bringt.
- Übrigens: Mein Schreibtisch steht nicht vor einem Fenster. Denn ich weiß aus Erfahrung, wie interessant fallendes Laub oder Regentropfen an der Glasscheibe sein können.

3. Gewohnheitsplätze für wichtige Gegenstände

Es gibt kein Bermudadreieck in den eigenen vier Wänden! Dinge wie Schlüssel, Geldbörsen, Fernbedienungen und so weiter verschwinden nicht spurlos von Geisterhand. Meistens bin ich selbst schuld daran, wenn sie verloren gehen und damit meine Welt empfindlich auf den Kopf stellen. Deshalb:

- Schlüssel gehören grundsätzlich in einen festen Schlüsselkasten.
- Portemonnaie in ein Stammfach oder in die Handtasche stecken und diese immer am selben Ort aufbewahren.
- Fernbedienungen in die Schublade vor der Flimmerkiste, nie, nie, niemals irgendwo anders.
- Bestenfalls abends kontrollieren, ob alle Gegenstände an ihrem Platz sind.
- Es gibt sogar Leute mit AD(H)S, die kleben Fotos von Gegenständen auf die Fächer, die dafür vorgesehen sind.

4. Aufräumen mit Köpfchen

Oh, das ist schwierig. Aber nicht unmöglich!

Um das Chaos in unseren vier Wänden nicht zu groß werden zu lassen, haben sich bei mir folgende Taktiken bewährt:

- Einen Zeitraum zum Beginnen festlegen.
- Versuchen, die Dinge nur einmal in die Hand zu nehmen, damit man nicht aus Versehen nur umräumt, anstatt aufzuräumen.
- Nicht quer durch das ganze Haus räumen, sondern Zimmer für Zimmer vorgehen. Ich neige nämlich dazu, im Zickzack durch das Haus zu rennen, je nachdem was mir beim Aufräumen so ins Auge sticht.
- Feste Plätze für Gegenstände. Wie gehabt.
- Und: *Nicht ablenken lassen*!
- Größere Aufgaben wie Ausmisten oder Renovieren besser mit Hilfe angehen. Freundinnen willkommen!0

Von Küken und ihren Eierschalen: Anzeichen, die auf eine ADS-Erkrankung hinweisen können

Wie man an mir sieht, sind Kinder mit AD(H)S etwas speziell. Diese bioneurologische Störung trägt drei typische Merkmale: Reizoffenheit, Impulsivität und Hyperaktivität wie bei meinem Bruder. Doch besonders bei Mädchen fehlt diese auffallende Hyperaktivität zumeist, und der Rest wird dann als ADS, Aufmerksamkeitsdefizitsyndrom, tituliert. Gerade diese Fälle werden oft übersehen und fallen durchs Raster.

Ich habe lange Zeit versucht, mir wie ein vor der Welt erschrockenes Küken die Eierschale wieder auf den Kopf zu drücken, um mich vor den ganzen auf mich einstürzenden Reizen zu schützen. Natürlich scheiterte ich kläglich. Möglicherweise hätte es mir geholfen, wenn Erzieher, Ärzte und Eltern damals mit ihrem Wissen schon ein wenig weiter gewesen wären und erkannt hätten, dass die Reizoffenheit und das Aufmerksamkeitsdefizit mir ernsthaft zu schaffen machten. Deshalb an dieser Stelle das Plädoyer an all die Menschen da draußen, die mit Kindern zu tun haben:

Augen auf! Gebt acht auf eure spezielleren Schützlinge, die sich nicht so leicht anpassen können wie andere. Erkennt und stärkt sie, damit sie die reelle Chance bekommen, ein wertvolles Mitglied der Gesellschaft zu werden.

Auf folgende Anzeichen solltet ihr achten:

- Meistens sind betroffene Kinder sehr ruhig und brav. Sehr oft zeigen sie sich ängstlich und/oder anhänglich.
- Sie weinen schnell und ziehen sich gern in ein Schneckenhaus zurück.
- Oft ist ihre Sprache undeutlich und leise. In meinem Fall war das nicht so, es sei denn, ich verfiel in meine Schockstarre, während der ich aus Unsicherheit in eine Art Babysprache zurückfiel.

- Viele Kinder mit ADS malen und basteln nicht gern. Bei mir brach zum Beispiel ständig die Mine der Buntstifte ab, was mich wirklich sauer machte und meine Frustrationsgrenze ausreizte.
- Viele Anweisungen werden vergessen oder gar nicht erst richtig verstanden.
- Betroffene Kinder sind feinmotorisch ungeschickt und stolpern viel.
- Für gefühlsbetonte Situationen oder Informationen haben sie beinahe ein Elefantengedächtnis und beschäftigen sich Jahrzehnte später noch mit unangenehmen Erinnerungen.
- Sie haben eine ausgeprägte Fantasie und tragen ständig Bilder und Gedanken in ihrem Kopf mit sich herum.
- Und sie entwickeln schnell massive Schuldgefühle.

Bei Kindern mit ADHS wie meinem Bruder verhält es sich sehr ähnlich:
- Sie haben ebenfalls eine ausgeprägte Fantasie.
- Sie leiden unter einem Elefantengedächtnis für unangenehme Erinnerungen.
- Sie sind feinmotorisch ungeschickt und geraten schnell in Wut.
- Oft ist die Sprache undeutlich. Mein Bruder konnte erst mit fünf richtig sprechen.
- Sie sind sehr ungeduldig und neigen zur Aggression.
- In vielen Fällen leiden sie unter einer starken inneren Unruhe und sind ständig in Bewegung.
- Sie sind oft trotzig und haben Schwierigkeiten, sich zu integrieren.
- Oder sie werden zu einem kleinen Kasper, der versucht, die ganze Gruppe zu unterhalten.

Das Mobbingmonster

Leider schaffen es insbesondere Teenager, sich in ihrem Getratsche und Geläster über die Betroffenen gegenseitig so hochzuschaukeln, dass es schnell sehr hässlich werden kann. Im Grunde ist Lästern ja gar nichts Schlimmes. Man geht eine Gruppenbindung ein und stärkt das Zusammengehörigkeitsgefühl, indem man gegen einen erfundenen Feind agiert. Außerdem baut man dabei Aggressionen ab. Psychologen sind sogar der Meinung, das sei gesund und dürfe ruhig lustig betrieben werden. Es gab einige Artikel zu diesem Thema, die eine sehr ermunternde Wirkung hatten. Kommet ihr Kinder und lästert! Leider stand in diesen Zeitungsberichten nicht, wie die Opfer sich dagegen wappnen und wehren können. Denn Lästereien arten gern aus, werden schneller böse, als man vermutet, und treiben den Betroffenen in ein soziales Aus. Nicht umsonst gibt es den Begriff »Ruf*mord*«.

Ich habe gelesen, dass in sozialen Verbänden von Schimpansen die Ausgrenzung eines Mitglieds früher oder später zu seinem Tod führt. Stress, Angst und Traurigkeit bringen ihn schlichtweg ins Grab. Bei anderen nahen Verwandten der Menschen verhält sich das ähnlich.

Gerade für Teenager in der Findungsphase ihres Lebens, wenn Selbstzweifel und Unsicherheiten quasi zum Programm gehören, ist es manchmal kaum zu ertragen, wenn sie Ausgrenzung erfahren. Die ungünstige Hormonlage lässt sie in depressive Stimmungen fallen, aus denen sie nur schwer wieder herausfinden. Und das wird dann ernsthaft gefährlich.

Teenager treibt starkes Mobbing statistisch öfter in den Selbstmord als Erwachsene. Diese erleiden einfach irgendwann einen Herzinfarkt und kippen tot um. Gleiches Ergebnis, selbe Ursache.

Auf jeden Fall sollte man sich als Opfer Hilfe suchen. Der erste Weg in der Schule führt zu den Lehrern, der Schulleitung oder zu den Eltern. Bei der Arbeit ist der Betriebsrat zuständig, falls vorhanden. Wenn nicht, können Freunde oder Verwandte helfen oder auch der Hausarzt. Ein Gespräch mit dem Vorgesetzten in Begleitung einer Person des Vertrauens ist ebenfalls eine gute Sache.

Es ist kein Zeichen von Schwäche, sich Beistand und Hilfe zu suchen, wenn es einem schlecht geht. Und manchmal muss man Mobbern die Augen öffnen, damit sie überhaupt begreifen, was sie da den lieben langen Tag über anrichten. Denn Empathie ist nicht jedem in die Wiege gelegt. Und einige Leute haben schlichtweg nicht verstanden, dass ihre Eltern nicht »Arschloch« meinten, als sie sagten, sie könnten später alles werden, was sie wollten. Also, vergesst nicht, wie wertvoll jeder Einzelne von uns ist. Lasst Mobbing nicht über euch ergehen!

Telefonische Hilfe gibt's bei der »Nummer gegen Kummer« (https://www.nummergegenkummer.de/). Sie ist kostenlos, und man kann anonym bleiben.

Telefon für Kinder: 0800/1110-333 oder vom Handy: 116-111
Sprechzeiten: Montag bis Samstag 14 bis 20 Uhr
(samstags sitzen Jugendliche am Telefon).
Telefon für Eltern: 0800/1110-550
Sprechzeiten: Montag bis Freitag 9 bis 11 Uhr, Dienstag und Donnerstag 17 bis 19 Uhr.
Telefonseelsorge: 0800/1110-111 (Angebot der evangelischen Kirche) oder 0800/1110-222 (Angebot der katholischen Kirche) Der Anruf ist ebenfalls kostenlos und bleibt anonym.

Notfalltipps für Supernovas

Ausrasten, wenn einen etwas stört, ist nicht immer die beste Option und Explodieren bleibt meistens auch nicht folgenlos. Um Kollateralschäden zu vermeiden, gibt es ein paar Tricks.

Durchatmen und bis zehn zählen

Hört sich banal an, wirkt aber. Sich einfach mal innerlich ein lautes »Stopp« zurufen und dann einen Countdown zählen. Dabei kann es helfen, die Faust an der Seite oder in der Jackentasche versteckt zu ballen und somit die Energie zu bündeln.

Gedanken sortieren

Denken, dann reden. Hier ist die Zauberformel tatsächlich: »Unbedachtes Reden ist Silber, erst mal schweigen ist Gold.«

Im Notfall kann man auch, ob mit oder ohne Vorwand, den Raum kurz verlassen, um sich zu überlegen, was man eigentlich sagen will. Gerade in Streitsituationen, wenn man aufgewühlt oder ernsthaft sauer ist, rutschen einem sonst Sachen über die Lippen, die nicht mehr zurückgenommen werden können.

Kurze Entspannungsübungen

Wenn ich rotsehe, hilft es mir manchmal, eine kleine Übung zu machen. Zum Beispiel die Progressive Muskelentspannung nach Jacobson, ein autogenes Training.

Man spannt nacheinander einzelne Muskelpartien an, hält die Spannung einige Sekunden lang und löst sie mit dem Ausatmen wieder. In vielen Fällen spüre ich sofort, wie sich mein Gemüt nach einigen Wiederholungen beruhigt.

Und ganz wichtig: der Gummibandtrick

Als modisches Accessoire trage ich häufig ein handelsübliches Gummiband um mein Handgelenk. Wenn ich es in brenzligen Situationen spanne und mit diesem eigentümlichen, schnalzenden Geräusch auf meine Haut klatschen lasse, holt mich das ins Reich der Vernunft zurück. Schräg? Ja, schräg kann ich.

Sich mit Worten wehren

Es kann helfen, an seiner Schlagfertigkeit zu feilen.

Ich habe die Marotte, dass ich mir lustige und freche Sprüche zu jeder Gelegenheit aufschreibe und mir einpräge. Denn man kann einiges an Unsicherheit mit einem coolen Spruch überspielen.

Sport

Einfach mal eine Runde laufen, und schon ist man über den Frust hinweg.

Mir selbst hilft der Reitsport. Nicht nur der Umgang mit dem Tier, der ungemein beruhigend auf mich wirkt, sondern auch das Auspowern wirkt Wunder, und ich sehe die Welt wieder ganz anders.

Yoga

Das moderne Yoga ist eine Mischung aus esoterischen Ideen, Psychologie und körperlichem Training, das zur Stressreduktion, Entspannung sowie zur Steigerung des allgemeinen Wohlbefindens ausgeübt wird. Es kann sogar Beschwerden wie Bluthochdruck, Epilepsie, Kopfschmerzen und Rückenschmerzen lindern.

Einige Krankenkassen unterstützen Präventionsmaßnahmen und übernehmen einen Teil der Kursgebühren. Bei anderen braucht man ein Attest vom Arzt.

Begleiterkrankungen von AD(H)S oder Ein Unglück kommt selten allein

Depressionen

Oft legen Psychologen den Hauptfokus in ihrer Behandlung auf die Begleiterscheinungen, während das eigentliche Problem, das sich dahinter versteckt, gar nicht erkannt wird. Depressionen können jedoch viele Ursachen haben. Wenn ADS dahintersteckt, handelt es sich meist um eine Erschöpfungsdepression, eine vorübergehende Traurigkeit, weil man einfach an zu vielen Fronten gleichzeitig kämpft. Außerdem haben die Vorgänge bei Depressionen viel mit den Datenübertragungsfehlern bei ADS gemeinsam. Das Belohnungssystem funktioniert nicht, oder besser gesagt, es pennt.

Bei ADS ist die Traurigkeit meist nur eine Phase, die anhält, bis man wieder zu Kräften gekommen ist. Manchmal vergisst man die zermürbenden Gedanken sogar, wenn man sich auf einen anderen Menschen fokussiert, der einem freundlich gesinnt ist.

AD(H)Sler sind sehr abhängig von ihrer Umgebung, von Lob und Kritik. Die emotionale Schwingungsfähigkeit ist im Gegensatz zu Depressionen, bei denen eine Noradrenalin-Verarmung vorliegt, intakt und ermöglicht dieses Auf und Ab der Gefühle. Sobald man den AD(H)Sler aber wieder allein lässt, schlägt die Welle der Verzweiflung erneut über ihm zusammen.

Man nehme Marilyn Monroe: Bis kurz vor ihrem Selbstmord war sie in Gesellschaft der Menschen, die ihr gut zusprachen und ihr die nötige Aufmerksamkeit schenkten, eine strahlende und fröhliche Persönlichkeit.

Affektive Störungen

Oder auch mangelndes Impulskontrollverhalten genannt. Viele ADSler verunglücken tödlich oder sie beenden ihr Leben selbst. Nicht alle haben zuvor eine Depression, sondern reagieren oft einfach zu heftig auf ihre spontanen Gefühlsschwankungen in Krisenzeiten. Infolgedessen besteht für Betroffene eine erhebliche Suizidgefahr.

Angststörungen

Bei mir sind sie eine Folge von unschönen Ereignissen, die eng mit Vertrauensbrüchen durch andere und dem Versagen meiner Wenigkeit zu tun haben. Sie äußern sich in Schwitzen, Herzrasen und, wenn es ganz blöd kommt, in plötzlicher Inkontinenz.

Suchtentwicklung

Einige ADSler haben zeitlebens ein Problem damit, bestimmte Dinge maßvoll zu tun. Von Kaufsucht, Kleptomanie, Spielsucht, Computersucht bis zum Missbrauch von legalen und illegalen Substanzen ist alles dabei. Besonders reizvoll daran: Einige Substanzen wie Nikotin wirken auf den Dopaminhaushalt und können das Defizit ein wenig ausgleichen. Ich für meinen Teil fand Wein, Nikotin, gelegentlich auch Haschisch in Form von Scherzkeksen und Schmerzmitteln ziemlich toll. Leider nicht wirklich empfehlenswert, wie man sich denken kann.

Essstörungen

Bulimie, Magersucht und Esssucht treten genauso häufig zutage. Bei der Esssucht hat es meist etwas mit dem nicht vorhandenen Maß zu tun. Manchmal geht es aber auch darum, sich über die vielen Misserfolge, die man erleiden muss, hinwegzutrösten.

Anorexie und Bulimie entwickeln sich auffällig oft bei Mädchen und Frauen mit ADS ohne Hyperaktivität wie in meinem Fall. Nach meiner eigenen Wahrnehmung erfuhr ich zeitlebens zu wenig Anerkennung und suchte nach einer Möglichkeit zur Selbstbestätigung. Eine Art Notfallanker, um sich selbst psychisch zu stabilisieren. Unglücklicherweise gelingt es Betroffenen durch die Gewichtsabnahme und die Kontrolle über den eigenen Hunger, das Belohnungssystem zu aktivieren. Man beweist sich und den anderen, die es nicht schaffen, so konsequent zu hungern, eine Art Überlegenheit und tritt damit ein Gefühl des Glückes über diesen Erfolg frei.

Schlafstörungen
Einigen AD(H)Slern fällt es schwer, abzuschalten und Ruhe zu finden. Wir bleiben angespannt, nervös, gereizt und explosiv, auch wenn wir längst im Bett liegen. Oder wir wachen ständig auf und wandeln, den Kopf voller Gedanken, durch die Nacht. Kein Wunder, dass man mich tagsüber »Pennratte« nannte, wenn ich nach so vielen schlaflosen Nächten zu oft in einen Powernap verfiel.

Stresserkrankungen
Psychosomatische Symptome und körperliche Erkrankungen, die aufgrund von seelischen Belastungen entstehen, treten sehr häufig bei AD(H)Slern auf. Manchmal spricht man auch davon, dass sich die Erschöpfungsdepressionen in somatische Symptome verwandeln. Bei mir sind es Kopfschmerzen, Gesichtsschmerzen und Beklemmungsgefühle. Daneben treten häufig Nervenerkrankungen, Fibromyalgie oder Muskelfaserschmerzen, Bluthochdruck, Burnout und Allergien auf. Um nur einige zu nennen.

Persönlichkeitsstörungen
Hier wären wir bei meinem Lieblingsthema. Die Borderline-Störung des impulsiven Typs weist eine enorme Ähnlichkeit zu AD(H)S auf. Es wird in Fachkreisen sogar diskutiert, ob ein bestimmter Teil der Borderliner nicht unerkannte AD(H)Sler sind und besser als solche behandelt werden sollten.

Über Verhaltenstherapien oder Von Hexenbesen, Drachentötern und dem Fliegenlernen

Aus psychologischer Sicht gibt es viel, was man tun kann, um den eigenen Umgang mit AD(H)S und den daraus resultierenden Schwierigkeiten zu erleichtern. Es gibt Strategien, die mit viel Übung und Disziplin erlernt werden können. **Verhaltenstherapeutische Ansätze** arbeiten in erster Linie an den AD(H)S-Hauptsymptomen wie Ablenkbarkeit, Desorganisation, Impulsivität und ungünstigen Denkmustern. Außerdem werden die Stresstoleranz, Selbstwertschätzung und die kommunikativen Fähigkeiten gestärkt. Dabei geht es um:

- Fokussierung der Aufmerksamkeit über einen längeren Zeitraum hinweg
- Planung und Durchführung von Aufgaben
- Stressreduzierende Denk- und Verhaltensmuster
- Soziale Befähigungen
- Strategien zur Kommunikation
- Selbstachtung – sehr wichtig!
- Unterscheiden von Herausforderung und Überforderung

Es gibt viele verschiedene Ansätze der Therapieformen. Einer ist zum Beispiel die **Psychotherapie**, die in Einzel- oder Gruppensitzungen meist einmal wöchentlich durchgeführt wird und ganz gezielt in die Tiefe geht, um eine Verhaltensanalyse zu erstellen. Hier wird die meist problematische Vergangenheit des Patienten beleuchtet und aufgearbeitet, um das Selbstbild geradezurücken.

Die **dialektisch-behaviorale Therapie** wurde ursprünglich für Borderline-Patienten entwickelt und setzt am Verhalten des Betroffenen an. Der typischen Impulsivität wird mit Übungen zur Stresstoleranz begegnet. Dabei wird die affektive Stabilität gefördert und daran gearbeitet, die eigenen Emotionen zu regulieren. Dies wird oft durch **Achtsamkeit** unterstützt.

Die **metakognitiven Therapieansätze** gehen die Symptome nicht direkt an, sondern lehren den Betroffenen, darüber nachzudenken, wie er denkt. Durch Selbst- und Fremdbeurteilung wird das Erleben und Verhalten reflektiert und bietet so die Chance, etwas zu verändern.

Es gibt noch viele weitere Behandlungsmöglichkeiten, angefangen bei einfacher Stressbewältigung bis hin zu Biofeedback. So unterschiedlich wir AD(H)Sler sind, so verschieden sind auch die Bedürfnisse, was eine Therapie angeht.

Genauso wichtig wie die Wahl der geeigneten Therapie ist die soziale Unterstützung als Ressource von außen. Denn AD(H)Sler sind abhängig von ihrer Umgebung und dem Feedback ihrer Lieben.

Übungen zur Achtsamkeit

Die Achtsamkeitsübung ist eine besondere psychologische Bewältigungsmethode, die mir schon oft geholfen hat, mich zu sammeln und zu fokussieren. Sie ist ziemlich simpel anzuwenden und bei den kleinsten Gelegenheiten umsetzbar.

1. Morgendliche Übungen

Einfach mal ein paar Minuten lang im Bett liegen bleiben, sich des Wachwerdens bewusster werden und in sich selbst hineinspüren. Dabei die Körperempfindungen und die hervorkommenden Gedanken und Stimmungen wahrnehmen, um sich bewusst auf den kommenden Tag einzustimmen.

2. Achtsamkeit bei alltäglichen Aufgaben

Sich beim Duschen, Anziehen, Eincremen, Gehen, Hinsetzen, Einkaufzettelschreiben oder Kochen die Handlungen bewusst machen und alles betont langsam abarbeiten, um dem Stress vorzubeugen.

3. Erfahrungen innerlich »dokumentieren«

Sich bewusst machen, was man in bestimmten Situationen gerade fühlt und denkt. Da das für AD(H)Sler im Eifer des Gefechtes oft nicht klar ist, hilft es, einmal in sich zu gehen, um wieder klar zu sehen.

4. Halt machen

Im Alltag immer mal wieder innehalten und den vergangenen Augenblick wahrnehmen und innerlich in Worte fassen.

5. Umweltgeräusche nutzen

Nebengeräusche des Alltags wie Kirchenglocken, Autohupen, Straßenbahnen, Hundegebell oder Handyklingeln für die bewusste Achtsamkeit nutzen, um sich ins Hier und Jetzt zurückzuholen. Oder um sich zu erden, wenn man gerade in Hektik abdriftet.

6. Den Körper als Anker gebrauchen

Öfter mal in den eigenen Körper hineinspüren, um sich zu erden. Ist mir warm oder kalt? Bin ich verspannt, ist mir unwohl und wenn ja, dann inwiefern? Eventuell ein bisschen Yoga-Stretching in den Tag einbauen.

7. Den Atem als Anker benutzen

Bewusst ein- und ausatmen hilft, eine Verbindung mit dem Körper einzugehen.

8. Mahlzeiten zelebrieren

Einfach mal sein Essen ganz bewusst genießen. Das hilft übrigens auch beim Abnehmen, wenn man denn muss.

9. Reflexion am Tagesende

Abends vor dem Einschlafen reflektieren, wann einem die Achtsamkeit geholfen hat und wann sie zusätzlich möglich gewesen wäre. Was habe ich in diesen Momenten gedacht und gefühlt?

Über Ritalin, Medikinet und Co. oder Von bunten Pillen und ihren Nebenwirkungen

Tatsächlich können die heftigen Gefühlsschwankungen, die AD(H)Slern zu schaffen machen, durch Medikamente zeitweise beeinflusst werden. Paradoxerweise reagieren Menschen mit AD(H)S auf Aufputschmittel mit echter Entspannung. Das Lernen und Arbeiten in einem sozialen Verband wird damit erleichtert und auch die Konzentration wird gestärkt. So mancher »Folgeschaden« im Verlauf eines Lebens mit AD(H)S könnte dadurch verhindert werden.

Doch gibt es auch Schattenseiten beim Gebrauch von Methylphenidat, dem Grundwirkstoff von Ritalin, und Medikinet. Nämlich wenn die reizfilternde und sortierende Wirkung irgendwann ebenso abrupt nachlässt, wie sie begonnen hat. Für mich war es jedes Mal wie eine Talfahrt mit Überschlag. Konnte ich am Morgen den Nebel lichten und meine Aufgaben kontrolliert meistern, folgte am Abend eine totale Verwirrung, auf die eine heftige Melancholie gepaart mit Fressanfällen folgte. Ungünstig, nicht nur für die Figur.

Ich weiß von anderen Betroffenen, die sogar Angst oder Aggression empfanden, weil Medikinet, Ritalin und Co. mit Wirkungsbeginn übermächtige Gefühle und Wahrnehmungen zunächst abblocken, die dann neu gebündelt wie eine Welle über ihnen zusammenschlugen, wenn die Wirkung wieder nachließ.

Viele AD(H)Sler werden mit Antidepressiva behandelt, die aber leider neben den ungünstigen Symptomen von AD(H)S auch die Kreativität killen. Doof für Künstler. An das Schreiben von Romanen ist unter Einfluss von Traurigkeitshemmern jedenfalls nicht mehr zu denken.

Eine Medikation sollte in jedem Fall immer maßgeschneidert sein und zusätzlich therapeutisch begleitet werden. Denn wenn zum Beispiel eine Zehnjährige durch Ritalin endlich einmal mitbekommt, was in der Gruppe so vor sich geht, ist das nicht immer erfreulich. Womöglich geht ihr nämlich auch ein Licht auf, was da so alles gegen sie läuft.

Neunzig Prozent aller mit AD(H)S diagnostizierten Kinder und Jugendlichen profitieren zwar von einer Behandlung mit Ritalin, das segensreich auf die Aufmerksamkeit wirkt. Dennoch ist immer Vorsicht geboten.

Die Defizite den Ressourcen gegenüberstellen oder
Wie man Superheldenkräfte entdeckt

Defizite
- Vergesslichkeit
- Aufmerksamkeitsdefizit
- Desorganisation
- Impulsivität
- Stimmungsschwankungen
- innere Unruhe
- Hyperaktivität

Ressourcen
- Kreativität
- Fantasie
- Flexibilität
- Neugier
- Risikobereitschaft
- Hilfsbereitschaft
- Sensibilität
- Ehrlichkeit
- Ideenreichtum
- Emotionalität

Menschen mit AD(H)S sind ...

... oft Querdenker und Künstler.

Wenn es mit dem »Denken« mal klappt, kann ich das nur bestätigen. Meine Art, die Welt zu sehen, ermöglicht mir andere Perspektiven, aus denen ich Worte zu Geschichten flechte und Emotionen zu Bildern werden lasse.

... haben meist eine besondere Wahrnehmung.

Die sehr anstrengend sein kann, aber auch einzigartig ist. Mir entgeht nichts. Ich sauge Informationen in mich auf, die zunächst nur peripher wichtig zu sein scheinen, sich später aber als elementar herausstellen können.

... arbeiten sehr hartnäckig an einer Sache, für die sie sich begeistern.

Beim Schreiben und Malen hyperfokussiere ich mich tatsächlich. Okay, das kann auch gefährlich werden, wenn man bis zur totalen Erschöpfung in einer Aufgabe versinkt, aber ich bin ja nicht allein.

... sind intuitiv.

Es gab einmal so einen Aha-Effekt in einer Tiefgarage. Ich hatte zwei Koffer, die ich die Treppen hinunter wuchtete. Louisa befand sich etwa drei Meter hinter mir und plötzlich schoss mir der Gedanke durch den Kopf, dass sie fallen könnte. In dem Augenblick, in dem ich mich nach ihr umsah, verfehlte ihr Fuß auch schon die Stufe. Ich fing sie auf und bewahrte sie vor einem gefährlichen Sturz.

Da mir solche »übersinnlichen« Dinge schon mehr als einmal passiert sind, nehme ich sie dankbar hin und hinterfrage sie nicht weiter.

... tragen ihr Herz auf der Zunge.

Das bringt eindeutig Vor- und Nachteile mit sich. Ich für meinen Teil kann einfach nicht lügen, weil ich mich sicher irgendwann selbst in die Pfanne haue. Aus meinem Mund purzeln die Gedanken meist ungefiltert heraus. Manche Leute hassen es, manche lieben es.

... sind streiterfahrene Weltverbesserer.

Ich nicht! Ganz sicher. Ich habe immer noch viel zu viel Angst vor Menschen. Aber ich weiß von anderen Betroffenen, dass diese Charaktereigenschaft unter uns weit verbreitet ist. Meine Freundin Daphne ist eine von ihnen.

... sind meist sehr mutig.

Auch das würde ich für mich selbst nur temporär bejahen. Denn durch meine ganzen Nebensymptome, die mir mein Leben gehörig versalzen haben, bin ich immer noch ein Angsthase, wenn es drauf ankommt. Aber was soll's.

ALLES WIRD GUT! FÜR WEN, STEHT NOCH NICHT FEST

An all die Unikate, Traumtänzer und Scherbenprinzessinnen unter euch! Und an die Wegbegleiter solch himmelweit unter Druck stehender Persönlichkeiten.

Ich hoffe, ich konnte euch ein wenig unterhalten und das Phänomen AD(H)S ein bisschen näherbringen.

Als ich meine Diagnose erhielt, deckte ich mich logischerweise sofort mit aller möglicher Fachliteratur ein, um zu verstehen, was da mit mir nicht stimmt. Paradoxerweise waren die meisten Bücher über ADS sehr fachlich gehalten und für mich oft eher frustrierend zu lesen, da ich mich nicht lange auf diese Art Text konzentrieren konnte und sie dann irgendwann schlicht nicht mehr verstand. Außerdem fehlten mir ganz klar ein bisschen Ironie und Witz in den bedrückenden Geschichten. Denn das Passwort für das Leben ist und bleibt Humor. Selbst wenn ADS eine ernst zu nehmende Geschichte ist und bei mir durch seine Begleiterscheinungen leider echten Krankheitswert erreicht hat. Aber gerade Menschen, die es schwer haben, brauchen doch Leichtigkeit in ihrem Sein. Oder etwa nicht?

Es leben die Kings and Queens des Königreiches Chaos! Ein Hoch auf die Nervensägen unserer Zeit!

Und an alle, die trotzdem nur mit den Köpfen schütteln können und immer noch nichts verstehen wollen:

Fresst unseren Sternenstaub! Hui.

Euer Minchen

NACHWORT VON FRAUKE FORSTER (PSYCHOLOGIN)

Das Aufmerksamkeitsdefizit-/Hyperaktivitätssyndrom, AD(H)S, wird mitunter für eine Störung gehalten, die nur im Kindes- und Jugendalter eine Rolle spielt und sich anschließend »auswächst«. Ein weitverbreiteter Irrglaube. In der Tat ist es so, dass für eine Diagnose des ADS beziehungsweise ADHS bereits im Kindes- oder Jugendalter entsprechende Probleme auftreten müssen, doch mitnichten wächst sich diese Störung einfach aus. Natürlich gibt es Fälle, in denen die Probleme im Jugend- oder Erwachsenenalter wieder verschwinden. Doch ein nicht geringer Teil der Betroffenen hat sein gesamtes Leben lang mit dieser Störung zu kämpfen – oftmals trotz Unterstützung, Therapie und medikamentöser Behandlung.

Manch einer zieht den Stempel AD(H)S auch nur allzu gern heran, um schwierige Phasen im Leben eines Kindes oder Probleme in der Erziehung auf eine vermeintlich weitverbreitete Störung abzuwälzen. In der Tat kann man heutzutage den Eindruck gewinnen, dass die Diagnose AD(H)S allzu häufig vergeben wird, manchmal gar ohne die erforderliche gründliche Diagnostik eines Psychologen. Diese Problematik kann und soll nicht Thema dieses Nachwortes sein. Dennoch sollten betroffene Eltern sich frühzeitig um Rat bemühen, genau hinschauen und sich eingehend mit dem Krankheitsbild, seinen Folgen und der häufig daraus resultierenden Stigmatisierung beschäftigen. Denn nicht jede Zappelphilipp-Phase oder Konzentrationsschwäche deutet auf ein AD(H)S hin. Kinder sind und bleiben Kinder, und damit sind sie auch mal anstrengend. Bestehen solche Probleme jedoch über einen längeren Zeitraum hinweg oder in extremem Ausmaß, ist der Gang zum Kinderarzt oder -psychologen unvermeidlich.

Mina Teichert gewährt mit dem vorliegenden Werk einen persönlichen und tief gehenden Einblick in das Aufmerksamkeitsdefizitsyndrom. Ohne Scheu und Zurückhaltung beschreibt sie das Krankheitsbild, das ihr Leben bereits in Kindertagen prägte und es auch weiterhin tut, in all seinen Facetten. Statt einer sterilen klinischen Beschreibung liefert Mina Teichert einen beeindruckend ehrlichen und authentischen Einblick in den Alltag mit dieser Störung. Sie beschreibt ihr Leben mit ADS und die Probleme, die eine solche Diagnose mit sich bringt – und wie man die Schwierigkeiten angehen kann. Jenseits von Stereotypen beleuchtet sie auch die eher düsteren und todernsten Seiten der Krankheit und das negative Stigma, das beinahe ebenso weit verbreitet ist wie die Krankheit selbst.

Von den Anfängen in der Kindheit über das Auf und Ab in der Jugend bis hin zu ihrem Leben als erwachsene Frau und Mutter heute, zeigt sie auf unterhaltsame und liebenswert menschliche Art und Weise, dass Menschen mit AD(H)S vieles sind. Verrückt, besonders, anstrengend, emotional, empathisch und vor allem eines: ganz normale Menschen. Mit Macken und Stärken. Wie du und ich.

Frauke Forster, M. Sc. Psychologie
Bremen, im August 2016

EINFACH MAL DANKE SAGEN

Dieses Buch wäre nicht denkbar gewesen, wenn ich nicht wie beschrieben meinen Weg gefunden hätte. Mein Schicksal ist eng an Menschen gekoppelt, die ich sehr liebe und denen ich von Herzen dafür danken möchte, dass sie mir genügend Raum zum Fliegen gegeben haben.

Außerdem gebührt meiner lieben Agentin Anja Koeseling ein großes Dankeschön, weil sie an mich geglaubt und mich, auch wenn es chaotisch wurde, weiter gefördert hat. Bestimmt nicht immer leicht, wenn man alles doppelt erklären muss. ☺

Last but not least: Vielen Dank an den Verlag Eden Books für die Möglichkeit, meine Geschichte zu erzählen. Jedes Buchbaby braucht eine gute Hebamme, die es auf die Welt bringt. Und ich hatte das ganz große Glück, mir die Schmerzen der Geburt von einer Lektorin mildern zu lassen, die mit mir den gleichen Humor teilt. Vielen Dank, Friederike.

Außerdem muss ein Buchbaby von erfahrenen Kinderärzten begleitet und geimpft werden, damit es nicht krank wird. Vielen Dank, Svenja und Marion.

Thanks a lot!

IMPRESSUM

Mina Teichert
Neben der Spur, aber auf dem Weg
Warum ADS und ADHS nicht das Ende der Welt sind
ISBN: 978-3-959101-08-0

Eden Books
Ein Verlag der Edel Germany GmbH
Copyright © 2017 Edel Germany GmbH, Neumühlen 17, 22763 Hamburg
www.edenbooks.de | www.facebook.com/EdenBooksBerlin | www.edel.com
1. Auflage 2017

Dieses Werk wurde vermittelt durch die Literaturagentur Scriptzz, Berlin |
www.scriptzz.de

Einige der Personen im Text sind aus Gründen des Persönlichkeitsschutzes
anonymisiert.

Projektkoordination: Kathrin Riechers und Svenja Monert
Lektorat: Friederike Haller
Umschlaggestaltung: Katja Vogt
Umschlagabbildungen: Vanessa Rosenbrock, Your GREAT moments
Photographie
Layout und Satz: Datagrafix GmbH | www.datagrafix.com
Druck und Bindung: optimal media GmbH, Glienholzweg 7, 17207 Röbel/
Müritz

Das FSC®-zertifizierte Papier *Holmen Book Cream* für dieses Buch lieferte
Holmen Paper, Hallstavik, Schweden.

Dieses Buch ist auch als E-Book erhältlich.

Um die kulturelle Vielfalt zu erhalten, gibt es in Deutschland und in
Österreich die gesetzliche Buchpreisbindung. Für Sie, liebe Leserin und
lieber Leser, bedeutet das, dass Ihr verlagsneues Buch jeweils überall dasselbe kostet, egal, ob Sie Ihre Bücher gern im Internet, in einer großen
Buchhandlung oder beim kleinen Buchhändler um die Ecke kaufen.